BEHAVIORAL
MEDICINE

行動医学テキスト

第2版

●──編集
日本行動医学会
●──編集委員
井上　茂 東京医科大学教授
堤　明純 北里大学教授
島津明人 慶應義塾大学教授
中尾睦宏 国際医療福祉大学教授
吉内一浩 東京大学准教授
大塚泰正 筑波大学教授

中外医学社

執筆者 （執筆順）

川上 憲人　東京大学名誉教授 / 東京大学大学院医学系研究科デジタルメンタルヘルス講座特任教授

大平 英樹　名古屋大学大学院情報学研究科心理・認知科学専攻教授

改元 　香　鹿児島女子短期大学生活科学科食物栄養学専攻准教授

勝浦 五郎　鹿児島大学大学院医歯学総合研究科次世代 GcMAF 創薬学共同研究講座特任准教授

乾 　明夫　鹿児島大学大学院医歯学総合研究科漢方薬理学共同研究講座特任教授

蜂須 　貢　昭和大学薬学部臨床精神薬学講座・薬物治療学部門客員教授

武田 弘志　国際医療福祉大学福岡薬学部学部長・教授

宮川 和也　国際医療福祉大学薬学部准教授

辻 　　稔　国際医療福祉大学薬学部副学科長・教授

岩永 　誠　広島大学大学院人間社会科学研究科教授

井澤 修平　独立行政法人労働者健康安全機構労働安全衛生総合研究所産業保健研究グループ上席研究員

中尾 睦宏　国際医療福祉大学医学部心療内科学講座教授

栁井 優子　国立がん研究センター中央病院精神腫瘍科

鈴木 伸一　早稲田大学人間科学学術院教授

島津 明人　慶應義塾大学総合政策学部教授

堤 　明純　北里大学医学部公衆衛生学教授

国里 愛彦　専修大学人間科学部心理学科教授

津田 　彰　帝京科学大学医療科学部医療福祉学科教授

石橋香津代　JCHO 佐賀中部病院

谷 佳成恵　帝京科学大学大学院医療科学研究科

福土 　審　東北大学大学院医学系研究科心療内科学教授

小田切優子　東京医科大学公衆衛生学分野講師

大月 　友　早稲田大学人間科学学術院准教授

齋藤 恵美　新潟青陵大学福祉心理子ども学部臨床心理学科准教授

神村 栄一　新潟大学人文社会科学系教授

野村 　忍　早稲田大学名誉教授

佐藤 友哉　新潟大学人文社会科学系准教授

嶋田 洋徳　早稲田大学人間科学学術院教授

大野 　裕　一般社団法人認知行動療法研修開発センター

福井 　至　東京家政大学 / 東京家政大学大学院教授

熊野 宏昭　早稲田大学人間科学学術院教授

富田 　望　早稲田大学人間科学学術院講師

都田　　淳　東邦大学医学部心身医学講座 / 都田内科医院

端詰勝敬　東邦大学医学部心身医学講座教授

竹中晃二　早稲田大学名誉教授

髙橋裕子　京都大学大学院医学研究科社会健康医学系専攻健康情報学特任教授

野崎剛弘　中村学園大学大学院栄養科学研究科特命教授

小牧　　元　福岡国際医療福祉大学医療学部教授

井上　　茂　東京医科大学公衆衛生学分野主任教授

涌井佐和子　順天堂大学スポーツ健康科学部先任准教授

足達淑子　あだち健康行動学研究所所長

萱場一則　埼玉県立大学名誉教授

田村奈穂　国立国際医療研究センター国府台病院心療内科

河合啓介　国立国際医療研究センター国府台病院心療内科診療科長

竹内武昭　東邦大学医学部心身医学講座准教授

高梨利恵子　帝京大学 / 千葉大学子どものこころの発達教育研究センター

清水栄司　千葉大学大学院医学研究院認知行動生理学教授

細井昌子　九州大学病院心療内科・集学的痛みセンター

吉内一浩　東京大学大学院医学系研究科ストレス防御・心身医学准教授

佐久間寛之　国立病院機構さいがた医療センター院長

福田貴博　あきやま病院

田辺記子　国立がん研究センター中央病院遺伝子診療部門

伊藤大輔　兵庫教育大学大学院学校教育研究科准教授

坪井康次　東邦大学名誉教授 / 深川ギャザリアクリニック

坊　　裕美　東邦大学医学部心身医学講座

原井宏明　原井クリニック院長

藤森麻衣子　国立がん研究センターがん対策研究所

中山健夫　京都大学大学院医学研究科社会健康医学系専攻健康情報学教授

藤本修平　静岡社会健康医学大学院大学准教授

髙田明美　京都大学大学院医学研究科社会健康医学系専攻健康情報学

渡邊衡一郎　杏林大学医学部精神神経科学教室教授

荒川　　豊　九州大学大学院システム情報科学研究院教授

山本洋介　京都大学大学院医学研究科医療疫学分野教授

福原俊一　京都大学大学院医学研究科地域医療システム学講座特任教授

第2版 序文

　日本行動医学会の編集による行動医学テキストの初版が刊行されてから7年が経過しました．おかげさまで各方面からご好評をいただき，医学にとどまらず，広く保健医療の専門職，心理学の専門家の方々にご活用いただいているようです．しかし，この7年間の社会情勢の変化や学問の進歩にともない，行動医学の新たな課題やトピックが出てきています．そのため，内容の一部を改訂して，第2版を刊行することとなりました．

　初版刊行時には，医学教育への行動科学の導入が話題となっていました．当時，保健医療関係者における行動科学の認知は必ずしも高くなく，教科書として活用できそうな書籍も限られていました．これらの状況に対応して，日本行動医学会として標準的な行動科学のカリキュラムを提案し，本テキストの刊行に至りました．

　第2版は初版をベースにして，各項目の記述を見直し，さらには，この間の学問の進歩に照らして，教科書に加えるべき新しい項目を追加いたしました．新項目としては，第三世代の認知行動療法，遺伝カウンセリング，デジタルヘルスなどが含まれています．内容のアップデートにご協力くださった著者の先生方，新たなトピックのご執筆をいただいた先生方には深く感謝申し上げます．

　初版の序文にもありました通り，本書は「行動医学」のすべてがわかる初学者向けの入門書として執筆されています．医師，看護師，保健師，栄養士，理学療法士をはじめとした保健医療にかかわる専門家や，公認心理師，臨床心理士等の心理学の専門家の方々などの教育テキストとして，あるいは臨床や公衆衛生等の実践の場におけるマニュアルとしてご活用いただけたら幸いです．本書が日本の行動医学・行動科学の普及・発展に貢献し，保健医療の進歩に役立つことを祈念しております．

　　令和5年1月吉日

日本行動医学会理事長
編集委員代表　井上　茂

序文

　日本行動医学会は設立 20 年を経過しましたが，長年の懸案でありました「行動医学テキスト」を刊行することになりました．近年に至って，医学教育コアカリキュラムの重要な科目として「行動科学」が取り上げられ，また臨床場面で「行動医学」の重要性が増してきています．これまで，欧文テキストは多く刊行されていますが，日本の行動医学の確固としたテキストはありません．そこで，日本行動医学会では行動科学・行動医学コア・モデルカリキュラムを策定し，それに準拠したテキストを編纂することとなりました．

　行動医学は，「健康と疾病に関する心理社会科学的，行動科学的および医学生物学的知見と技術を集積統合し，これらの知識と技術を病因の解明と疾病の予防，診断，治療およびリハビリテーションに応用していくことを目的とする学際的学術」（国際行動医学会憲章，1990）であり，多くの専門分野にまたがる学際領域であるといえます．したがって，本書は，行動医学の概念や基礎的な知見，臨床応用への方法論ならびに臨床実践の具体的な方策など，広範な内容となっております．

　本書は，「行動医学」のすべてがわかる初学者向けの入門書ですので，医学，看護学，心理学などの教育におけるテキストとして，また医療スタッフが実際の臨床に活用できるマニュアルとして編纂されています．本書が，日本の行動医学の発展ならびに国民の健康長寿の実現，医療の質・患者の QOL の向上に少しでも貢献できることを願ってやみません．

　平成 27 年 7 月吉日

日本行動医学会理事長
編集委員代表　野村　忍

目　次

II. 各論

I.
総論

1 行動医学とは: 行動医学の歴史と発展

- 行動医学は，心理学・行動科学と医学生物学を統合する学際領域であり，その関心は心理学・行動科学の知識と技術を疾病の治療および健康の保持・増進に役立てることにある．
- 行動医学は，心身相関への関心と疾病の全人的理解の動き，疾病構造の変化と疾病対策における生活習慣の重要性の増加，治療者−患者関係の変化などを背景として 1970 年代ころから発展してきた．
- 行動医学は，行動科学として医学教育カリキュラムの重要な項目に位置づけられている．

Keyword
定義，歴史，医学教育カリキュラム

1 行動医学とは

　行動医学（Behavioral Medicine）は，「健康と疾病に関する心理社会科学的，行動科学的および医学生物学的知見と技術を集積統合し，これらの知識と技術を病因の解明と疾病の予防，診断，治療およびリハビリテーションに応用していくことを目的とする学際的学術」である（国際行動医学会憲章，1990）．この定義は，行動医学が，心理学・行動科学と医学生物学を統合する学際領域であり，その関心が心理学・行動科学の知識と技術を疾病の治療および健康の保持・増進に役立てることにあることを示している．

　例えば，医療者が高血圧の患者に循環器疾患のリスクを減らすために禁煙を勧めようとする．しかし 20 年後に心臓病やがんになるという脅しによるメッセージは，禁煙を続けさせる上でほとんど効果がない．長期の確率的な結果によって人の行動は影響を受けないからである．心理学・行動科学の理論に基づけば，行動を変化させるには，ある行動（この場合，禁煙）に短期の確実な結果が生じる枠組みをつくり，この結果によって行動を促進することが効果的である（詳細はⅡ．各論　3．行動変容の応用を参照）．このような行動科学的な禁煙指導により，きわめて効果的に禁煙できるようになることが多数の無作為化比較試験によって確認されている[1]．

　虚血性心疾患の患者はしばしば抑うつ的となる．虚血性心疾患患者の抑うつは不良な予後（例えば高い死亡率，再発率，救急搬送率）の予測因子である．虚血性心疾患の女性患者に対してリラクセーション法，セルフモニタリング法，認知再構成などのストレスマネジメント法を教育した場合には，そうでない場合と比べて 7 年後の死亡率が 13 ポイント（教育群で 7%，対照群では 20%）低下したという研究がある[2]．この研究成果は，欧州心臓病学会のガイドラインにも採用されている[3]．以上の例はいずれも，心理学・行動科学の理論や技術を医

JCOPY 498-04829

学・医療に応用した好事例である．医療者が人々に対して効果的な保健医療を提供しようとするならば，心理学・行動科学の理論と技術をもって医療にあたることが必要である．すなわち行動医学の知識を持ち，実践することが重要となる．

　今日の行動医学は，行動科学・心理学のみならず社会学や経済学など広い範囲の社会科学の理論と経験も活用している．またその応用対象も，臨床医学だけでなく予防医学・公衆衛生学へと広がっている．さらに心理学・行動科学から医学・医療に対しての応用だけでなく，逆に医学生物学の理論や知見を心理学・行動科学が学び統合するという双方向の関係が進展してきている．

2　行動医学の歴史

　行動医学のルーツは古代ギリシャにまでさかのぼることができるといわれる．行動医学の基本的な考え方の 1 つである心身相関の考え方は，この時代の精神と身体との関連に関する記述として遺されている．しかしその後科学は，デカルトの心身二元論をはじめとして心身を分離する方向へと大きく動いた．医学の世界では，コッホによる炭疽菌，結核菌およびコレラ菌の発見を皮切りに，病原体が疾病の唯一原因であるという考え方が主流となった．長い間，精神と身体は切り離された別の存在と位置づけられていた．しかししだいに，疾患の基盤としての心身相関への関心が高まるようになった．行動医学の黎明期に関する内山喜久雄（臨床心理学者）[4] の記述によれば，攻撃行動と冠動脈疾患との関連（Osler, 1849-1919），催眠的手法を用いた精神の身体に及ぼす影響の実証研究（Mesmer, 1733-1815; Freud, 1856-1939），情動と内分泌との関係の生理学的研究（Cannon, 1871-1945）などがこうした動きを加速した．さらに Alexander（1950）は精神分析理論に基づき，無意識ないし未解決の葛藤が種々の病的状態，例えば，高血圧，潰瘍，ぜんそくを引き起こす原因となるとした．また Dunbar（1947）の「心と体：心身医学」が刊行され，心身医学が確立した．

　1970 年代になり，行動医学にとって重要ないくつかの出来事が生じた．1973 年には "Bio-feedback: Behavioral Medicine"[5] という単行書が出版され，現在の定義とは異なるものの，行動医学という名称が世に示された．1974 年には Center for Behavioral Medicine が米国ペンシルバニア大学に設立された．また同年には Laboratory for the Study of Behavioral Medicine がスタンフォード大学に設立された．これらに刺激され米国の医学部に行動科学の研究・教育プログラムが設置されるようになった．1977 年 2 月に，イエール大学で最初の行動医学に関する会議（Yale Conference on Behavioral Medicine）が開催された．この会議において，これまでの研究や連携を 1 つにまとめてゆくこと，また専門家が行動医学に向けて活動することの重要性が認識された．行動医学（Behavioral Medicine）という用語は，この会議ではじめて公式な定義を与えられることになった[6]．その定義は，冒頭に述べた国際行動医学会の定義のもとになったものであり，おおむね同一のものと考えてよい．米国ではこれに引き続き Society of Behavioral Medicine（SBM）および Academy of Behavioral Medicine Research（ABMR）が設立され，行動医学の発展を担うこととなった．

　心身医学者の池見西次郎[7] は，この時代の行動医学の発展の背景を次のように述べている．「かつては，急性感染症 が予防医学の焦点だった．過去 50 年の間に，慢性病（冠動脈疾患，

がん，脳卒中，糖尿病など）がこれに代わり，現代社会におけるライフスタイルとの関連が注目され，生理，心理，社会にわたる多因子的な研究へのニーズが高まった．また，自己管理，自己責任による健康保持の指導が重視されるようになった．」このような感染症から慢性疾患への疾病構造の変化，これに伴い病因および疾病治療における生活習慣・行動の重要性は増加し，また治療者-患者関係の変化も行動医学を推進する要因となった．

　1980年代から1990年代初期にかけて，行動医学はさらに発展をとげた．SBMなどの米国の学会から機関誌が刊行され，研究推進のプラットフォームとなった．1990年には第1回の国際行動医学会がスウェーデンのウプサラで開催され，国際行動医学会（International Society of Behavioral Medicine: ISBM）が設立された．また1993年にはISBMから国際行動医学会誌 International Journal of Behavioral Medicine が刊行された．米国国立保健研究所には1995年にOffice of Behavioral and Social Sciences Research（OBSSR）が開設され，行動科学・社会科学の研究と医学との協働が推進されるようになった．1990年代には根拠に基づく医学・医療（evidence-based medicine: EBM）の推進が隆盛となり，例えばコクラン共同研究のように，高い水準の根拠を集積し有効な方法論を明確にするための作業が進んだ．行動医学はEBMとも相性のよい分野であり，コクラン共同研究の対象領域の1つとなっている．

3　日本の行動医学の発展

　日本では，心身医学の領域で1970年頃から心理療法の1つとして行動療法を活用するようになった．1987年には日本行動療法学会で特別講演「行動医学と行動療法」が行われ，行動医学の名が知られるようになった．一方で，予防医学・公衆衛生学でも行動科学的アプローチ，特に学習理論や行動変容ステージモデルが禁煙や体重コントロールなどの指導場面で活用されるようになった．これらの動きから，より体系的で包括的な学術としての行動医学の確立が求められるようになった．

　第1回国際行動医学会の翌年の1991年に，第12回東大国際シンポジウム「行動科学—健康問題の解明と解決に果たす役割」が開催された[8]．この会議には国際行動医学会のWeiss初代理事長他が招へいされ，国際行動医学会の日本支部である日本行動医学会の設立に関する会合がもたれた．この会合をもとに憲章と会則が起草され，1992年6月25日に日本行動医学会が設立された．この年にハンブルグ（ドイツ）で行われた第2回国際行動医学会学術総会の理事会において，日本行動医学会の国際行動医学会への加盟が認められた（6カ国目，7団体目）．日本行動医学会を中心にしながら，わが国における行動医学の研究および実践は，臨床医学，予防医学・公衆衛生学，心理学・行動科学の3領域の研究者・実務家によって進められている．その研究は近年急速に進展し，国際的な研究成果も多数報告されている．

4　行動医学の研究テーマと関連諸領域

　行動医学は多様な社会科学の理論と知見を臨床医学および予防医学・公衆衛生学に応用しようとするものであり，その研究テーマはきわめて多様である．これらのテーマとその時代的変

JCOPY 498-04829

■ 表1　国際行動医学会の演題区分からみた行動医学の主要な研究領域

第1回国際行動医学会（ウプサラ，1990）	第14回国際行動医学会（メルボルン，2016）
● 心理・行動と生理: ストレスの生理学，ストレスと疾病，精神神経免疫学 ● 心理・行動と疾病: 虚血性心疾患，高血圧，糖尿病，がん，摂食障害，肥満，疼痛，HIV/AIDS の予防と治療 ● ライフサイクルと疾病: 小児の健康，高齢者医療 ● 健康行動: 身体活動，禁煙 ● 社会心理的要因と健康: 仕事のストレスと健康，社会的支援と健康 ● 行動変容技法: 行動変容と維持の技法，疾病への行動科学的介入，地域介入 ● 遺伝と行動: 遺伝行動学	● 心理・行動と生理: 精神神経免疫学 ● 心理・行動と疾病: がんの予防・治療・生存者のケア，心・肺疾患，糖尿病，摂食障害，依存，機能性・身体化・身体表現性障害，心理生理的な疾患と睡眠，疼痛・筋骨格系疾患・神経筋疾患，感染症・HIV/AIDS・ワクチン， ● ライフサイクルと疾病: 子ども・思春期，リプロダクティブヘルス，高齢化 ● 健康行動: 栄養，身体活動，禁煙，健康行動の理論 ● 疾病行動: 服薬遵守，疾病の認知と行動 ● 社会心理的要因と健康: 仕事と健康，暴力・被害・PTSD，ストレスとレジリエンス，社会経済要因・文化・国際保健，社会格差 ● 健康支援: 健康教育と健康増進，ネットーワーク・モバイルによる健康支援，保健医療のシステム・政策・経済，研究と実践をつなぐ ● 方法論: 心理・行動の測定，スクリーニングと早期発見

遷を，国際行動医学会の演題区分を参考に表1に示した[8]．約25年間に，心理・行動の生理の相互関係に関する基礎研究がテーマとして継続されながら，検討される疾患の数は飛躍的に増加し，また健康に影響する社会心理的要因の範囲，健康支援に関する手法もきわめて多岐にわたるようになってきている[9]．

　行動医学はその発展の経緯から心身医学と深く関係している．心身医学は行動医学の重要な先駆者であり，心身相関や全人的視点，行動科学・心理学の治療への取り入れなど，行動医学と共通する要素を持っている．池見は，「行動医学とは従来心身医学とされていた領域が，予防医学的な視点と公衆衛生学的な方法論を包括しながら，拡大してきた新しい分野」であると述べている[7]．行動医学は，心身医学と共通点を持ちながらも，その範囲を予防医学・公衆衛生学に広げ，また基礎研究も包含している点が特色といえる．

　行動療法を含む行動論的アプローチは，行動医学の基盤となる理論・技法の1つである．行動療法は内省的方法によらず，心理的現象を外部から客観的に観察しうる「行動」を通して科学的に研究し，また実際に治療効果を示すことで，1940〜50年に米国で大きく発展した．行動論的アプローチは，喫煙や飲酒などの行動を変容させ慢性疾患を予防するための方法論として行動医学において広く利用されている．しかし今日の行動医学では，行動論的アプローチ以外のさまざまな心理学・行動科学，さらには社会科学の理論や知見を応用している．「行動」のみに着目した医学が行動医学ではない点に注意したい．

　1980年代から発展した健康心理学は，身体的健康も含めた健康と疾病の背景となる心理学的なメカニズムを研究し，アプローチしようとする学問である．健康心理学ではストレス対処，発達障害，生活習慣の変容などが主要な研究テーマとなっており，行動医学ときわめて近い学問である．あえていえば，健康心理学では心理学からの寄与を強調しており，この点で学問間の統合を強調している行動医学と異なる面を持っている[10]．

5 　医学教育と行動医学

　医師と患者のコミュニケーションがうまくゆかない場合，患者が自分の健康を害する行動を行ったり服薬指示を守らない場合，ストレスなど患者の心理や行動と病状とが関係している場合，慢性疾患に伴って患者や周囲の者に精神的問題や対人関係の問題が発生する場面において，行動医学の知識と手法が必要になる[11]．このために行動医学は医学教育のカリキュラムに組み込まれるようになってきた．

　米国の医師国家試験では，行動医学は行動科学として，基礎医学の1つに組み込まれている[11]．具体的には，米国における医師国家試験では，行動科学は①行動生物学，②個人行動，③対人関係と集団過程，④文化と社会の4分野から構成されることになっている．行動科学は，医療者患者関係を含む社会的な生物としての人間の理解，社会心理的側面と生物学的側面とを合わせた健康と疾病の総合的な理解，健康と疾病に影響を与える社会的要因の理解，人間の健康・疾病行動の理解と健康的な行動への変容の方法論を学ぶものと位置づけられている．

　2001年からスタートしたわが国の文部科学省の医学教育モデル・コア・カリキュラムにも行動医学と関連の深い項目が含まれている（表2）[12]．これらは，主として医の原則，医療安全と危機管理，コミュニケーションとチーム医療（医師・患者関係を含む），制度や社会環境と医学・医療との関係に関するものである．さらに，わが国では2012年から，国際基準に基づく医学教育の分野別質保証が進められている．この基準となる医学教育分野別評価基準日本版[13]では基本的水準（要求事項）として，医科大学・医学部は行動科学をカリキュラムに明示し，実践しなければならないとしている．また基礎医学，行動科学および社会医学と臨床医学を縦断的に統合することを推奨している．わが国でも行動医学教育が医学教育の中に正式に位置づけられ，行動医学が医学・医療の基盤の1つであることが明確になってきたといえる．

 行動医学は全人的視点をもつことから，伝統医学とも関連が深い．西洋医学だけでなく，東洋医学や伝統医学の医学・医療への応用も行動医学の視野にはいっている．

■ 表2　わが国の医学部卒前教育のコアカリキュラムにおける行動医学との関連の深い項目

A. 基本事項	F. 医学・医療と社会
I. 医の原則	（1）社会・環境と健康
（1）医の倫理と生命倫理	（2）疫学と予防医学
（2）患者の権利	（3）生活習慣と疾病
（3）医師の義務と裁量権	（4）保健, 医療, 福祉と介護の制度
（4）インフォームド・コンセント	（5）診療情報
2. 医療における安全性への配慮と危機管理	（6）臨床研究と医療
（1）安全性の確保	
（2）危機管理	
3. コミュニケーションとチーム医療	
（1）コミュニケーション	
（2）患者と医師の関係	
（3）チーム医療	

（藤崎和彦. 行動医学研究. 10: 2-6. 2003[12]）

JCOPY 498-04829

文献

1) Barth J, Critchley J, Bengel J. Psychosocial interventions for smoking cessation in patients with coronary heart disease. Cochrane Database Syst Rev. 23(1): CD006886. 2008

2) Orth-Gomér K, Schneiderman N, Wang HX, et al. Stress reduction prolongs life in women with coronary disease: the Stockholm Women's Intervention Trial for Coronary Heart Disease (SWITCHD). Circ Cardiovasc Qual Outcomes. 2: 25-32. 2009

3) Perk J, De Backer G, Gohlke H, et al. European Guidelines on cardiovascular disease prevention in clinical practice (version 2012). The Fifth Joint Task Force of the European Society of Cardiology and Other Societies on Cardiovascular Disease Prevention in Clinical Practice. Eur Heart J. 33: 1635-701. 2012

4) 内山喜久雄. 行動医学―回顧と展望―. 行動医学研究. 2: 6-11. 1995

5) Birk L. Biofeedback: Behavioral Medicine. New York: Grune & Stratton; 1973

6) Schwartz GE, Weiss SM. Yale Conference on Behavioral Medicine: a proposed definition and statement of goals. J Behav Med. 1: 3-12. 1978

7) 池見西次郎. 行動医学と心身医学. 行動医学研究. 2: 2-5. 1995

8) 荒記俊一. 日本行動医学会（JSBM）の創立と初期の活動―国際行動医学会の流れより―. 行動医学研究. 2: 12-9. 1995

9) Dekker J, Amitami M, Berman AH, et al. Definition and characteristics of behavioral medicine, and main tasks and goals of the International Society of Behavioral Medicine―an international Delphi study. Int J Behav Med. 28: 268-76. 2021

10) Pearce S, Wardle J, 編. 山上敏子, 監訳. 足達淑子, 他訳. 行動医学の臨床―予防からリハビリテーションまで. 東京: 仁瓶社; 1995

11) Mostofsky DI, editor. The Handbook of Behavioral Medicine. New York: Wiley-Blackwell; 2014

12) 藤崎和彦. 日本の行動科学の教育カリキュラムの現状. 行動医学研究. 10: 2-6. 2003

13) 日本医学教育評価機構. 医学教育分野別評価基準日本版 Ver.2.34, 2022: http://www.jacme.or.jp/accreditation/wfmf.php（最終アクセス日 2022 年 6 月 30 日）

〈川上憲人〉

a 行動と脳

- ヒトの高次の行動は，主として，大脳表面前方の前頭前皮質と，その下部に位置する辺縁系の機能により担われている．
- 辺縁系は，感情や報酬への意欲など，生きていくためのエネルギーを生み出す．
- 前頭前皮質は知的な精神活動の場であるとともに，辺縁系の活動を適切に制御する．
- 前頭前皮質の制御機能が不全になり，辺縁系活動が過剰になると，さまざまな精神疾患や不適応な行動のリスクが高まる．

Keyword

脳，扁桃体，線条体，前頭前皮質

1 行動を支える脳の構造と機能

　ヒトの高次の行動を支えるのは，主として脳の大脳皮質（cerebral cortex）と辺縁系（limbic system）である．大脳皮質は脳の表面にある構造で，情報処理の主体である 200 億〜230 億個の神経細胞〔ニューロン（neuron）〕と，神経細胞を物理的に支え神経細胞に栄養を補給し情報処理を補助するグリア細胞（glia cell）からなっている．グリア細胞の数は神経細胞の 9 倍ほどであるとされている．

　大脳皮質は，前頭葉（frontal lobe），側頭葉（temporal lobe），頭頂葉（parietal lobe），後頭葉（occipital lobe）の 4 つに区切られているが，本章で重要となるのは，前頭葉から運動に関連する脳部位を除いた前頭前皮質（prefrontal cortex）とよばれる部位である（図1A，1B）．前頭前皮質は，言語，思考，意思決定などの，いわゆる知的な精神活動を担う領域であり，チンパンジーやオランウータンなどの大型霊長類と比較しても，ヒトにおいて特に大きく発達している．

　大脳皮質の下部に位置するのが，発生的により古い，辺縁系とよばれる領域である．辺縁系は，扁桃体（amygdala），視床下部（hypothalamus），腹側線条体（ventral striatum），海馬（hippocampus），などを含む（図1B，1C）．扁桃体は恐怖や怒りなどの感情と深く関連しており，視床下部は身体の状態を常にモニターしそれを最適な状態に保つ機能がある．視床下部の一部と，その近傍に位置する腹側線条体の側坐核（nucleus accumbens）は，生きていくために有益な報酬（reward）に強く反応する．海馬は記憶（memory）の獲得に重要であり，また視床下部と協調して身体状態の制御にも役立っている．辺縁系の各部位は，前頭前皮質から抑制的な制御を受けており，生きていくために重要な感情や意欲を，状況に適応で

JCOPY 498-04829

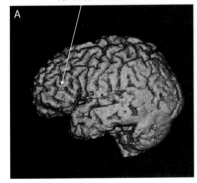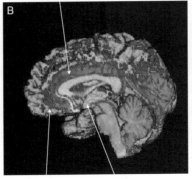

背外側前頭前皮質　前部帯状皮質　島皮質

A　B　C

腹内側前頭前皮質　視床下部　扁桃体　腹側線条体
（前頭眼窩皮質）　　　　　　　線条体
（海馬は扁桃体のすぐ後方に存在する）

■ 図1　高次の行動に関連する脳部位

きるように適切に調整する機能が実現されている．この働きは，複雑な社会的環境の中で生きているヒトにおいては特に重要である．

2　感情を起動する扁桃体

扁桃体は，左右の側頭葉内側に位置する神経核であり，さまざまな事物が安全で有益か，あるいは危険で有害かを見分ける評価判断を担っている．動物の扁桃体を破壊すると，食物と食物でないものの区別，適切な交尾対象の選択，危険な捕食者の検出など，最も基本的で重要な価値判断が失われてしまう．

ヒトが生活していくには，他者とコミュニケーションを取り，関係を維持することが必要である．それゆえ，他者の感情状態や意図を知る手がかりとなる表情は，ヒトにとって重要な感情的刺激である．機能的磁気共鳴画像法（functional magnetic resonance imaging: fMRI）や陽電子断層撮影法（positron emission tomography: PET）による脳機能画像研究により，ヒトの扁桃体は，他者の恐怖，悲しみ，幸福などの表情を見ると活動することが示されている[1]．また，怒り表情をごく短時間（35 ミリ秒）だけ見せた場合にも，扁桃体が活動することが示されており[2]，扁桃体は半ば無意識的に感情的刺激を検出することが示唆されている．

さらに，大きな金銭的報酬が得られる可能性があるが，同時に損をする可能性もある，という一種のギャンブル事態でも扁桃体は強く活動し，このとき，扁桃体が強く活動するほどギャンブルを避ける傾向が強くなることが示されている[3]．この知見から，ヒトの扁桃体は，生活上のさまざまなリスクに反応し，それらを避けて安全な選択肢を選ぶように意思決定（decision-making）を導いていると考えられる．

3　感情と身体反応

怒り，恐怖，喜びなどの感情が生じると，心臓の鼓動の高まり，浅く速い呼吸，血圧の上昇

などの身体反応が起こる．これは，感情に動機づけられる闘争や逃走などの激しい身体運動のための準備として，進化の過程で動物が身につけてきた仕組みである．こうした感情に伴う身体反応も扁桃体によって起動されている．扁桃体は，視床下部をはじめ，青斑核，中脳水道灰白質などに神経を送っている．これらの脳部位は，自律神経系や内分泌系の働きを制御する機能や，闘争や逃走などの行動を起こす機能がある．つまり，扁桃体が感情的刺激を検出することにより，身体反応や感情的行動が起動されるのである．

　前頭前皮質と辺縁系との間に位置し，扁桃体とも密接な神経連絡を持つ島皮質（insula cortex: 図1C）は，特に嫌悪，恐怖，怒りなどの不快感情を経験した場合に活動する．島皮質には身体からの信号が送られる．不安や恐怖を経験したとき，背筋がゾクゾクしたりする感じや，内臓がしめつけられる感じ〔内受容感覚（interoception）〕は，この脳部位で知覚していると考えられている．内受容感覚は，感情を意識的に経験する上で重要であり，島を損傷した患者は感情経験が鈍磨することが報告されている[4]．

4　報酬を追求する線条体

　線条体は，脳の中心部に位置する構造体であり（図1C），その腹側部は側坐核から，また背側部は尾状核（caudate）と被殻（putamen）から構成される．側坐核は中脳ドーパミン細胞の主要な投射先であり，食べ物，水，生殖，ヒトの場合は金銭や社会的賞賛など，あらゆる報酬に反応する．

　このためかつては，側坐核は快楽の中枢であると考えられていた．しかし現在では，側坐核は，報酬や罰による強化学習（reinforcement learning）において重要な機能を持つと考えられている[5]．強化学習とはある行動の結果得られた報酬や罰に基づいて，その行動の価値を評価し，将来の報酬や罰を予測した上で，報酬を増やし罰を減少させるように行動を変容する過程を意味する．側坐核は特に，予測された報酬と実際に得られた報酬の差〔報酬予測誤差（reward prediction error）〕を計算する機能があると考えられている．尾状核や被殻は，側坐核により計算される報酬予測誤差に基づき，さまざまな行動の価値を表象し，それを実際の行動と結びつける働きをしていると考えられている．

　線条体は，生存のために報酬を追求する衝動を生み出す機能を持っているが，この領域の過活動は依存症などの不適応な報酬追求行動のリスクを高めてしまう．

5　前頭前皮質の制御機能

　扁桃体や島などによって起動される感情，あるいは線条体で生み出される報酬への衝動は強力であり，身体反応や意思決定に影響を与える．こうした仕組みは本来，環境への適応のために有利であるのだが，ヒトは社会環境に生きているので，感情が命じるままに行動すると不適応に陥りやすい．そこで，進化の過程で感情を適切に制御することが必要になり，それを実現する脳の仕組みが発達したのだと考えられる．

　腹内側前頭前皮質は，扁桃体と密接な神経連絡を持っている．扁桃体が重要な感情的刺激を速やかに検出するのに対して，腹内側前頭前野は，刺激と，それに対する行動，さらにはその

JCOPY 498-04829

背外側前頭前皮質

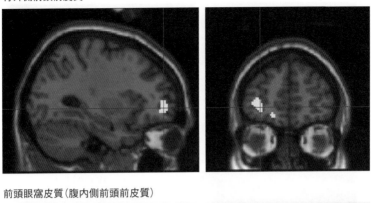

前頭眼窩皮質（腹内側前頭前皮質）

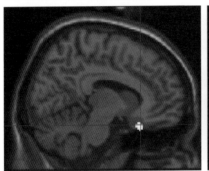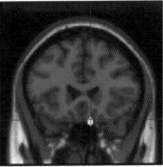

■ 図2 意図的な感情制御と関連する脳活動

行動の結果の良し悪し，の関係を評価し，その評価に基づいて行動を長期的に調整する[6]．そのため腹内側前頭前野に損傷を受けた患者は，将来の行動計画の立案，課題に失敗した後での行動修正，他者との人間関係の維持，などの能力が障害される．

ヒトは社会環境に適応するために，しばしば自らの感情を意図的に制御しようとする．筆者ら[7] は，そうした意図的な感情制御の神経基盤を検討するために，快または不快の感情を喚起する写真を見せた上で，実験参加者に自らの感情を抑制することを求めた．PET による脳活動の測定から，この意図的な努力によって，実験参加者は扁桃体の活動を抑えることに成功したことがわかった．このとき，背外側前頭前皮質と，腹内側前頭前皮質の一部である前頭眼窩皮質（orbitofrontal cortex）の活動が顕著に高まっていた（図2）．感情を抑えるには，自分の感情を制御しようという目標を維持せねばならない．さもなくば感情的刺激により自動的に感情が起動されてしまう．背外側前頭前皮質は，そうした目標を維持する部位である．ところが背外側前頭前皮質は扁桃体と直接的な神経連絡を持たないので，扁桃体を制御するには別の脳領域を動員する必要がある．前頭眼窩皮質は，扁桃体に対して抑制的な神経投射を持っているので，扁桃体の活動にブレーキをかけるために有効な領域である．意図的な感情制御とは，こうした前頭前皮質の複数の領域が協調して働き，扁桃体を中心とする感情領域の活動を調整しようとする営みであると考えられる．

低ストレス群

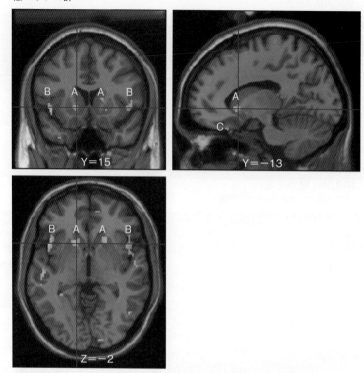

高ストレス群

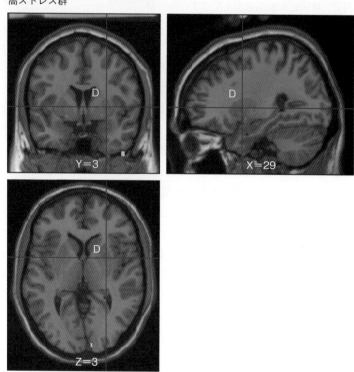

■ 図3　目標志向行動・習慣行動と関連する脳活動
A: 尾状核, B: 島皮質, C: 前頭眼窩皮質, D: 被殻.

JCOPY 498-04829

6 目標志向行動と習慣行動

　健康と関連が深いヒトの行動様式として，目標志向行動（goal-directed action）と習慣行動（habit action）という分類がある．目標志向行動とは，ある状況下において目標を設定し，それを実現しようとすることを意味する．一方，習慣行動とは，繰り返し遂行されて自動化された行為をすることである．例えば，健康のためにカロリーや栄養バランスに配慮して食べるものを選ぶのは目標志向行動であり，いつものように好みのフライドチキンとフレンチポテトを食べるのは習慣行動である．目標志向行動は努力を必要とするが，柔軟性が高く，変化する環境にも速やかに対処できる．これに対して習慣行動は，努力を必要としない自動化された反応なので実行が容易である．しかし反面，柔軟性には欠け，環境の変化に対応することが困難になる．

　これまでの研究で，ストレスに曝露された動物では習慣行動が優勢になることが示されている．そこで筆者ら[8]は，PET による神経画像法を用いて，この知見がヒトにもあてはまるかを検討した．高い職業性ストレスに曝露されている男性参加者と，ストレス水準が低い男性参加者が，一種のギャンブル課題を遂行した．このギャンブル課題では途中でこっそりとルールが変更され，それまで有利であった選択肢が不利に，それまで不利であった選択肢が有利になる．高い金銭的報酬を得るには，そのルール変更に気づき，適切に行動を変容させねばならない（目標志向行動）．高ストレス群では，このルール変更の後でも以前有利であった選択肢への固執がみられ，習慣行動が優勢であることが示唆された．さらに，低ストレス群では課題中に，尾状核，前頭眼窩皮質，島皮質に活動が観測されたのに対し，高ストレス群では右側の被殻にのみ活動が観測された（図3）．動物研究から，尾状核，前頭眼窩皮質は目標志向行動に関連し，被殻は習慣行動に関連することがわかっている．つまり，このヒトでの研究の結果は動物研究とよく整合しており，ヒトでもストレスは脳の機能変容を介して習慣行動を導くことが示唆された．

　この知見は，慢性的なストレスに曝露されたヒトでは，欲求や衝動に基づいた不健康な生活習慣が優勢になり，また環境の変化に適応できないことで精神的な負担も大きくなることを示唆する．この現象は，前頭前皮質による線条体の制御の不全として理解することができるだろう．

7 精神疾患と脳の機能

　大うつ病（major depression），強迫性障害（obsessive compulsive disorder），PTSD（post traumatic stress disorder），前頭側頭型認知症（frontotemporal dementia）などの精神疾患は，本章で述べた感情，報酬への衝動，そして，それらの制御を担う脳機能の不全として考えることができる[9]．

　大うつ病では，前頭前皮質の活動が全般に低下するのと同時に，扁桃体などの感情領域に過剰な活動が生じている．この結果，感情を制御できず，感情に圧倒されてしまう症状が起こるのであろう．強迫性障害では，腹内側前頭前皮質と，行動のエラーをモニターしそれを修正する機能を持つ前部帯状皮質の背側部がともに活動亢進している．これは不安に動機づけられた

強迫的観念や強迫的行動を自ら知覚し，それを制御しようとして葛藤が生じている姿なのかもしれない．実際，強迫性障害の患者は自分の思考や行動が不合理であることが理屈ではわかっていても，それを自らやめることが困難である．PTSD は強烈なストレス体験のために，後になっても強い恐怖やパニックを繰り返し経験する疾患である．これを反映して，PTSD 患者では，扁桃体や島皮質に過剰な活動が報告されている．前頭側頭型認知症は，同じ行動を強迫的に繰り返す（常同行動），社会規範やマナーを無視し一般には嫌悪されるような行動を取る［ソシオパシー（sociopathy）］，などの症状に特徴がある．この疾患では，線条体の一部である尾状核，島皮質，前頭眼窩皮質の神経ネットワークが選択的に障害されることがわかっている．尾状核の機能低下により習慣行動が優勢になり，島皮質の障害により嫌悪感情の低下，前頭眼窩皮質の障害により場面や文脈に応じた感情制御の不全が，それぞれ生じるのだと考えることができる．

　こうした研究知見に基づいて，最近では前頭前皮質の機能を訓練することによって感情制御能力を高め，それにより精神疾患を治療しようとする試みもなされるようになった．例えば，暗算や注意集中などの認知的訓練の結果，前頭前皮質の機能向上とともにうつ病の症状が軽快したという報告がなされている[10]．今後，こうした研究が進むことで，行動の背後にある脳機能が解明され，疾患の予防・治療や健康の増進に有益な介入方法がさらに開発されることが期待される．

 これまでの脳研究では，個々の脳部位を特定の機能と対応づける，いわゆる「脳マッピング（brain mapping）」が主流であった．しかし最近では，多くの脳部位が複雑なネットワークとして働いていることが見出され，その動作の解析に研究の関心が移っている．数年後には，脳研究のイメージが一新されるかもしれない．

文献
1）Adolphs R. The neurobiology of social cognition. Curr Opin Neurobiol. 11: 231-9. 2001
2）Nomura M, Ohira H, Haneda K, et al. Functional association of the amygdala and ventral prefrontal cortex during cognitive evaluation of facial expressions primed by masked angry faces: An event related fMRI study. Neuroimage. 21: 352-63. 2004
3）De Martino B, Kumaran D, Seymour B, et al. Frames, biases, and rational decision-making in the human brain. Science. 313: 684-7. 2006
4）Craig AD. How do you feel-now? The anterior insula and human awareness. Nature Rev Neurosci. 10: 59-70. 2009
5）Volman SF, Lammel S, Margolis EB, et al. New insights into the specificity and plasticity of reward and aversion encoding in the mesolimbic system. J Neurosci. 33: 17569-76. 2013
6）Rolls ET. The orbitofrontal cortex and reward. Cereb Cortex. 10: 284-94. 2000
7）Ohira H, Nomura M, Ichikawa N, et al. Association of neural and physiological responses during voluntary emotion suppression. Neuroimage. 29: 721-33. 2006
8）Ohira H, Matsunaga M, Kimura K, et al. Chronic stress modulates neural and cardiovascular responses during reversal learning. Neuroscience. 193: 193-204. 2011
9）Taylor SF, Liberzon I. Neural correlates of emotion regulation in psychopathology. Trends Cogn Sci. 11: 413-8. 2007
10）Siegle GJ, Ghinassi F, Thase ME. Neurobehavioral therapies in the 21st century: summary of as emeging field and an extended example of cognitive control training for depression. Cognit Ther Res. 31: 235-62. 2007

〈大平英樹〉

JCOPY 498-04829

b 行動の神経内分泌学
(摂食などに関する内分泌ホルモンなど)

- 末梢から分泌されたホルモンの情報は，血流や迷走神経を介し，視床下部に存在する摂食に関わるニューロンを活性化，あるいは抑制することで摂食行動を制御している．
- 視床下部には多くの摂食調節神経ペプチドおよびその受容体が存在し，特に，弓状核，室傍核および外側野などの神経核が重要な役割を果たしている．
- 摂食調節には，視床下部の恒常性調節系のみならず，中脳辺縁系ドーパミン神経系によって構成される報酬系も深く関わっている．
- 複雑な摂食調節機構が解明され，抗肥満薬などの創薬の研究開発が進められている．

Keyword

ホルモン，神経ペプチド，視床下部，報酬系，摂食調節

1 神経内分泌学

　神経内分泌系は，生体の恒常性を保つために重要な役割を果たしており，その中心的役割を担っている視床下部は，下垂体からのペプチドホルモンの分泌刺激によって，末梢の標的臓器の機能を調節し，生体の恒常性を巧緻に調節している．さらに，エネルギー調節のセンターとしての視床下部の役割は重要である．視床下部には複数の摂食調節因子および摂食抑制因子が存在し，末梢血中のホルモン情報を感知し，エネルギー摂取（摂食行動）とエネルギー消費のバランスによって，体脂肪量を一定に保っている．このように，神経内分泌系と摂食調節系の情報が視床下部でクロスし，両調節系が相互に干渉し合っていると考えられる．そこで，本章では，神経内分泌系による摂食行動について概説する．

2 神経内分泌学と摂食行動

　人類は長い進化の歴史なかで，飢えと闘いながら生きるために食べてきた．これはヒトや動物の食欲・摂食調節が肥満の制御ではなく，飢えへの応答が優先されてきたという考え（倹約遺伝子仮説）を説明することができる．このように常に飢えに直面した状態で生き残るために，摂取した食物をエネルギーとしていかに効率よく蓄積し，その蓄えに応じて摂食行動を促進あるいは抑制する調節機構が形成されていったと考えられる．長い間この摂食行動の調節機構は覆い隠されたままであったが，1994年にレプチンが発見されて以来，食欲・摂食調節に関する研究は大躍進を遂げた．さらに，1999年に胃から放出され摂食促進作用をもつグレリ

ンが発見され，空腹時に起こる末梢から中枢への摂食調節機構の存在が明らかになった．

a. ホルモンによる摂食調節

　　末梢性摂食調節因子には短期的摂食調節因子と長期的摂食調節因子が存在する．短期的調節因子としては，消化管ペプチドホルモンであるグレリンや glucagon-like peptide-1（GLP-1），peptide YY（PYY），cholecystokinin（CCK）などであり，空腹や満腹の情報を中枢神経系に伝える．長期的調節因子は，インスリンやレプチンなどであり，体重や体脂肪量を維持するために重要である．これらの末梢から分泌されたホルモンの情報は，血流や迷走神経を介して脳へ移行し，視床下部弓状核に存在する摂食促進系の NPY/AgRP（neuropeptide Y/agouti-related protein）ニューロンや摂食抑制系の POMC/CART（pro-opiomelanocortin/cocaine- and amphetamine-regulated transcript）ニューロンに作用し，それぞれのニューロンを活性化，あるいは抑制することで摂食行動を制御している（図1）．

　　胃が空になるとグレリンは胃の X/A-like 細胞で産生・分泌され，迷走神経を介してあるいは直接的に NPY/AgRP ニューロンを活性化させ，POMC/CART ニューロンの活性を抑制することで強力な摂食亢進作用を示す．グレリンの受容体，growth hormone secretagogue receptor（GHS-R）1a は脳，心筋，胃，小腸および膵臓などの組織に発現しており，脳で

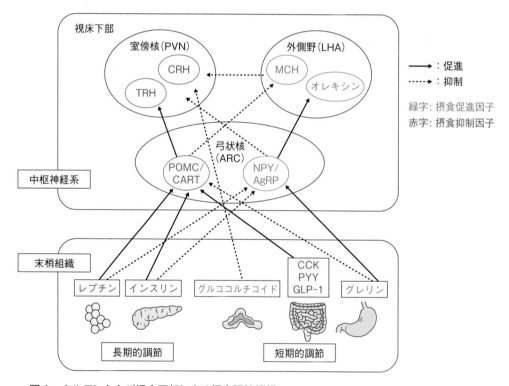

■ 図1　ホルモンおよび視床下部による摂食調節機構
CRH: corticotropin-releasing hormone, TRH: thyrotropin-releasing hormone, MCH: melanin-concentrating hormone, POMC/CART: pro-opiomelanocortin/cocaine- and amphetamine-regulated transcript, NPY/AgRP: neuropeptide Y/agouti-related protein, CCK: cholecystokinin, PYY: peptide YY, GLP-1: glucagon-like peptide-1

JCOPY 498-04829

は視床下部，側坐核，腹側被蓋野，扁桃体および海馬に存在している．グレリンは GHS-R1a を介して growth hormone（GH）の放出を増加させる．また，摂食亢進作用は Y1 受容体を介していることが明らかである[1, 2]．

　GLP-1 は，グルコースなどの栄養素の刺激により小腸の L 細胞より産生・分泌され，膵 β 細胞に発現している受容体に作用し，インスリン分泌を促進する強力なインクレチンファミリーの 1 つである．GLP-1 は延髄孤束核でも産生され，視床下部室傍核に存在する GLP-1 受容体を介して摂食抑制作用を示す[3]．

　PYY3-36 は NPY や pancreatic polypeptide（PP）とともに PP ファミリーペプチドに属し，脂肪酸などの栄養素の刺激により小腸の L 細胞で産生・分泌される．血液脳関門を通過し，視床下部弓状核に存在するシナプス前の Y2 受容体を介して摂食抑制作用を示す．また，一部は迷走神経を介し NPY ニューロン活性を抑制し，視床下部の NPY の発現を減少させ，POMC/CART ニューロンを活性化させて，摂食抑制作用を示していることが考えられている．

　CCK は摂食抑制系の消化管ホルモンであり，食後，アミノ酸や脂肪酸などの栄養素の刺激により上部小腸の I 細胞で産生・分泌され，膵臓や胆嚢に作用し，リパーゼの放出を刺激する．CCK の受容体には，CCK-A と CCK-B の 2 つが存在し，CCK-A 受容体は膵臓や迷走神経求心路，腸ニューロンに存在するとともに，延髄孤束核や視床下部背内側核，最後野など中枢神経系に広く発現している．主に迷走神経求心路で産生される CCK-A 受容体を介して摂食抑制作用を示す．摂食量の増加は CCK-A 受容体アンタゴニストの投与により減少する[3]．また，末梢の CCK は血液脳関門を通過して脳へ移行して作用する．

　食後の血糖上昇に反応して膵臓の β 細胞から分泌されるインスリンは，グルコースを細胞内へ取り込む際に欠かせないホルモンである．POMC ニューロンから alpha-melanocyte-stimulating hormone（α-MSH）を放出し，視床下部の NPY/AgRP ニューロン活性を抑制し，摂食量を減少させ，結果的に体重が減少する[3]．摂食促進系の神経ペプチドであるオレキシンや melanin-concentrating hormone（MCH）の発現の調節を担っている転写因子，Foxa2 の活性をインスリンが阻害することによる摂食抑制機構も明らかになっている[4]．

　レプチンは脂肪細胞より産生・分泌されるホルモンで，摂食抑制作用を示すアディポサイトカインの 1 つでもある．体脂肪量の増加とともにレプチンも増加し，血流により視床下部弓状核に存在する POMC/CART ニューロンを活性化させ，NPY/AgRP ニューロンの活性を抑制することで，摂食行動抑制とエネルギー消費亢進をもたらし，脂肪量を減少させ，体重維持へと働きかける．摂食行動や体重調節においてはグレリンと拮抗作用を示し，空腹時にグレリンが上昇するとレプチンが低下するなど相補的に作用している．

　グルココルチコイドは副腎皮質束状帯から分泌され，室傍核の corticotropin-releasing hormone（CRH）の発現および分泌を抑制し，摂食促進作用を示す．

b. 視床下部による摂食調節

　1950 年代に，ネコの視床下部腹内側核を選択的に破壊すると摂食行動が促進されて肥満を呈し，視床下部外側野を破壊すると摂食行動が抑制されて痩せを呈することが報告され，これにより視床下部腹内側核は摂食を抑制する満腹中枢として，視床下部外側野は摂食を促進する

摂食中枢であることが明らかになった．さらに，腹内側核や外側野のみならず，視床下部弓状核，室傍核および背内側核も摂食調節において重要な役割を果たしていることが明らかになってきている．

　視床下部弓状核は，インスリン，レプチン，Y2受容体，GHS-R など多くのホルモン受容体が存在し，脳血管関門のない正中隆起の近傍に位置し，末梢からの情報を統合する重要な部位である．主な神経として NPY/AgRP ニューロンと POMC/CART ニューロンが存在し，これらのニューロンは室傍核や外側野などへ投射し，エネルギー摂取と消費を調整している（図1）．POMC からプロセッシングを受けて産生される α-MSH は，melanocortin-3 receptor（MC3R）と melanocortin-4 receptor（MC4R）に作用し，摂食抑制やエネルギー代謝亢進を示す[3]．

　NPY は摂食調節の中心的存在であり，摂食促進作用を示す．受容体は少なくとも5種類あり，視床下部に存在する Y1 および Y5 受容体が摂食促進作用，Y2 受容体が摂食抑制作用を示す．NPY と同じニューロンで産生される AgRP は，MC3R および MC4R を阻害することで，α-MSH の摂食抑制作用を阻害し，結果的に摂食促進作用を示す．

　下垂体から甲状腺分泌刺激ホルモンの分泌を促進する thyrotropin-releasing hormone（TRH）は視床下部室傍核に発現しており，摂食抑制作用を示す．その発現は，NPY/AgRP により抑制され，α-MSH により増加する．室傍核には CRH も多く発現している．CRH は摂食行動を抑制する神経ペプチドとしても知られており，ストレスにより産生が刺激される．CRH 受容体に CRH-1 と CRH-2 の2つのサブタイプが存在し，摂食抑制作用は CHR-2 を介していることが知られている．

　視床下部背内側核は，視床下部の他の神経核と広くつながっている．NPY やガラニン，gamma-aminobutyric acid（GABA）を視床下部背内側核へ投与すると摂食量が増え，NPY の中枢投与は背内側核の c-fos 発現を誘発する[3]．

　視床下部外側野は，摂食促進作用を示す神経ペプチドである MCH やオレキシンを発現している．MCH は，血中レプチンレベルの低下により増加し，レプチンにより抑制され，さらに，NPY/AgRP ニューロンにより亢進する摂食促進系のペプチドである．MCH 受容体は MCH-1R と MCH-2R の2つが存在し，摂食調節は MCH-1R を介していると考えられる．また，MCH-1R は海馬や海馬台，扁桃体，視床下部外側野に発現している．げっ歯類において，MCH の投与は過食と体重増加を示し，MCH ノックアウトマウスでは，エネルギー消費と自発運動量が増加することが報告されている[3,5]．

　オレキシンには，オレキシンA（OXA）とオレキシンB（OXB）の2種類が存在し，受容体はオレキシン1（OX_1）とオレキシン2（OX_2）が存在し，摂食促進作用を示す．OXA は OX_1 受容体に高い親和性があり，OX_2 への親和性は OXA および OXB は同程度である．外側野のオレキシンの欠損により，覚醒の維持が困難となる睡眠覚醒の分断化や睡眠障害であるナルコレプシーを引き起こすことが知られている[6]．

　5-hydroxytryptamine（5-HT）は，体温や身体活動，不安やうつなどの情動系の行動に加え，摂食行動にも関与する．POMC ニューロンに存在する $5-HT_{2C}$ が活性化されると摂食は抑制され，NPY ニューロンに存在する $5-HT_{1B}$ が活性化されると摂食は促進する．

JCOPY 498-04829

3 視床下部と報酬系の相互作用

　摂食調節は視床下部の恒常性調節系のみならず，腹側被蓋野から側坐核および扁桃体に投射する中脳辺縁系ドーパミン神経系によって構成される報酬系も密接に関わっている（図2）．摂食行動に関わる報酬系は，オピエートにより引き起こされる "Liking（好き）" という喜びの嗜好応答や報酬刺激に関わるメカニズムと，ドーパミンにより引き起こされる "Wanting（欲しい）" という報酬刺激への快楽欲求に関わるメカニズムに分けられる[7]．視床下部外側野に存在するオレキシンやMCHは，視床下部と報酬系による摂食調節において重要な役割を果たしている．オレキシンニューロンは視床下部外側野から腹側被蓋野に投射し，ドーパミンニューロンを活性化させ，摂食量を増加させる[8]．MCHニューロンは側坐核へ投射し，ドーパミンシグナルを増強して，摂食量を増加させる[8]．また，レプチン，インスリンおよびグレリン受容体は，腹側被蓋野にも存在し，中脳辺縁系ドーパミン神経系の活動に影響をおよぼしている．レプチンやインスリンはドーパミンシグナルを減少させ，摂食量を減少させる．一方，グレリンはドーパミンシグナルを増強させ，摂食量を増加させる．このように，視床下部による摂食調節が中脳辺縁系ドーパミンシステムの報酬系と相互に作用していることが理解で

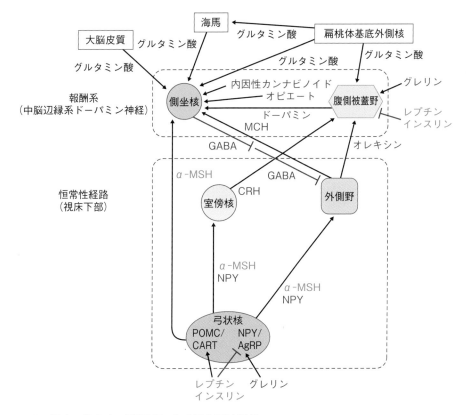

■ 図2　視床下部および報酬系による摂食調節機構
MCH: melanin-concentrating hormone, GABA: gamma-aminobutyric acid,
α-MSH: alpha-melanocyte-stimulating hormone, CRH: corticotropin-releasing hormone,
NPY: neuropeptide Y, POMC/CART: pro-opiomelanocortin/cocaine- and amphetamine-
regulated transcript, NPY/AgRP: neuropeptide Y/agouti-related protein

きる.

4 摂食を調節する薬剤

これまで述べてきたような生体内の多彩な摂食調節機構が解明され，ホルモンやその受容体に焦点をあてた抗肥満薬などの創薬の研究・開発が世界中で進められている．抗肥満薬には熱産生を亢進するものや，中枢神経系に作用して摂食抑制作用を呈するもの，末梢性に作用して消化管での消化・吸収阻害を呈するものなどがある．日本では，肥満度が＋70％以上または体格指数（BMI）が 35 以上の高度肥満症に対して mazindol が承認されている．一方，アメリカでは，BMI が 30 以上または BMI27 以上で並存疾患のある成人に対して，orlistat，phentermine＋topiramate，naltrexone＋bupropion，liraglutide，semaglutide が抗肥満薬として承認されている[9]．

5 今後の展望

本稿では，神経内分泌系を中心にした摂食調節について概説したが，報酬系も含めた高次中枢神経系も情動と関連して摂食調節に深く関わっていることが明らかになりつつある．今後，これらの摂食調節機構のさらなる解明は，近年問題になっている内臓脂肪型肥満や高血糖，脂質代謝異常などのメタボリックシンドロームや悪液質，摂食障害などの予防，病態解明および治療薬の開発などに繋がると考えられる．

文献
1）Inui A.Ghrelin:an orexigenic and somatotrophic signal from the stomach. Nature Rev Neurosci. 2: 551-60. 2001
2）Asakawa A, Inui A, Kaga T, et al. Ghrelin is an appetite-stimulatory signal from stomach with structural resemblance to motilin. Gastroenterology. 120: 337-45. 2001
3）Stanley S, Wynne K, Mcgowan B, et al. Hormonal regulation of food intake. Physiol Rev. 85: 1131-58. 2005
4）Silva JP, von Meyenn F, Howell J, et al. Regulation of adaptive behavior during fasting by hypothalamic Foxa2. Nature. 462: 646-50. 2009
5）Coll AP, Farooq IS, O'Rahilly S, et al. The hormonal control of food intake. Cell. 129: 251-62. 2007
6）Hara J, Beuckman CT, Nambu T, et al. Genetic ablation of orexin neurons in mice results in narcolepsy, hypophagia, and obesity. Neuron. 30: 345-54. 2001
7）Berridge KC, Robinson TE. Parsing reward. Trends Neurosci. 26: 507-13. 2003
8）Vucetic Z, Reyes TM. Central dopaminergic circuitry controlling food intake and reward: implications for the regulation of obesity. Wiley Interdiscip Rev Syst Biol Med. 2: 577-93. 2010
9）Yanovski SZ, Yanovski JA. Progress in pharmacotherapy for obesity. JAMA. 326: 129-130. 2021

〈改元 香　勝浦五郎　乾 明夫〉

c 行動の薬理学

- ヒトのこころに及ぼす薬の作用は動物の行動によって評価できることを学ぶ.
- うつ病，不安症などヒトの病態に近い動物モデルが作られ，薬の評価に役立っていることを学ぶ.
- うつ病，不安症などの治療薬はモデル動物や評価法により，効果に違いがあることを学ぶ.

Keyword

一般行動観察，抗うつ薬，抗不安薬

　「行動の薬理学」では主に動物の行動に対し薬物の作用を検討する，特に精神疾患治療薬の作用を評価し，創薬する場合に繁用される．全身投与された薬物は中枢神経系だけでなく末梢神経系や循環器系など全身に作用を示すが，その中で動物の行動に現れる現象を観察し，臨床（ヒト）における作用を推測する.

　また，動物の行動を観察するので，動物の習性や扱いに習熟する必要がある．実験の環境や条件（室内の明るさ，音，装置の広さ，実験スケジュールなど）により結果が異なるので，注意を要する．動物は正常の動物をそのまま用いる場合，条件付けなどの訓練をした動物を用いる場合や薬物処置，外科的処置，遺伝子改変などによる疾患モデルを用いる場合などがある.

1 一般行動観察法

> a. 自発運動測定試験（locomotor activity test）
> 　1) オープンフィールド試験（Irwin の多次元観察法）
> 　2) 移所運動試験（ambulance test）
> b. 運動機能試験
> 　1) ロータロッド試験（rota-rod test）
> 　2) 懸垂試験（suspending test）
> 　3) カタレプシー試験（catalepsy test）

　一般行動観察法では動物に薬物を投与して，現れる症状を全て（できるだけ多く）観察する方法と運動量や運動に対する影響を観察する方法がある.

a. 自発運動測定試験（locomotor activity test）
1) オープンフィールド試験（Irwin の多次元観察法）[1]
　　ラットやマウスを用いて床が平らな円形や正方形で立ち上がっても外が見えない容器で，一辺は体長の数倍のサイズのものを用いる．床および壁面は光沢のない灰色などの暗色系とし，

一定照明下で音，光，振動などの外部刺激のない条件とする．

動物1匹を入れ，2〜3分毎に以下の症状や行動を一定時間観察する．

- ●歩行 (locomotion)：床のます目の区分線を横切った回数．
- ●立ち上がり (rearing)：後肢だけで立ち，周囲を見回す行動．
- ●脱糞・排尿：それぞれの回数．
- ●洗顔・毛づくろい (grooming)：前肢での洗顔，後肢での体掻き，体毛や尾を舐める回数．

これらを観察した後に薬物を投与して以下の項目の観察を追加する．

- ●鎮静・睡眠：運動停止や正向反射消失など．
- ●常同行動：同じ行動を繰り返すこと（連続的な臭い嗅ぎ，舐め，噛み，首振り，旋回など）．
- ●自傷行動：手指や尾を食いちぎる行動．
- ●けいれん：振戦，間代性けいれん，強直性けいれんなど．
- ●姿勢：歩行失調の有無と程度．
- ●眼瞼下垂：開眼，部分閉眼，完全閉眼など．
- ●自律神経症状：立毛，散瞳・縮瞳，呼吸数，唾液分泌，下痢・軟便の有無・頻度など．

これらの行動のうち歩行や立ち上がりは探索行動で動物の情動が不安定なときに出現し，環境に慣れるに従い減少する．洗顔・毛づくろいは情動が安定したときに行う行動である．脱糞や排尿が増えるのは情動が高まり不安やストレスが強い場合である．本実験装置は大変シンプルであるので，実験手技（動物の扱いおよび観察）に習熟してから行う必要がある．また，同じ動物を繰り返し使うことや動物を環境に慣れさせた後に実験すると結果が異なるので注意が必要．近年ではCCDカメラを用いヒト影が見えない所で動物を追跡し，行動をコンピュータ解析する（Smart, Panlab, Spain／PhenoScan, Clever sys., VA. USAなど）方法が用いられている（図1）．

2) 移所運動試験（ambulance test）

マウスの自発運動量を長時間，同時に多数測定することを目的として田所によって創案された試験法である[1]．群大式アンビュロメータとよばれる安価で簡易な装置により一度に多く

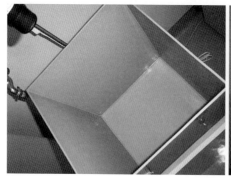 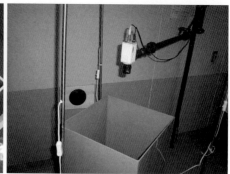

■ 図1　オープンフィールド試験装置 (Smart. Panlab, Spain)
　　左：オープンフィールド内（ラット用 80cm×80cm）
　　右：オープンフィールドの箱と CCD カメラ

JCOPY 498-04829

（10〜20匹）のマウスの運動量を長時間測定することができるので，初めてアンビュロメータで測定する群と2回目あるいは数回目の群との比較や溶媒投与群と薬物投与群を同時に試験できる利点がある．初めてアンビュロメータでマウスの移所運動活性を測定すると30分で運動量がほぼ一定になり（環境になれ情動が安定），ここで溶媒（生理食塩水）を投与すると，その後180分間ほぼ安定した運動量を保つ．これに対し，覚せい剤メタアンフェタミンを皮下投与すると，投与約30分をピークとした運動量の増加が認められる．ドパミン D_2 受容体作動薬アポモルフィンやアセチルコリンのムスカリン受容体拮抗薬スコポラミンでも運動量増加作用が認められる．

b. 運動機能試験

1）ロータロッド試験（rota-rod test）[1]

　回転する棒の上をバランスをとって上手に歩く協調運動を測定する試験で，回転棒に乗っている時間を測定する．アルコール，ベンゾジアゼピン（BZD）など中枢抑制薬はこれを抑制する．また，運動量を増加させる覚せい剤などを投与された動物も長く回転棒の上に乗っていない．

2）懸垂試験（suspending test）

　筋弛緩作用をみる試験で，正常マウスなどは通常30cmの高さの鉄棒に掴らせると落ちることなく，むしろ鉄棒の上によじ登るが，筋弛緩作用があるBZDなどが投与されているとマウスはすぐに鉄棒から落ちてしまう．

3）カタレプシー試験（catalepsy test）

　カタレプシーは受動的にとらされた姿勢を保ち続ける行動で，自分の意思で変えようとしない状態で統合失調症やヒステリーなどでみられる．一般的には抗精神病薬の錐体外路症状発現の評価に使われる．

2　抑うつ様行動の評価法

　抑うつ様行動の評価には正常動物を用いた試験とうつ様モデル動物を用いた試験がある．

---

a. 抑うつ様行動評価試験
1）強制水泳試験（forced swimming test）
2）尾懸垂試験（tail suspension test）
3）学習無力試験（learned helplessness test）
4）シュークロース・プリファランス試験（sucrose preference test）
b. うつ様モデル
1）嗅球摘出モデル（olfactory bulb isolated model）
2）慢性緩和ストレスモデル（chronic mild stress model）
3）慢性社会的敗北ストレスモデル（chronic social defeat stress model）
4）母子分離ストレスモデル（maternal separation stress model）

---

a. 抑うつ様行動評価試験

1) 強制水泳試験（forced swimming test, 図2, 表1）

　強制水泳試験は円筒状の水槽に動物の足がつかない深さになるように水を満たし，一定時間（通常5分間）強制的に水泳をさせ，水中を泳いでいる時間（swimming time），脱出しようとして壁面を登ろうとする時間（climming time）および無動時間（immobilized time）を測定し，無動時間をうつ様症状として評価する「絶望モデル」試験である．うつはストレスに対する対処行動が破綻し周囲からの支援も十分でないと感じられ，現状に絶望した状態であると考えられている．ノルアドレナリン神経を活性化する三環系抗うつ薬やSNRI（セロトニン・ノルアドレナリン再取り込み阻害薬）はclimming timeを増加し，SSRI（選択的セロトニン再取り込み阻害薬）はswimming timeを増加するので，結果として無動時間が減少する．三環系抗うつ薬は急性投与でも効果が認められるが，SSRIでは2週間以上の反復投与により効果が認められる．

2) 尾懸垂試験（tail suspension test, 表1）

　本試験は尾を固定して逆さに懸垂すると，動物は尾の固定をはずして逃避しようとする行動をとる．長時間懸垂していると逃れることをあきらめ懸垂したままになる．これも強制水泳試験と同様「絶望モデル」試験である．

3) 学習性無力試験（learned helplessness test, 表1）[2]

　学習性無力な状態は回避や逃避不可能なストレス刺激を負荷した動物において認められる．床面に電撃刺激負荷用のグリッドを設置した2-コンパートメントシャトルボックスを用い，

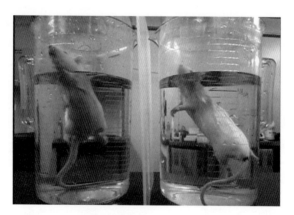

■ 図2　ラット強制水泳試験
直径18cm×水深18cmのシリンダーに24±0.5℃の
水を満たし，5分間強制的に水泳をさせる．

■ 表1　各種うつ様行動評価試験法における抗うつ薬の効果発現

	三環系抗うつ薬	SSRI/SNRI
強制水泳試験・尾懸垂試験	急性・慢性	慢性
学習性無力試験	慢性	慢性
シュークロースプリファランス試験	慢性	慢性
嗅球摘出モデル／情動過多試験	慢性	慢性

JCOPY 498-04829

部屋の仕切りを閉じ，グリッドから電撃ショックを一定時間負荷し逃避できないことを学習させる．24時間後，両コンパートメントを自由に移動できるようにし再度動物を入れ，条件刺激（音あるいは光）に続く逃避可能な電撃ショックを一定回数負荷する．この間に動物が示す回避（条件刺激のみで隣のコンパートメントに移動する）行動あるいは逃避（電撃刺激を受けて隣のコンパートメントに移動する）行動を測定し，これら両行動の阻害をうつ様行動として評価する．本試験は強制水泳試験や尾懸垂試験と異なり，三環系抗うつ薬・SSRI・SNRIいずれも効果発現には反復投与が必要とされる．

4）シュークロース・プリファランス試験（sucrose preference test，表1）[2]

　動物のケージのそれぞれ両側に飲料水として水道水とショ糖水（1％前後）を置き，24時間絶水・絶食しどちらを多く摂取するかを測定する．ヒトはうつ状態では食欲低下や食事の味がわからない症状（anhedonia：不快症状）を示すが，動物も慢性ストレスにさらされると同様な症状が認められる．本試験は下記の慢性緩和ストレスモデルや慢性社会的敗北ストレスモデル（うつ様モデルの項参照）と組み合わせて評価されることが多い．

b. うつ様モデル

　上記の抗うつ効果を評価する行動試験では正常動物を用いる場合と以下のモデル動物を用いる場合がある．うつ病は慢性的なストレスとそのストレス脆弱性により発現すると考えられ，よりヒトのうつ病に近い慢性ストレスにさらされた動物を用いるようになってきた．

1）嗅球摘出モデル（olfactory bulb isolated model，表1）

　ラット頭部を麻酔下で脳定位固定装置に固定し，十字縫合より7.5mm，正中より両側1.5mmに直径2mmの穴をあけ，嗅球を吸引除去し作成する．組織学的に観察すると嗅球を完全に摘出し，若干前頭前皮質が傷害される程度がよいモデルとなる．手術14日目ころに情動過多評価を行う．情動過多評価は，①鼻先への棒の提示，②背中への空気の吹き付け，③捕獲およびハンドリング，④尾部の鉗子による圧迫に対するそれぞれの反応の度合いを1~4点で評価し，さらにそのときの鳴声をそれぞれ，0：鳴声を挙げない，1：挙げる，2：強く啼鳴すると点数化し，合計0~24点のスコアにより評価する．通常情動過多評価スコアが12点以上のラットを実験に用いる．対照動物（Sham群）は7~8点を示す．SSRIなどの抗うつ薬は急性投与では効果を示さないが，2週間程度の慢性投与で情動過多評価スコアを低下させる．この情動過多をうつ状態の指標としている．

2）慢性緩和ストレスモデル（chronic mild stress model）[3]

　これは従来の比較的強い物理的なストレスから，低強度であるがいろいろな種類のストレスを長期に与え，作成するヒトのうつ病に近いモデルである．すなわち，濡れた床敷き・グリッドの床面・異なった種のケージ・傾斜させたケージ・明暗サイクルの逆転・音刺激の負荷・摂餌–摂水の制限などのストレスを繰り返し長期間（6~8週間）与える．そうすると動物は運動量の低下・強制水泳における無動時間の増加・性行動の減少・無快感状態・ショ糖水の飲量減少など，うつ症状に似た行動変化が認められる[3]．

3）慢性社会的敗北ストレスモデル（chronic social defeat stress model）

　個別飼育している攻撃性が強い動物のホームケージの中に新しい動物を入れると，通常5分以内に攻撃を受ける．後から入れられた動物が服従姿勢を取ったら，2匹を透明なプラス

チックの隔壁で仕切り，その後 1 時間ホームケージに置く．これを 1 日 1 回 1 時間，10 日程度繰り返す．このストレスを受けた動物は上記の慢性緩和ストレスモデル動物と同様の行動や飲水量増加，体温上昇などを示す．

4) 母子分離ストレスモデル（maternal separation stress model）

　ラットあるいはマウスの仔動物を離乳前の一定期間（7 日程度），1 日 3～6 時間母獣から隔離し飼育する．離乳後（生後 22 日齢）個別飼育し，成獣となった 8 週齢前後で，うつや不安の評価試験を行う．母子分離飼育だけでは強制水泳やオープンフィールド試験では変化を認めないが，ストレスを負荷すると不安に対する脆弱性やうつ様行動を示す．

3　不安関連行動の評価法

　不安関連行動の評価は，動物が水を飲むあるいは餌をとると床から電撃ショックが与えられるなどの葛藤（コンフリクト）状態や電撃ショックを受け恐怖を経験した部屋に再度入れられると恐怖を感じてうずくまって動かない状態（すくみ行動：freezing）でいるなどの学習の要素を含む条件付け行動を用いた不安と，動物が生来持っている不安（新しい場所やもの，高い場所など）を評価する方法がある．これらの不安評価法は抗不安薬（特にベンゾジアゼピン：BZD 系）の評価に用いられてきた．

---

　a. 条件付け行動による評価
　1) Geller-Seifter 型コンフリクト試験（Geller-Seifter type conflict test）
　2) Vogel 型コンフリクト試験（Vogel type conflict test）
　3) 文脈的恐怖条件付け試験（contextual fear conditioning test）
　4) 能動的回避行動試験（active avoidance test）
　5) 受動的回避行動試験（passive avoidance test）
　b. 生得的・潜在的な不安行動による試験
　1) オープンフィールド試験（open field test）
　2) 高架式十字迷路試験（elevated plus-maze test）
　3) 社会行動試験（social interaction test）

---

a. 学習の要素を含む条件付け行動

1) コンフリクト試験（conflict test, 表 2）[4]

　動物のオペラント行動を利用したコンフリクト（葛藤）試験が 2 種あり，Geller-Seifter 型コンフリクト試験では正の強化因子として餌報酬と負の強化因子として床グリッドからの電撃ショック（罰）を組み合わせ，条件付けによりコンフリクト行動を惹起させる試験法である．摂餌制限を加えて飼育した動物にレバー押し行動により少量の餌が得られるよう学習させ，一定数以上のレバー押し行動に対し電撃ショックを負荷し動物を条件付けすると，レバー押し行動は著しく減少する．Vogel 型コンフリクト試験は餌の代わりに飲み水を正の強化因子とした評価系である．1 回の電撃ショックで条件付けが成立するため，短時間でコンフリクト行動を惹起させることができる．これらの試験では BZD や 5-HT$_{1A}$ 系抗不安薬が効果を示すが，SSRI の効果については一定の見解が得られていない．

　これらの試験では電撃ショックの強度，絶食・絶水条件が影響する．また，被験薬が鎮痛作用，鎮静作用や記憶や食欲に影響する作用を持つ場合は結果の解釈に注意が必要である．

JCOPY 498-04829

■ 表2　不安様行動評価試験における抗不安薬の作用出現

	BZD	5-HT$_{1A}$ 部分作動薬	SSRI
Geller-Seifter 型 / Vogel 型 コンフリクト試験	＋	±	±
文脈的恐怖条件付け試験	＋	＋（急性 / 慢性）	＋（慢性）
能動的回避行動試験 / 受動的回避行動試験	＋	±	－（急性） ＋（慢性）
オープンフィールド試験	＋	±	－
高架式十字迷路試験	＋	±	±（慢性）*
社会行動試験	＋	＋	＋（PCP モデル慢性）

●（慢性）あるいは（急性）と書かれていないものは急性投与の場合を示す.
＊急性投与では不安様行動を示す.

2) 文脈的恐怖条件付け試験（contextual fear conditioning test, 表2）[4]

　恐怖（痛みなどを伴う嫌悪刺激）を与えられた動物は，それを経験した場所や環境を長期に記憶している．その恐怖を経験した環境に再度曝露する（contextual conditioned stimuli）と動物は嫌悪刺激を与えないにも関わらず，ストレス症状（すくみ行動: freezing）を示す．Freezing の発現は条件付けを行う電撃ショックの強度や実験箱内の照度に左右される．Freezing 以外にも脱糞や freezing 中の心拍数なども条件恐怖ストレス反応の指標とされる．BZD や 5-HT$_{1A}$ 系抗不安薬，SSRI に freezing 時間の短縮効果が認められている．鎮静作用を示す薬物では freezing を延長する場合がある．また，学習・記憶の評価としても用いられ，認知症治療薬評価系として繁用される．

3) 能動的回避行動試験および受動的回避行動試験（表2）

　能動的回避行動（active avoidance test）は，移動可能な2部屋からなるシャトルボックス内で片方の部屋にいるとブザーが鳴り，そのまま滞在すると床から電撃ショックを受けるので隣の部屋へ逃げること（active avoidance）を学習する．受動的回避行動（passive avoidance test）は，明るい部屋と暗い部屋からなり，明るい部屋にげっ歯類を入れると動物の性情から暗い部屋に入る，そうすると暗い部屋の床から電撃ショックを受けるので，居心地はよくないが明るい部屋に留まることが安全である（passive avoidance）ことを学習する．BZD 急性投与では能動および受動回避行動の回避反応が低下し，抗不安作用を認めるが，5-HT$_{1A}$ 部分作動薬の buspirone では急性投与の効果は認められない．本試験も認知症治療薬評価系としても用いられる．

b. 生得的・潜在的な不安行動による試験

1) オープンフィールド試験（open field test, 表2）

　本試験法は動物の一般行動，自発運動量や活動性の測定に使用するが，不安や恐怖などの情動機能の評価としても用いられる．動物は通常新奇環境に曝露されると，立ち上がり行動（rearing）や歩行（ambulance）により探索行動を行うが，特に壁に沿って歩行する接触走性（thigmotaxis）を示す．すなわち，初期には中央への走行は避け，壁面近くの走行が多く，環境へのなれに従って中央への走行が増える．また，初期には脱糞，排尿を示すことがあるが，これらも環境に慣れるに従って減少し，洗顔（preening）や毛づくろい（grooming）行

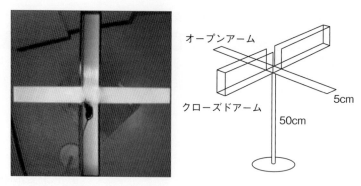

オープンアーム

クローズドアーム

5cm

50cm

■図3 高架十字迷路・オープンフィールド測定システム（Limelight, IL, USA）

動が増加する．BZD では中央部への探索行動が増えるが SSRI ではこのような作用は認められない．覚せい剤などの中枢興奮薬でも中央への探索行動が増えるので，他の行動と比較して結果を解釈する必要がある．

2）**高架式十字迷路試験**（elevated plus-maze test, **表2, 図3**) [4]

　本装置は床から 50cm に設置され，壁のない走行路（open arm）と壁で囲まれている走行路（enclosed arm）が十字に交叉している．動物は open arm では壁がないので不安や恐怖を感じるため，ここでの滞在時間は短い．open arm と enclosed arm への進入回数の合計を自発運動量の指標として，open arm への滞在時間を抗不安作用の指標としている．BZDでは両アームへの進入回数には変化はないが open arm での滞在時間が延長する．また，その他の指標としてセンター部分での滞在時間，体の伸び行動（stretched attended posture）や下への覗き込み（head dip）の回数や頻度を計測することで，危険評価（risk assessment），コンフリクト状態に対する接近，回避行動（approach/avoidance conflict）などの評価も行われることがある．この open arm への滞在時間や進入回数は実験の部屋の照度に影響され，より明るい条件下では減少する傾向にある [4]．

3）**社会行動試験**（social interaction test, **表2**) [4]

　オープンフィールド試験と同じ装置を用いて，2匹の動物の社会的行動様式から不安状態を測定する．異なったホームケージで飼育されたほぼ同じ体重の動物を本装置に入れ，におい嗅ぎ行動（sniffing），追尾行動（following），マウンティング（mounting）などの能動的な社会行動（active contact）が観察される時間（social interaction time）や接触回数を測定する．Social interaction time は実験装置への慣れの有無や照明強度などの環境因子により影響を受ける．実験装置への慣れがなく明るい条件下では social interaction time は短く（不安状態），実験装置に慣れ暗い条件下では長くなる．BZD や 5-HT$_{1A}$ 系抗不安薬は social interaction time を延長する．自発運動活性は social interaction time に影響するので，同時に個々の動物の自発運動量も測定し，social interaction time の多寡を判断する．また，統合失調症治療薬の評価にも本試験法は用いられる．すなわち，フェンシクリジン（PCP）10mg/kg を 2 週間継続投与すると，動物の社会行動が著しく障害される．これに対し定型抗精神病薬（ハロペリドール 3mg/kg）は効果を示さないが，非定型抗精神病薬（クロザピン10mg）を 1 週間投与すると，この社会的行動障害が緩解される [5]．

JCOPY 498-04829

■心的外傷後ストレス障害（posttraumatic stress disorder: PTSD）モデル およびその治療薬評価法

　PTSD は湾岸戦争の帰還兵や性的虐待を受けた女性などにみられるストレス性の障害で，経験した出来事が昼間でもおこる侵入的な記憶想起やフラッシュバックにより，集中力低下，睡眠障害，神経過敏や易怒的になったり罪悪感を覚えたりする症状を示す．現在，曝露療法などの認知行動学的心理療法が行われているが，これを促進する薬剤の開発も進められている．以下，PTSD のモデル動物作成法とその薬物評価を簡単に説明する．

1）PTSD のモデル動物作成法[6, 7]

　PTSD モデルは Lieberzon らによって提唱された single prolonged stress（SPS）を動物に負荷し作製するものである．SPS の負荷は次のように行う．最初ラットに 2 時間拘束ストレスを与え，次いで強制水泳を 20 分，15 分の休憩を与えた後，意識消失するまでのエーテル深麻酔をかけ，その後はケージ交換や摂餌を含め 7 日間無接触期間をおく．

2）PTSD 様行動測定法

　恐怖記憶の形成にはケージ（空間記憶）とフットショックを用いた文脈的恐怖条件付け試験（不安関連行動の項参照）を用い，恐怖記憶の評価はすくみ行動を測定することで行う．恐怖条件付けは床にグリッドのあるケージに入れ，0.8mA，4 秒，30 秒間隔 2 回電撃ショックを与える．その後，恐怖記憶の消去を測定するため電撃ショックを与えないで連続 5 日間，1 日 10 分間恐怖条件付けしたケージに入れ，すくみ行動を測定する（ヒトの曝露療法に相当する）．薬物の投与は薬物の性質により，飲料水に溶解し自由摂取させるあるいは各記憶の消去測定前に連日投与するなど種々投与法が考えられる．この恐怖記憶の消去は恐怖を忘れるわけではなく，同じ恐怖を経験したケージでも電撃ショックを受けず，安全であるということを学習していく試験である．記憶は想起し，不安定化され再固定化される過程で環境の影響を受け記憶が変貌するとともに強固になっていく．このときにタンパク質合成が行われ，神経のスパイン膨大などを示す．薬物はこの過程をモデュレートすると考えられる[8]．

文献
1）田所作太郎，栗原　久，小原喜代三. 2 章; 行動の見方と考え方（p.13-30），3 章; 自発運動量の測定（p.31-62）. In: 田所作太郎，編. 行動薬理学の実践—薬物による行動変化. 東京: 星和書店; 1991
2）辻　稔，宮川和也，竹内智子，他. 特集行動薬理学入門; 一般行動および抑うつ様行動の評価法. 日薬理誌. 130: 97-104. 2007
3）Forbes NF, Stewart CA, Matthews K, et al. Chronic mild stress and sucrose consumption: validity as a model of depression. Physiol Behav. 60: 1481-4. 1996
4）山口　拓，吉岡充弘. 特集行動薬理学入門; 不安関連行動の評価法. 日薬理誌. 130: 105-11. 2007
5）野田幸裕，鍋島俊隆，毛利彰宏. 特集行動薬理学入門; 統合失調症様行動の評価法. 日薬理誌. 130: 117-23. 2007
6）Liberzon I, Krstov M, Young EA. Stress-restress: Effects on ACTH and fast feedback. Psychoneuroendoclinology. 22: 443-53. 1997
7）山本茂人. 恐怖記憶の消去障害の治療による新規 PTSD 治療法の開発. 神経精神薬理. 29; 135-9. 2009
8）井ノ口　馨. 記憶形成のメカニズム. 分子・細胞認知学の展開. 生化学. 83: 93-104. 2011

〈蜂須　貢〉

d 行動と遺伝（エピジェネティクス）

ここで
学ぶこと

- エピジェネティクスとは，DNA の塩基配列の変化を伴わない遺伝子発現制御の後成的修飾である．その主な制御機構は，DNA のシトシンメチル化とヒストン修飾からなる．
- 種々のストレス性精神疾患の病態にエピジェネティクス制御が関与しており，薬物治療のターゲットとしての期待が高まっている．
- マウスを用いた行動薬理学的検討により，脳内ヒストンアセチル化を誘導することで，ストレスレジリエンスが獲得される．

Keyword
....
エピジェネティクス，ヒストン修飾，DNA メチル化，ストレスレジリエンス，
ヒストン脱アセチル化酵素

　行動医学を遺伝子レベルまで紐解くことで，様々な理解がなされる．行動遺伝学は，ヒトの心理機能の変異や精神障害の成因を遺伝子レベルで理解する学問である．近年，行動遺伝学においては，特定の行動形質の遺伝性を決定することばかりでなく，環境的要因にも大きな関心を寄せており，行動を形づくるうえで遺伝と環境がいかなる決定因子となっているか，さらには遺伝と環境の相互作用を解明することも重要な目的となっている．環境的要因によって後成的に遺伝子発現が変容する機構の1つに，エピジェネティクス制御がある．本稿ではまず，エピジェネティクスについて概説し，ストレス性精神疾患とエピジェネティクスとの関連性に着目した最近の研究報告をまとめる．さらに，最近の筆者らの研究成果に基づいて，ストレスレジリエンスにエピジェネティクス制御が関与している可能性についても言及する．

1 エピジェネティクスとは

　DNA には生体の形成および維持に必要な膨大な情報が貯蔵されており，多様性に富んだ生体応答を可能にしている．しかしながら，生物が正常に発生・分化し，適切な機能を発揮するためには，細胞・組織特異的あるいは時期特異的に，特定量の必要な遺伝子が発現しなければならない．この厳密に制御された遺伝子発現には，種々の転写因子やシグナル伝達系による巧みな調節が必要不可欠である．しかしながら，ヒト体細胞では約 2m もの DNA が高次構造（クロマチン構造）をとることで核内に収納されており，転写因子の結合のみでは，その膨大な情報の出納は不可能である．クロマチン構造の最小単位はヌクレオソームであり，これは，147 塩基対の DNA がヒストン H2A，H2B，H3，H4（各 2 分子ずつの 8 量体）で構成されたコアヒストンの周囲に 1.75 回巻き付いて形成されている[1]．クロマチン構造は，DNA を圧縮

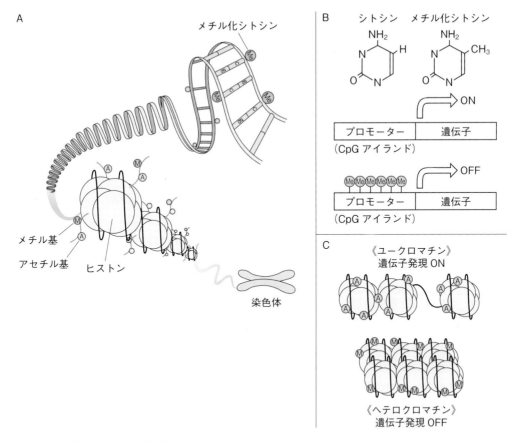

■図1 エピジェネティクス制御

（A）エピジェネティクスとは，DNA の塩基配列の変化を伴わない遺伝子発現制御の後成的修飾である．その
　　　主な制御機構は，DNA メチル化とヒストン修飾からなる．
（B）CpG が高密度に存在する CpG アイランドプロモーター領域のシトシンがメチル化修飾されると遺伝子
　　　発現は抑制される．
（C）ヒストンの N 末端領域は立体構造に乏しく，種々の修飾ターゲットとなり得る．ヒストンアセチル化に
　　　よりユークロマチン化し，遺伝子発現は亢進する．一方，修飾部位によって制御は異なるが，一般的に，
　　　メチル化が亢進することでヘテロクロマチン化し，遺伝子発現が抑制される．

し，核内に収納する役割を担っているが，この圧縮された DNA では柔軟な遺伝子反応を発揮
することができない．近年の分子生物学的な研究成果の累積により，多様な遺伝子情報の出納
において，DNA あるいはヒストンなどのクロマチン修飾を中心とした，エピジェネティクス
制御が重要な役割を担っていることが明らかにされている（図1）．エピジェネティクスは細
胞の自己特性維持に関与する機構で，その調節には DNA のメチル化や種々のヒストン修飾
（メチル化／脱メチル化，アセチル化／脱アセチル化，リン酸化／脱リン酸化など）が関与し
ている[2]．

　エピジェネティクスの先駆けは，がん研究の分野である．1970 年代にはヒストン脱アセチ
ル化酵素（HDAC）阻害作用を有するブチル酸が，がん細胞の増殖を抑えることやクロマチ
ン構造を変化させることが報告されている．また，その後単クローン性のがん細胞集団が同じ
エピジェネティクス異常を有することから，この分野で飛躍的な成果を挙げており，それらは

各種のがん診断・治療の場で応用される時代を迎えている．このような背景から，最近ではエピジェネティクス解析の様々な手法が開発され，ゲノム網羅的な解析手法や，特定のゲノム領域における詳細な解析手法が多用されている．さらに，解析手法の多様化・簡便化に伴い，解析する標的因子の多様化も進み，現在ではがん以外の疾患にもエピジェネティクス異常が関与していることが明らかにされている．精神疾患領域も例外ではなく，様々な精神疾患にエピジェネティクス異常が関与していることが報告されている．

2 うつ病とエピジェネティクス

　抗うつ薬がセロトニン（5-HT）トランスポーターを阻害し，即時的にシナプス間隙での5-HT 濃度を増加させるのに対し，抗うつ効果の発現には少なくとも 1～2 週間の慢性的な投薬を要することが知られている．この矛盾を解決すべく，近年注目を集めているのが脳由来神経栄養因子（BDNF）である．BDNF は，その名の由来の通り脳内に豊富に発現する神経栄養因子の 1 つであり，神経細胞の分化・発達・維持を介した情動調節にも関与していることが示唆されている．慢性的な電気痙攣刺激（ECS）処置により脳内の BDNF やその受容体である TrkB の発現量が増加することに加え，BDNF の脳内投与により抗うつ効果が発現することが見出されるなど，脳内の BDNF が抗うつ効果の発現に関与していることを示唆する知見が累積されている．また，慢性的なストレス刺激が脳内の BDNF 発現を減少させることも報告されており，このことは，うつ病の病態生理機構に BDNF が深く関与している可能性を示唆する．

　また，抗うつ薬により誘導される BDNF の発現亢進に，エピジェネティクス制御が関係していることが明らかにされている．Nestler らのグループは，うつ病の病態モデル動物といわれている慢性社会的敗北ストレス負荷マウスの海馬では，ヒストン H3 のリジン残基の 1 つである H3-K27 のジメチル化に起因する，BDNF の発現低下が認められることを見出した[3]．さらに，このモデルマウスに抗うつ薬であるイミプラミンを慢性投与することにより，ヒストン脱アセチル化酵素 5（HDAC5）の発現低下に伴って H3 のアセチル化が誘導され，その結果 BDNF 発現が正常化した．これらの知見は，うつ病の病態生理および治療に，ヒストン修飾を主軸としたエピジェネティクス制御が関与していることを示唆する．

　さらに，うつ病患者の血液サンプルを用いた研究において，BDNF 遺伝子のプロモーター領域のメチル化が変化していることが報告されており[4]，バイオマーカーとしての有用性も期待されている．

3 統合失調症とエピジェネティクス

　統合失調症の生涯有病率は全世界を通じて約 1% であり，その発症は大部分が 15～35 歳の青年期に多い．一部で家族集積性が見られ，多くの関連遺伝子が報告されていることから，発症には遺伝的要因が深く関係していると考えられている．実際，親族に統合失調症患者がいる場合，発症危険率は約 10 倍に達する．これら遺伝的要因の関与は，家族研究，双生児研究，養子研究などの多様な研究により裏づけられている．しかし，双生児の発症一致率を見ると二

JCOPY 498-04829

卵性双生児が約14%であるのに対し一卵性双生児は約46%であることや，他の遺伝性疾患と比較して発症年齢が高いこと，さらには遺伝的因果関係がなく孤発的に発症する症例が多いことなどを考慮すると，遺伝的要因のみならず環境要因を含めた様々な因子が発症に関与しているものと考えられる．

統合失調症患者の死後脳を用いた研究から，エピジェネティクス制御に関わる複数の機能分子が統合失調症の発症に関与する候補因子として注目されており，ここでは，その1つであるReelinを紹介する．Reelinは脳の発達段階ではCajal-Retzius細胞より分泌され神経細胞の遊走を制御し，発達後はGABA作動性神経に発現する分泌性タンパク質であるが，統合失調症患者の死後脳ではその発現低下が認められる．先にも述べたように，エピジェネティクス制御には，ヒストン修飾に加えDNAのメチル化が重要な役割を担っている．一般的に，遺伝子のプロモーター領域に存在するCpGアイランドのメチル化が遺伝子発現に関与し，この領域のメチル化は遺伝子の転写を抑制的に制御している．1970年代に，メチル基の供与体として知られるL-methionineを統合失調症患者に投与すると症状が悪化することが知られていたが，当時ではその詳細なメカニズムは不明であった．一方，Costaらのグループは，L-methionineをマウスに投与すると，Reelinプロモーターのメチル化やReelinタンパク質の発現低下が誘発されること，さらに，統合失調症の指標となるprepulse inhibition（PPI）の低下が認められることなどを明らかにした[5]．また，気分安定化薬として用いられているバルプロ酸がHDAC阻害薬として作用し，DNAのメチル化を解除することが報告されているが，L-methionine処置マウスにバルプロ酸を投与すると，Reelinプロモーターのメチル化の低下が認められる．さらに，この動物ではGABA合成酵素であるglutamic acid decarboxylase 67（GAD$_{67}$）の発現が低下しており，バルプロ酸の投与によりその発現低下は回復する．実際に，統合失調症患者の脳でもGAD$_{67}$の発現低下やDNAメチル基転移酵素の発現増加が確認されていることを踏まえると，統合失調症では過剰なDNAメチル化によるGABA作動性神経の機能低下が惹起されている可能性が推察される．

4　Rett症候群とエピジェネティクス

自閉症は他者とのコミュニケーション能力の発達が遅滞する発達障害の1つであるが，その原因は多岐にわたると考えられており未だ不明な点が多い．自閉症状が現れる疾患にRett症候群が知られているが，本疾患は，エピジェネティクス異常が原因として引き起こされる精神疾患として最初に報告されたものである．

Rett症候群は，1966年Andreas Rettによって症例報告された女児にのみ起こる進行性の神経疾患であり，知能や言語・運動能力の発達が遅れる．疫学的には出生女児1万人から1万5千人に1人の発症率であり，生後半年から1年半にかけて発症することが多い．Rett症候群の症例報告以来，数多くの原因解明のための研究がなされ，1999年に，X染色体のmethyl-CpG-binding protein 2（MeCP2）遺伝子変異に起因することが示さた[6]．実際，95%以上のRett症候群患者でこの変異が確認される．MeCP2はメチル化されたDNAのシトシン残基に結合するタンパク質であり，種々の遺伝子発現を抑制する転写因子であることから，Rett症候群とエピジェネティクスの関連が注目されている．2001年には，MeCP2遺伝

子欠損マウスが作成され，このマウスは Rett 症候群類似の神経学的所見を呈することから，Rett 症候群の研究モデルとして用いられている．現在までに，マイクロアレイやクロマチン免疫沈降法などを用いて，MeCP2 のターゲット遺伝子検索が数多くなされており，正常な脳の神経活動に MeCP2 が必須であることが示されている．

　自閉症状の子どもと母親とは定型の母子関係が成立しない場合が多く，そのため，母親の性格や育て方が原因であると認識される時代もあった．自閉症の原因は未だ不明な点が多いものの，自閉症的側面を持つ Rett 症候群の責任因子が同定され，その治療の可能性が見出されている．MeCP2 の病態生理機構のさらなる解明が，自閉症性障害の理解，治療に結びつくことを期待する．

5　ストレスレジリエンスにおけるエピジェネティクス制御の可能性

　ストレス医学の先駆者である Hans Selye は，ストレスによって生じる生体反応を 3 つのステージに大別し，「生体はストレスに曝露されると警告反応期に入りアドレナリン分泌を行う．ついで副腎皮質ホルモンの分泌が高まり抵抗期に入る．さらにストレスが続くと疲憊期になり高血圧や胃潰瘍などの疾患になる」と説いている．このことは，本来生体は，ストレスに抵抗するための防御機構を有しているが，ストレスが過剰な場合にはこの防御機構が破綻し，病的な状態に陥ることを示している．したがって，ストレスレジリエンスに関与している脳機能を考究することは，ストレスがリスクファクターと考えられている精神疾患の病態解明や，これら疾患に対する新たな治療戦略の開発の一助となると考える．著者らは，Hole-board 試験[7] を用い，急性拘束ストレスを負荷したマウスで認められる情動行動の低下が，ストレス負荷 24 時間前に 5-HT$_{1A}$ 受容体作動薬を投与することで抑制されることを見出している[8]．このことは，ストレス抵抗性の形成機構において，5-HT$_{1A}$ 受容体が重要な役割を担っていることを示唆する．次に，著者らは，このストレス抵抗性の形成に関与する脳内機能分子を検索することを目的として，5-HT$_{1A}$ 受容体作動薬を 24 時間前に投与したマウスの海馬における遺伝子発現の変動を，ジーンチップを用いて網羅的に解析した．約 38,000 の既知遺伝子について発現プロファイリングを行った結果，機能が明確にされている遺伝子のうち，1/2 以下に変動する遺伝子 22 種類の中に HDAC10 が含まれていた．HDAC10 は class Ⅱb に分類され，生体内ではユビキタスに存在している．また，class I HDAC は核内にのみ発現が認められているが，HDAC10 は細胞質にも発現しているという特徴を有する．HDAC10 は自身が脱アセチル化作用を示すとともに，他の HDAC のリクルーターとしても作用している可能性が示されている．すなわち，HDAC10 の活性抑制は，多くの HDAC 活性に影響を及ぼし得る．現在のところ，HDAC10 の生理的役割としては，細胞レベルでは血管内皮細胞増殖因子の発現に関与することが報告されているが，脳内における役割については未だ不明である．そこで，著者らは HDAC 阻害薬である trichostatin A を脳室内投与することで，ストレス抵抗性が形成されるかについて，Hole-board 試験を用いて検討した[9]．その結果，trichostatin A 投与 4 時間後をピークに，急性拘束ストレス刺激により惹起される穴のぞき行動や立ち上がり行動の低下といった，情動行動の低下が抑制されることを明らかにした．さらに，著者らは強度なストレス刺激を慢性負荷したストレス適応障害モデルマウスにおいて，trichostatin

JCOPY 498-04829

A がストレス適応促進効果を示すことを見い出した[10]．更なる多角的な検討が必要ではあるが，これらの知見は，ストレスレジリエンスの獲得に脳内ヒストン修飾が一部関与している可能性を推察させるものである．

むすび

　エピジェネティクス異常は長期的な遺伝子発現異常を引き起こすこととなるため，精神疾患を含めた様々な慢性疾患の病態生理学的基盤となっている可能性が示唆される．さらに，これまで報告されているエピジェネティクス異常に関する研究成果をみる限り，この異常はおそらく可逆的に修復し得る可能性がうかがえる．したがって，今後，エピジェネティクス異常に主眼をおいた精神疾患の病態解明研究が，新規治療戦略の開発へと発展することを期待させる．

文献
1) Luger K, Mäder AW, Richmond RK, et al. Crystal structure of the nucleosome core particle at 2.8 A resolution. Nature. 389: 251-60. 1997
2) Strahl BD, Allis CD. The language of covalent histon modifications. Nature. 403: 41-5. 2000
3) Tsankova NM, Berton O, Renthal W, et al. Sustained hippocampal chromatin regulation in a mouse model of depression and antidepressant action. Nat Neurosci. 9: 519-25. 2006
4) Fuchikami M, Morinobu S, Segawa M, et al. DNA methylation profiles of the brain-derived neurotrophic factor (BDNF) gene as a potent diagnostic biomarker in major depression. PLoS One. 6: e23881. 2011
5) Tremolizzo L, Carboni G, Ruzicka WB, et al. An epigenetic mouse model for molecular and behavioral neuropathologies related to schizophrenia vulnerability. Proc Natl Acad Sci USA. 99: 17095-100. 2002
6) Amir RE, Van den Veyver IB, Wan M, et al. Rett syndrome is caused by mutations in X-linked MECP2, endoding methyl-CpG-binding protein 2. Nat Genet. 23: 127-8. 1999
7) Takeda H, Tsuji M, Matsumiya T. Changes in head-dipping behavior in the hole-board test reflect the anxiogenic and/or anxiolytic state in mice. Eur J Pharmacol. 350: 21-9. 1998
8) Tsuji M, Takeda H, Matsumiya T. Protective effects of 5-HT$_{1A}$ receptor agonists against emotional changes produced by stress stimuli are related to their neuroendocrine effects. Br J Pharmacol. 134: 585-95. 2001
9) Miyagawa K, Tsuji M, Takeda H. Possible involvement of histone acetylation in the development of emotional resistance to stress stimuli in mice. Behav Brain Res. 235: 318-25. 2012
10) Kimijima H, Miyagawa K, Kurokawa K, et al. Trichostatin A, a histone deacetylase inhibitor, alleviates the emotional abnormality induced by maladaptation to stress in mice. Neurosci Lett. 766: 136340. 2022

〈武田弘志　宮川和也　辻 稔〉

a 認知の情報処理

- 感覚器から入力された情報は，ワーキングメモリで処理がなされ，反応として出力される．その一連の過程を認知情報処理という．
- ワーキングメモリの処理容量には制限があり，それを超えた情報は処理されないため，見逃しや聞き違いといった現象が生じる．
- 不安は注意過程において，抑うつは記憶過程において処理の歪みが生じやすい．それらを認知バイアスと総称している．

Keyword
認知情報処理，不安，抑うつ，認知バイアス

1 人の認知情報処理

　図1は，外界からの情報が入力・処理・出力されるまでの一連の過程を，記憶との関連で模式化したものである．外界からの情報は，目や耳といった感覚器を通して入力された情報は感覚記憶で一時的に保持された後，短期記憶であるワーキングメモリに転送され，長期記憶に貯蔵されている情報と比較・照合が行われながら処理され，反応が決定される．

a. 注意
　感覚記憶に一時保存される情報量は非常に多く，その全てを処理することはできない．そのため，特定の情報に注意を向けて処理する情報を限定し，効率的に処理が行われる．注意には，意図的に特定情報に注意を向ける随意的注意と，意識せずに注意が向けられる不随意的注意がある．不随意的注意は生得的に獲得されている定位反応で，新奇な刺激や自分にとって重

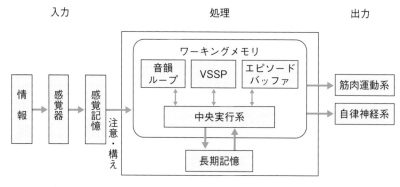

■ 図1　人の情報処理過程の模式図

要な情報に対して向けられる．注意の容量には限界があるが，その容量は一定ではなく，覚醒時と比べると低覚醒時（例えば，眠くなったとき）には低下する．

b．記憶

　　外界からの情報は感覚記憶，ワーキングメモリ（短期記憶），長期記憶という３つの記憶段階を経て処理される．

　　感覚記憶は，目や耳といった感覚器から入力された情報が符号化されずに生感覚の形で保持される記憶である．視覚における感覚記憶はアイコニックメモリといい，生の映像情報として貯蔵し，約１秒の保持時間である．聴覚ではエコイックメモリといい，生の音感覚として貯蔵され，５秒程度の保持時間である．

　　ワーキングメモリは，全体機能を統括する中央実行系と，その下部機構である音韻ループ，視空間スケッチ・パッド（VSSP），エピソードバッファから構成される[1]．中央実行系は，感覚記憶や長期記憶からの情報の収集・選択，注意の配分という情報処理の統括機能を担っている．音韻ループは言語情報の記憶を，VSSP は言語化できない視覚イメージ情報の記憶を指す．エピソードバッファは，長期記憶にあるエピソード記憶（個人的経験に関する記憶）からの検索に対応する記憶である．

　　ワーキングメモリには容量の限界があり，同時に記憶できる容量は７チャンク（意味あるひとまとまりの情報のこと）といわれている[2]．それを超える情報は処理が行われないため，見逃しや聞き逃し，処理ミスなどを引き起こすことになる．

　　ワーキングメモリ内の情報は長くても 10 数分しか保持されないことから，長期に記憶するためにリハーサルや精緻化などが行われる．また，強い感情を伴う体験や珍しい体験は覚えられやすく，長期記憶で保持されやすい．長期記憶の容量に制限はなく，半永久的に保持される．長期記憶は，宣言的記憶と手続き的記憶に分類される．宣言的記憶とは言葉で記述することのできる記憶で，個人的情報に関するエピソード記憶と人々が共通して持っている一般的知識である意味記憶とに分けられる．手続き的記憶とは，自動車の運転といったように技術やスキルに関する記憶を指す．

c．処理の形態

　　情報処理には統制処理と自動処理がある．統制処理は意識を伴う処理で，処理資源が必要であることから同時に多くの処理を行うことはできないが，意図的に処理の修正が可能である．それに対して，自動処理は意識を伴わない熟練・定式化された処理で，処理資源もほとんど必要としないが，いったん処理が始まると修正・変容することは難しい．

　　入力された情報を判断・評価するための処理方法に，ボトムアップ処理とトップダウン処理がある．ボトムアップ処理は，入力される情報の個々の特徴を分析して，それを全体として取りまとめて処理する方法で，データ駆動型処理ともよばれる．個々の特徴を細かく分析するため，正確な判断ができるものの，処理に時間がかかる．トップダウン処理は情報に対して積極的に予測して行う処理で，概念駆動型処理ともよばれる．関連情報から類推・予測した情報処理を行うため，効率的に処理を行うことができるが，思い込みや勘違いといったミスを起こしやすい．通常は，ボトムアップ処理とトップダウン処理が協働して行われ，効率よく処理でき

るようになっている.

2 不安と抑うつにおける認知情報処理

　不安は，外的な脅威状況の危険性を過度に評価し，その生起可能性を高く評価する傾向がある．例えば，他者とのコミュニケーションに過度の不安を抱く社交不安は，他者から自分は馬鹿にされているのではないかと自己否定的な評価を行い，自分の身体状態に対して過度に注意を向けてしまう自己注目を起こす．また，コミュニケーション後に，なぜうまく話ができなかったのか，なぜ適切な対応ができなかったのかという思いが頭から離れず，さらに否定的感情を強めてしまうという認知的特徴を示す.

　うつ病では，気分が暗く落ち込み，悲観的に物事を捉え，やる気も喪失するという症状を示し，全般的に活動性が低下し，食欲や性欲も低下してしまう．抑うつ状態に陥ると，自分のことや将来のことに対して否定的になり，過去の嫌な出来事を思い出すことが多くなるという認知的な特徴を示し，その結果としてさらに抑うつ気分が悪化することになる.

a. Beck の抑うつスキーマ理論と Ellis の ABC 図式

　Beck は，抑うつの本質は認知の歪みであり，その結果として感情の障害が引き起こされると考えた[3]．認知の歪みは，ネガティブに物事を捉える思考様式である抑うつスキーマを基盤に，体系的な推論の誤りを引き起こす．体系的な推論には，些細なネガティブなことを重視してしまう選択的注目，ネガティブなことを自分のせいにしてしまう個人化，曖昧さを許容できない完全主義的・二分法的思考などがある．こうした体系的な推論の誤りの結果，「自己・世界・未来」の３つの領域に渡ってネガティブに捉える自動思考が生じる．その結果として，抑うつ感情が生起することになる.

　認知の歪みが不安や抑うつを引き起こしていると考える上で有用なモデルが Ellis の ABC 図式（図２）である[4]．A は問題となる出来事であり，B がその出来事を捉える考え方や信念である．C がその結果として引き起こされたネガティブな感情を指す．人が不安や抑うつを引き起こすのは過去の出来事（A）ではなく，それを解釈する B に問題があると考えるのが，ABC 図式の特徴である．エリスは解釈の歪みである B を不合理な信念と呼び，「～～せねばならない」という考え方や，悲観的・自己非難卑下的な認知がなされるとしている.

b. 認知的評価と認知情報処理

　不安や抑うつの原因となっている認知の歪みは認知バイアスとよばれ，注意段階や記憶段階での歪みを中心に検討が行われてきた.

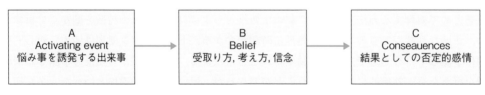

■ 図2　Ellis の ABC 図式

JCOPY 498-04829

■ 表1　社交不安障害における認知の歪みと認知情報処理の偏り

認知の内容	情報処理の歪み	問題となる処理段階
相手の動作や発言が気になる	ネガティブ情報への注意の接近・回避	注意段階，構えの成立
対人関係上のトラブルを思い出しやすい	ネガティブ情報への記憶検索頻度が高まる	長期記憶から作動記憶への情報の伝わりやすさ
相手の些細な言動を否定的に捉える	判断の閾値の低下（敏感になる）	中央実行部の判断閾値の変化
相手から否定されているという思いが離れない	ネガティブな思考の反すう	中央実行部における言語情報の反復処理
対人関係で失敗した思い出がたくさんある	記憶されている事象とネガティブ感情の随伴性の歪み	長期記憶における記憶情報の随伴性形成

　社交不安を例にとると，表1にあるように，意識の上で認知している内容は，認知情報処理の行われている処理段階での歪みとして表すことができる．例えば，相手の言動が気になるという認知は，注意段階における脅威情報の入力が促進される注意バイアスが生じているからであり，対人関係上のトラブルを思い出しやすいのは記憶段階において関連情報の想起が促進される記憶バイアスによって引き起こされると考えることができる．

c. 注意バイアスと記憶バイアス

　注意バイアスには，注意の接近，注意の保続，注意の回避がある．注意の接近は，外的な脅威刺激に注意を向けやすくなる歪みで，処理の開始された初期段階で認められる．注意の保続は，いったん脅威刺激に向けられた注意を他の非脅威刺激にそらすことができなくなる歪みである．この2つの歪みは脅威刺激の取り入れを促進するため，不安や恐怖を持続させることになる．注意の回避は，脅威刺激から過度に注意をそらそうとする歪みで，脅威刺激からの回避的対処を反映し，統制処理過程で行われている．

　抑うつでは，否定的な自己関連情報や社会的脅威刺激に対しては注意が向きやすいが，外的な脅威刺激に対する接近的な注意バイアスは認められない．社交不安においても，否定的な自己関連情報や社会的脅威刺激に向けられ，外的脅威刺激としては，他者の嫌悪表情に注意が向けられやすい．それに対して，恐怖症や全般性不安症では，外的脅威刺激に注意が向きやすい．症状によって注意バイアスの認められ方が異なっているのである．

　記憶バイアスには，長期記憶内の脅威情報が選択的に思い出されるという顕在記憶バイアスと，長期記憶内の脅威情報が無意識的にその後の情報処理に影響する潜在バイアスがある．顕在記憶バイアスは処理容量を必要とするが，潜在記憶バイアスはほとんど必要としないという違いがある．不安では潜在記憶バイアスのみが認められ，顕在記憶バイアスは認められないのに対し，抑うつでは顕在記憶・潜在記憶バイアスともに認められやすい．そのため，抑うつでは過去の嫌な体験を思い出しやすく，嫌悪関連情報の処理も促進されるが，不安では脅威関連情報の処理が促進されるだけである．社交不安は，抑うつと類似した傾向を示し，顕在記憶・潜在記憶バイアスともに認められやすい．注意バイアスや記憶バイアスの認められ方からすると，社交不安は不安症の1つでありながら，認知情報処理上の特徴は抑うつに近い．

　不安と抑うつとでは注意バイアスと記憶バイアスの認められ方が異なっているのは，否定的

な認知を引き起こす処理段階が異なることを意味する．内容特異性仮説[5] によれば，不安は身体的危険や心理的危険がテーマで，外界の脅威から身を守るための感情であることから，外的脅威情報に過度に注意を向けることが自己防衛上優先して行われる処理となる．一方，抑うつは喪失がテーマであることから，過去の嫌悪関連情報に関する処理が優先され，記憶処理に歪みが生じやすいと考えられる．つまり，不安が注意段階での歪みに起因して，抑うつが記憶段階での歪みに起因した感情であることがわかる．不安において顕在記憶バイアスが認められないのは，外的脅威刺激の処理が優先されることで，注意過程に処理容量が割かれてしまい，顕在記憶の処理に十分な処理容量を向けることができないからである．

d. 治療過程における自動処理と統制処理

　認知バイアスの生起メカニズムを解明するのは，不安や抑うつの認知的な特徴を明らかにすることに加え，認知バイアスの生じている処理段階に焦点を当てた治療技法の開発に結びつくからである．そうした試みに，認知バイアス修正（CBM）課題がある．しかし，CBM 課題を行うことで認知バイアスを修正し，不安や抑うつ症状を改善することはできるものの，その効果はさほど大きなものではないことが報告されている．特に，抑うつの改善効果は低い[6]．これは，特定の認知バイアスを修正するだけでは，複雑な認知バイアスを示す症状の改善には不十分だからだと考えられている．さらに処理過程も関係していると考えられる．CBM が対象としているバイアスが自動処理過程で認められるのであれば，定式化された処理であるために修正することが難しいからである．意図的変容の可能な統制処理での修正を通して，自動処理における認知バイアスに変容が認められる過程についての解明が求められる．

文献
1）Baddeley A. The episodic buffer: A new concept of working memory? Trends Cogn Sci. 4: 417–23. 2000
2）Miller GA. The magical number seven, plus or minus two: Some limits on our capacity for processing information. Psychol Rev. 63: 81–97. 1956
3）Beck AT. Cognitive therapy and the emotional disorders. New York: International University Press; 1976
4）Ellis A. The basic clinical theory of rational–emotive therapy. In: Ellis A, Grieger R, editors. Handbook of rational–emotive therapy. New York: Springer; 1977
5）Beck AT, Emerg G. Anxiety disorders and phobias. New York: Basic Press; 1985
6）Hallion LS, Ruscio AM. A meta–analysis of the effect of cognitive bias modification on anxiety and depression. Psychol Bull. 137: 940–58. 2011

〈岩永　誠〉

b 行動と性格

ここで
学ぶこと

- 行動や性格などの心理学的要因は，虚血性心疾患やがんなどの病気の発症と関連することが疫学研究で示されてきている．
- 虚血性心疾患に関してはタイプ A 行動パターンや怒り・敵意，がんに関してはタイプ C パーソナリティなどについて研究が行われている．
- 行動・性格が病気を引き起こす生物学的・行動的メカニズムについても研究が行われてきている．
- 病気の予後や治療を左右する心理学的要因としては，その他にタイプ D パーソナリティやアレキシサイミアなどをあげることができる．

Keyword

パーソナリティ，虚血性心疾患，がん

1 行動医学における行動と性格

　行動医学における行動や性格にまつわる問題としては，病気との関連をあげることができる．ここ数十年，人の行動パターンや性格傾向が病気の発症に影響を与えることが大きなコホート研究などによって科学的に示されるようになってきた．その先駆けとなったものは，タイプ A 行動パターンと虚血性心疾患の関連であり，その後も怒りや敵意，がんに関連する性格傾向などがとりあげられてきた．

　また，これらの行動や性格は病気の発症に関わるだけでなく，病気の予後にも影響を与えることがわかってきている．上述の行動・性格に加え，最近では，例えば，タイプ D パーソナリティについてデータが報告されている．また，心身症患者にみられる傾向としてはアレキシサイミアもあげることができる．病院などの現場で働く専門職においては，こういった行動パターンや性格傾向を把握することは 1 つの重要な課題であると思われる．

2 タイプ A 行動パターン

　タイプ A 行動パターン（Type A behavior pattern）とは，1950 年代，Friedman M と Rosenman RH が提唱したものである．彼らは，虚血性心疾患の患者には高い野心，競争心，性急さ，攻撃的，敵対的行動，時間切迫感などの特有な行動パターンがあることを見出し，これをタイプ A 行動パターンと名付けた（表 1 も参照）．その後，彼らは 8 年に及ぶ 3,000 名のコホート調査（西部共同グループ研究）を実施し，このタイプ A 行動パターンを示す者は，タイプ A 行動パターンを示さない者（タイプ B 行動パターン）と比べて，2 倍の虚血性心疾

■ 表 1　タイプ A 行動パターンの例

● 同時に 2 つのことをやろうとする
● 短い時間の中で多くのことをやろうとする
● 他の人に早く話すように急かす
● 列に並んだり，ゆっくり走る車が前にいたりすると，イライラする
● 話すときに身ぶり手ぶりを交える
● 貧乏ゆすり，頻繁なまばたき，机をたたく，舌打ちをする
● 時間を守ることに執着する
● 何もしないで座っていることに耐えられない
● 子どもとゲームで遊ぶときでさえ勝とうとする
● 自分やまわりの人の成功を数で評価する
● 自分がやった方が早いと思うと，他人がそれをやるのを見ていられない

(Friedman M, et al. Type A behavior and your heart. New York: Knopf; 1974[1]) を参考に筆者がまとめた)

患の発症率を示すことを報告した．タイプ A 行動パターンは他の虚血性心疾患の生物学的な危険因子（高血圧，喫煙など）とは独立して虚血性心疾患の発症に影響を与えていることも確認され，この分野の研究に大きな影響を及ぼした．

　その後もいくつかの研究によってタイプ A 行動パターンと虚血性心疾患との関連が支持されている．例えば，フラミンガム心臓研究では，西部共同グループ研究と同様に，タイプ A 行動パターンは虚血性心疾患の独立した危険因子であることが報告されている．また，心筋梗塞の生存者を対象にタイプ A 行動パターンの修正プログラムを行った研究（心臓病再発防止プロジェクト）では，介入群では心筋梗塞の再発率がコントロール群と比較して約半分であったことが報告されている．

　しかしながら，1980 年代に入り，タイプ A 行動パターンと虚血性心疾患との関連を否定するコホート研究の結果も多く報告されるようになった．その原因としては，タイプ A 行動パターンの評価法やその構成概念の複雑さがあげられている．現在ではタイプ A 行動パターンは虚血性心疾患の危険因子としては認識されておらず，その構成要素である怒りや敵意について注目が集まっている（次項参照）．日本においては，虚血性心疾患患者では仕事中心の行動パターンがみられることが報告されているが，虚血性心疾患との関連は十分に検証されていない．

3　怒り・敵意

　1980 年代に入り，タイプ A 行動パターンについて否定的な結果がでる中で，注目され始めたのは怒りや敵意といった要素である．怒りや敵意に関しても多くのコホート調査が行われ，虚血性心疾患との関連が示されている．初期の研究では，ミネソタ多面人格目録に含まれる敵意尺度と虚血性心疾患の関連が特に多く報告された（図 1）．最近では 44 の前向き調査の研究結果を対象としたメタ分析が行われており，怒り・敵意は，虚血性心疾患の発症や再発のリスクを約 20% 上昇させることが示されている．虚血性心疾患との関連が指摘されている怒り・敵意の概念としては，短気，特性怒り，怒りの表出，怒りの抑制，猜疑心，シニカルな（冷笑的な）敵意，敵対的行動などがある．評価には，種々の質問紙や構造化面接などが利用されて

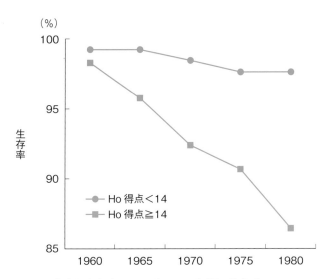

■ 図1 敵意と生存率: 255名の25年間の生存率
Ho: 敵意尺度 (Hostility Scale)
(Barefoot JC, et al. Psychosom Med. 45: 59-63. 1983[2] の結果をもとに筆者が図を作成)

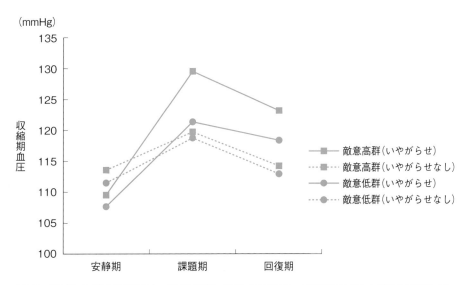

■ 図2 敵意と心臓血管系反応: 敵意の高い実験参加者は,実験課題 (アナグラム課題) に
いやがらせの要素が加わった際に高い収縮期血圧を示している
(Suarez EC, et al. Health Psychol. 12: 459-68. 1993[3] の結果をもとに筆者が図を作成)

いる. 現在では怒りや敵意といった要因は虚血性心疾患の心理社会的危険因子の1つとして認識されている. また,虚血性心疾患患者を対象とした怒りや敵意などにも焦点をあてたストレスマネジメントプログラムの効果も検証されている.

　怒りや敵意と虚血性心疾患を結び付けるメカニズムについても研究が行われている. 怒りや敵意が高い者は,ストレス時,特に対人的なストレス状況において心臓血管系の反応性の高いことが報告されている. 例えば,初期の研究では,敵意の高い人は,いやがらせを伴う実験課

題を遂行する際に血圧の反応性が高く，また課題が終わった後の回復の程度も悪いことが示されている（図2）．この他にも，怒りや敵意の高い人は，日常生活上の血圧値が高いこと，炎症マーカーの値が高いことなども報告されており，こういった特徴が動脈硬化を進展させ，将来的な冠動脈疾患を引き起こしている可能性が考えられる．また，怒りや敵意は喫煙などの不健康な生活習慣と関連があることも報告されている．

　日本では，怒り・敵意と虚血性心疾患の関連が症例−対照研究によって示されているが，データは少ない．日本では怒りや敵意などの質が欧米のそれと比較して異なることが想定される．例えば，日本人は対人葛藤を避け，怒りを抑える傾向がある．こういった文化差を考慮した研究データの蓄積が必要である．

4　がん関連性格

　がん関連性格としては，1985 年に Temoshock L が提唱したタイプ C パーソナリティが有名である．「C」とは Cancer の頭文字である．彼女は，がんの予後のよくない患者には怒りなどのネガティブな感情を表出しない人，自己犠牲的な人，他人のことを気にし，自己主張が少ない人が多いことを報告している．その後の研究では，抑圧型スタイル，ネガティブ感情を表出しないなどの心理的特徴ががんの転移に関連していたことが報告されている．

　また，Eysenck HJ らは，健康との関連を意識して，6 つのパーソナリティタイプを提起している．ユーゴスラビアやドイツ・ハイデルベルグにおける 10 年間に及ぶコホート調査では，従順で非攻撃的な傾向や，合理的に考え，非情緒的に考える傾向ががんの発症に関与していたことが報告されている．

　これらの研究はタイプ A 行動パターンとはむしろ反対のパーソナリティ傾向が別の病気の発症と関わっているという点において非常に注目を集めた．しかしながら，タイプ C パーソナリティや Eysenck のパーソナリティタイプとがん発症の関連を支持しない研究も多くあり，また研究の方法論上の難しさも加わり，これまでのところ，明白な関連性は確立されていない．また日本では，健康な 30,000 人を対象とした 7 年に及ぶコホート調査（宮城県コホート）でパーソナリティタイプ（外向性傾向，神経症傾向，非協調性，社会的望ましさ）とがん発症の関連が調査されている．しかしながら，いずれのパーソナリティもがん発症のリスクと関連しなかったことが報告されている．

5　タイプ D パーソナリティ

　タイプ D パーソナリティとは，Denollet J が心疾患患者の観察を通して提唱した概念である．日常生活の中で不安，怒り，緊張を経験しやすい傾向（ネガティブ感情）と，対人関係において緊張しやすく，引っ込み思案で，感情を表出しない傾向（社会的抑制）の 2 つの概念があり，その両者が高い時にタイプ D と定義される．「D」は distressed の頭文字である．タイプ D パーソナリティの測定には，Type D Scale 14 が利用されている．タイプ D の者は心疾患の予後が悪いことが示されてきている．例えば，Denollet らの研究[4] では，303 名の心臓リハビリテーションプログラムに参加している虚血性心疾患患者を 6〜10 年追跡し，

JCOPY 498-04829

タイプDの者では死亡率が27%であったのに対し，そうでない者では7%であったこと，そしてその関連は左室駆出率，冠動脈の残存狭窄などの医学的要因とは独立していたことを報告している．最近のメタ分析では，タイプDの者は，そうでない者と比較して，約2倍の死亡率や再発率を示すことが報告されている．

　また，死亡率や再発率以外の要因との関連も示されている．例えば，タイプDの患者は病院の専門職のスタッフに相談する頻度が低いことや，quality of life（QOL）が低いことも報告されている．また，心疾患以外の病気との関連も一部報告されている．しかしながら，全体的に研究はまだ少数であり，今後のさらなるデータの蓄積が必要である．

6 アレキシサイミア

　アレキシサイミア（alexithymia）は，ギリシャ語のa（欠如），lexis（言葉），thymos（情動）に由来する造語であり，1972年にアメリカの精神科医であるSifneos PEにより提唱された概念である．自分の感情や内面に気づきにくい傾向のことであり，具体的には，自身の感情を同定できない，自身の感情を適切に言語化できない，内面よりは外的な事実へ関心が向かう，などの特徴を表す．彼はこういった心理的特徴が心身症患者の身体症状の発現に関与していると考え，このような心身相関を考慮した治療が必要であると考えた．またこの概念は，心身症以外にも，摂食障害やうつ病などの精神疾患にも関連していることも報告されている．

　アレキシサイミア傾向が高いと心理療法の効果が少ないことや，アレキシサイミアの傾向が高いと治療者に対してネガティブ感情を抱きやすいことが報告されている．また，アレキシサイミア傾向をターゲットとした心理療法を行えば，この傾向は減少することも一部で報告されている．

文献
　1）Friedman M, Rosenman RH. Type A behavior and your heart. New York: Knopf; 1974
　2）Barefoot JC, Dahlstrom WG, Williams RB Jr. Hostility, CHD incidence, and total mortality: a 25-year follow-up study of 255 physicians. Psychosom Med. 45: 59-63. 1983
　3）Suarez EC, Harlan E, Peoples MC, et al. Cardiovascular and emotional responses in women: the role of hostility and harassment. Health Psychol. 12: 459-68. 1993
　4）Denollet J, Sys SU, Stroobant N, et al. Personality as independent predictor of long-term mortality in patients with coronary heart disease. Lancet. 347: 417-21. 1996

〈井澤修平〉

c 行動とライフサイクル

ここで
学ぶこと

- ライフサイクルとは，人の誕生から成長し死に至るまでの一生涯を心理社会的な発達から捉えたものである．
- こころの発達の特徴からは，乳児期・幼児期（前期と後期）・児童期・青年期・成人期（初期と壮年）・老年期の各段階がある．
- 各段階には，家族・対人関係や自我の確立に伴う心理社会的なライフタスク（人生課題）がある．
- 行動医学的には，臨床各科（産科・小児科・思春期精神科・婦人科・泌尿器科・老人科・緩和ケア科など）においてライフサイクルに応じた対応が必要である．

Keyword

こころの発達，ライフサイクル，ライフタスク

1 ライフサイクルとは

a. 心理学からみたライフサイクル

　人には年齢に応じた悩みや乗り越えるべき課題がある．大人であれば「一緒に仕事をしている同僚 A さんとの対人関係に悩んでいます」など具体的に言葉で語ることができる．そうすれば，どう対応するべきか相談にのったり，必要に応じてカウンセリングや精神療法を受けることもできるだろう．ところが，子どもだと心と体との問題を分けて考えることが難しく，悩

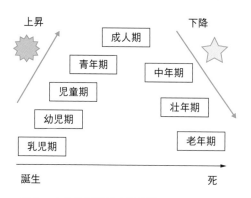

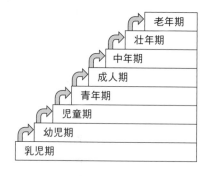

■ 図1　人の生涯を示すモデル

んでいても腹が痛いとしかいわなかったり，ぐずってばかりのときがある．心理学には発達心理学という分野があって，こうした幼児や児童が成長してこころの機能が出来上がるまでの過程を研究する．

　ところがこの発達の過程は未成年に限ったものではない．確かに成人になると身体的にはピークを迎えて衰え始めるものの，心理学的には中高年になってもまだ発達し続けるという考え方がある．「老いをどう受け止めるか」という加齢現象への対応のみならず，子どもや孫といった次世代にも思いをはせる円熟の領域に入るのである．ここで大切なのは，成人・壮年・老年期へと段階が移行するのは坂を下りるように勝手に進むのでなく，前段階の課題が次段階の発達への基礎となっている点である．むしろピラミッドを上がり続ける階段のイメージになる（図1）．そこで，人が生まれ，育ち，衰え，死んでいくという生涯全てを心理学では発達と捉えてライフサイクル life cycle とよぶようになった．

　改めてライフサイクルを定義すると，「年齢に応じた悩みや克服すべき課題を生涯というスケールで大きく捉えた概念であり，自らの身体変化にさらされながらも様々な対人関係や生活環境を経験する中で心理社会的に成長していく過程をまとめたもの」といえる．

b. ライフサイクルの代表的なモデル

　こうしたライフサイクルを段階的にとらえる考え方は，発達心理学者で精神分析家であるエリクソン（Erik H. Erikson, 1902-1994）が提唱して有名となった[1]．エリクソンは精神分析の発達論や社会学理論などの影響を受け，ライフサイクルを8段階に分けた．後には9段階に修正するが，発達の各段階で個人に特有の葛藤が発生し，それを各個人なりの方法で処理することが求められると考えた（表1）[2]．そして心理社会的な課題は，達成した場合に得られる正の側面があると同時に，達成できなかった場合に受ける負の側面がある．両者は拮抗しており，各段階で達成が不十分だと負の発達をもたらして不安定な精神状態や不適応を起こすと考えた[3]．負の発達はその段階で影響を与えるだけでなく，後の課題に対しても影響を与える．エリクソンのモデルに従って，各段階の発達課題を簡単にまとめる．

■ 表1　ライフサイクル各段階での発達課題

ライフサイクルの段階	年齢期間	発達課題（克服すべき心理社会的な危機）	形成されるもの
乳児期 Infancy	1歳まで	「基本的信頼感」対「基本的不信感」	希望 Hope
幼児期 Early childhood	1〜3歳	「自律性」対「恥と疑念」	意志 Will
遊技期 Play age	3〜6歳	「自主性」対「罪悪感」	目的 Purpose
児童期 School age	6〜12歳	「勤勉」対「劣等感」	適性 Competence
青年期 Adolescence	12〜20歳	「自我同一性」対「同一性拡散」	忠誠 Fidelity
若年期 Young adulthood	20〜35歳	「親密」対「孤立」	愛 Love
成人期 Adulthood	35〜60歳	「生殖性」対「停滞」	いたわり Care
老年期 Old age	60歳代以降	「自我の統合」対「絶望」	知恵 Wisdom

（Kivnick HQ, et al. Gerontologist. 54: 40-50. 2014[2] をもとに筆者が新たに改変作成した）

2 ライフサイクルの発達課題

a. 乳児期

　乳児は母親との関係を通じて「基本的な信頼関係」を形成する．自分の願望や空腹感が満たされることにより，世界とのつながりを感じ，心理的安定を得られる．もしこの時期に母性愛が奪われて精神的外傷を受け，母親と情緒的な基盤が築かれないと，「基本的な不信感」が形成されると考える．そしてのちの問題行動や様々な障害の原因になっていく．もし問題がある場合は，母親が乳児に適切に情緒的な応答ができるよう，援助・指導をする必要がある．いわゆる育児指導である．また，母親の適切な情緒応答を支えるため，父親の積極的な育児参加や育児への理解が求められる．

　この時期の乳児は無償で愛されること，自分の存在を認めてもらうこと，喜びを持って迎えられることが大切で，存分に愛情を注がれることが必要となる．

b. 幼児期

　生後1年からの課題は「自律性」となる．歩けるようになるので，周囲を探索して母子関係の世界以外にも興味を示すようになってくる．母親との共生関係から分離をし，個としての存在を確立し始める．この時に母親が依存しすぎたり，逆に回避的であったりして不安定だと，子どもは見捨てられ不安を高めて精神的に不安定となる．

　また生後2年頃になると自分で肛門括約筋をコントロールして排便できるようになる．その時に受ける賞賛によって達成感や自律性の感覚を得ることができる．しかしながらこの時に子どもの失敗を厳しく叱り過ぎたり，過剰に子どもにかまおうとすると自律性が損なわれ，強い「恥」の気持ちを抱いたり，自分の感覚や判断に「疑い」をもつようになると考えられている．子どもの自律性を見守ることが大切となる．

c. 遊技期

　「自主性」とは自分から物事を進んでしようとすることで，3歳くらいから「あれをしたい」「これをしたい」と子どもの方からいい始める．これを頭ごなしに否定してしまうと，子どもは内的要求と外的要求に深い溝を感じ，自分に対する「罪悪感」が生み出されてしまう．実際問題としては子どもの自発的な行動にすべて従うわけにはいかないので，状況に合わせながら可能な範囲で尊重する姿勢が望まれる．子どもの自主性が発揮された時には十分に褒めることが大切である．その達成感が支えになり，より自主性を発揮することができる．自主的な行動が失敗しても，自主性を持ったことは否定せず，「次にまた頑張りましょう」と励ますようにする．自主性ばかりで罪悪感がないと自分の悪い態度は修正できないので，自主性と罪悪感のバランスをとって，自主性が相対的に優位になるよう方向付けをする．

 エリクソンのこころの発達モデルではライフサイクルを克服すべき課題に沿って8つに分類していたが，フロイト Frued のリピドーのモデルやピアジェ Piaget の発達段階モデルも心理学ではよく用いられる．

JCOPY 498-04829

d. 児童期

　この時期は「勤勉性」が課題となる．児童になれば認知は大きく発達し，遊技期の極端な自己中心的な思考はなくなっていき，論理的な思考をしたり問題を解決したりすることができるようになる．興味の対象は外界に向かい，同年代の仲間の中で多くのことを学ぼうとする．生産的なことに熱中し，勤勉に達成しようとするが，達成できれば自信となるものの，達成できないと「劣等感」に悩まされることになる．

　勤勉性とは一生懸命に励むことであるから，例え結果が出なかったとしてもその学童が一生懸命に取り組んでいたならば，教師や親はその点を評価しなければならない．そうでないと「どうせ何をやっても無駄だ」と努力をすることをやめ，劣等感を不必要に悪化させるからである．

　児童期は仲間どうしの人間関係ができてくるため，いじめや不登校，非行といった問題も生じるようになる．また学習障害や発達障害なども顕在化し始める時期なので，児童の適応度をよく見極め，適切な指導が大切となる．

e. 青年期

　思春期ともよばれるこの時期は，身体的に成長ホルモンや性ホルモンの分泌が活発となり，第二次性徴をむかえる．心理的には「自我同一性 identity」の確立が大きな課題となり，「自分は何者か」，「何をなすべきなのか」に思いをはせるようになる．家庭では養育者としての親の権威を無条件に認めなくなる．いわゆる反抗期である．親と同化して自分を形成するのでなく，他者とは異なる自分，唯一の自分の形成を目指そうとする．自我がしっかりと確立できればよいのだが，その答えを出せなかったり，そうした問題を先送りにすると「自我同一性は拡散」し混乱をしていく．この時期は，社交不安障害，うつ病，統合失調症などといった精神障害が出現し始めるとともに，神経性無食欲症や神経性過食症といった摂食障害，心理社会的ストレスによって身体的異変を起こす心身症といった病気も多く出始めるので注意が必要である．

f. 若年期

　20歳を過ぎ社会に出始めると，仕事や家庭など自分を取り巻く環境の中で自分の役割を果たしていくようになる．そのような過程で，「親密さ」を持った人間関係や世界との関わりを築くことが課題となり，この課題達成に失敗すると「孤立感」を深めることになる．自我が安定していれば自我同一性を損なうことなく他者と関わることが可能であるが，勝手気ままで自己中心的な考えしかできないと長期的な人間関係を作ることが難しくなる．相手の自我も不安定であると，依存や共依存などが形成されやすくなり，対等な人間関係が築けなくなる．この時期は社会との関わりが重要になってくるので，適応障害やそれに伴ううつ状態などが臨床上問題となることが多い．

g. 成人期

　この時期になると次の世代を育む行為に関心を高め，積極的に関与するようになる．課題を「生殖性」としているが，自分の子どもを産み育てるだけでなく，職場や他の集団で次の世代

を育てる行為も含まれる．この課題は英語では generativity と表現されるので，「次世代育成能力」と訳すこともある．「生殖性」の他には，「生産性」とか「世代性」と訳すことも多い．いずれにしても次の世代を育む行為に関心を持たないと，自己のニーズを満たすためだけにエネルギーは費やされ個人的にも社会的にも「停滞」してしまうことになる．

成人期も 40, 50 歳代の中年期に入ってくると，人生の様々な上昇局面が下降局面に変わってくる．体力面でもそうであるし，家庭内では子どもの親離れが進んだり，社会的には仕事の職位など自分の限界が見えてくる．いわゆる「中年危機」とよばれる問題である．これはある意味では，自分が置き去りにしたまま走り続けた物事に気づく機会が与えられたのであり，今まで背負っていたものを切り離しても自分を感じることができるか確認できる時期である．再び自我同一性を問い直す経験をする時期ともいえる[4]．

h. 老年期

世界保健機関 WHO では 65 歳以上を老年期としているが，身体的・精神的な老化の進み方は個人差が著しいので，本稿では分類の便宜上，60 歳代以上としている．課題は「自我の統合」で，これまで歩んできた人生を振り返り，よかったことも悪かったことも含めて受け入れるか否かが問われる．今までの自分を受け入れるだけでなく，次の世代の関心を持ち続け，やがて訪れる自分の死に向き合うことが求められる．この課題に失敗すると「絶望」が待ち受けている．

高齢になればがん，糖尿病，脳・心血管障害，認知症など様々な心身の病気にかかるリスクが高まるし，そうした疾病にかからなくても運動機能が落ちるロコモティブシンドロームや，歯を喪失して咀嚼機能が落ちる歯科の問題など高齢者をめぐる健康の問題は大きい．単なる平均寿命でなく，自律した生き方を可能とする健康寿命をいかに延伸するかがこれからの日本の保健医療に求められており，高齢者がライフサイクルをどう受け止めるかは重要な課題となる．

3 ライフサイクルに関連した行動医学のトピック

以上ライスサイクルをエリクソンのモデルに従って解説したが，ライフサイクルに応じて各診療科で対応すべき問題があるので表 2 にまとめた．ここではそれ以外の行動医学上のトピッ

■ 表 2　ライフサイクルに対応した診療科の例

診療科	ライフサイクル上の問題
産科	妊娠と出産，母子健康教育
小児科	生育医療
精神科	思春期精神科，発達障害，メンタルヘルス問題全般
婦人科	女性更年期障害など月経関連問題，不感症
泌尿器科	男性更年期障害，勃起不全
老人科	認知症，嚥下困難，ロコモーションシンドローム
緩和ケア科	ターミナルケア

JCOPY 498-04829

クについて簡単にまとめる.

 ライフサイクルは，本稿で紹介するような心理学からの視点だけでなく，生物学の「生活環（せいかつかん）」という意味や，経済学の商品が市場に登場して他の商品に変わるまでの「商品寿命」の意味で用いられることもある.

a. リハビリテーション

リハビリテーションとは障害者が環境に適応するための訓練を行うばかりでなく，みずからの人生を変革していくための手段を提供していくことを目指している．その意味で青少年期，成人期，高齢期それぞれにおいて，リハビリテーションや目標設定や内容が異なってくる．リハビリテーション内容はライフサイクルに共通した部分と段階固有の部分を含み，障害者自身・家族・住んでいる地域社会が，リハビリテーションに関するサービスの計画と実行に関わり合わなければならない.

b. 労働者の健康増進

例えば新入社員には会社に適応するためのストレスが，管理職になっている者には部下のマネージメントのストレスがある．ライフサイクルの段階が上がるととともに職場キャリアも変わり，仕事のストレス内容は異なってくる[5]．また最近では女性の就労支援が日本の重点課題となっており，出産・子育てを経ての就労の継続といった問題にも取り組まなくてはならない.

c. 概日リズムと不眠

人の睡眠–覚醒リズムはライフサイクルの各ステージで刻々と変化する．乳幼児では1日10時間以上眠るが，成人になると7～8時間程度となる．高齢期に向かうにつれて脳の松果体ホルモンであるメラトニンの活性が低下し，中途覚醒や早朝覚醒を起こしやすくなる．特に女性ではホルモンバランスの急激な変化により睡眠–覚醒リズムの不調をきたす場合がある．不眠の問題は，遅刻，不登校，出勤困難，運転事故などのリスクを高めるので，医療従事者は患者のライフサイクルに合った生活指導をすることが大切となる.

d. 服薬

ライフサイクルに応じて処方される薬の傾向は異なり，服薬量も変わってくる．一般的に小児や高齢者は服薬量を減じなくてはならないが，向精神薬など一定年齢以下には服薬を推奨されない場合もあるので，添付文書の内容をよく確認したい.

e. 生活習慣病

生活習慣病はメタボリックシンドロームやその周辺群を含むが，胎生期からの栄養状態も関係することがわかっている．また乳幼児期の成育環境が生活習慣病の発症に影響する．小児期から適正な生活習慣を確立し，妊娠中も適切に栄養を摂取し，出生後は母乳育児を心掛けることが世代を超えた生活習慣病の予防に大切となる．また食育の問題と関連して，咀嚼のための

健康な歯を維持する歯科予防の活動も大切である．80 歳までに 20 本の歯を維持しようとする 8020 運動が日本で展開されている．そういった意味で生活習慣病対策は全ライフサイクルにわたって必要となる．

文献
1) Erikson EH. The life cycle completed. New York: WW Norton; 1982
2) Kivnick HQ, Wells CK. Untapped richness in Erik H. Erikson's rootstock. Gerontologist. 54: 40-50. 2014
3) 穴井己理子. 発達課題とライフサイクル—自我心理学の視点から—. 精神科臨床サービス. 8: 150-6. 2008
4) Mitchell LL, Adler JM, Carlsson J, et al. A conceptual review of identity integration across adulthood. Dev Psychol. 57: 1981-90. 2021
5) 塚原拓馬. 生涯発達における発達課題としての職場不適応に関する論考. ストレス科学. 33: 276-85. 2019

〈中尾睦宏〉

d 行動の心理学的測定法
（心理行動アセスメント）

ここで学ぶこと
- 心理行動アセスメントのプロセスについて整理する.
- さまざまな測定法について学ぶ.

Keyword
心理行動アセスメント, 観察法, 面接法, 検査法, 機能分析

1 心理行動アセスメントとは

　行動医学におけるアセスメントとは, 人間の営みにおける心理社会的側面を「行動」という測定可能な変数として定義し定量的に評価することを意味している. また, 「行動」と定義される測定対象としては, 行動反応だけでなく, 情動反応, 生理的反応, 認知機能や情報処理活動など人間が行うさまざまな活動・反応が含まれる.

　さらに, 心理行動アセスメントにおいては, 特定の問題を, 本人を取り巻く環境との相互作用として理解し, 問題行動を変容するためにはどのような介入が必要であるかを, 環境と個人の双方向から検討していく. 具体的には, ①何が問題なのかをさまざまな側面から明らかにし, 標的行動を設定する, ②問題行動がどのように形成されてきたかを明らかにする, ③問題行動がどのように維持されているかを明らかにする, ④問題行動の機能分析を行い, 問題行動を取り巻く環境との相互作用に着目して問題行動の変化を検討するという一連のプロセスからなる.

2 アセスメントの目的と標的行動の明確化

　アセスメントの目的や必要性は病態理解や個人差の評価, 治療効果の検証や症状変化の予測因の検討などさまざまである. 「何のためにアセスメントを行うのか」によって, 焦点を当てる行動（標的行動）や収集すべき情報の内容は異なる. したがって, アセスメントを行う際には, 目的を明らかにし, 問題となっている状況から標的行動を選定し, 収集すべき情報の内容を吟味する必要がある.

3 代表的な測定法

　アセスメントで重要なことは, 現実に即したデータを客観的に測定することである. 行動反応, 情動反応, 生理的反応, 認知機能や情報処理活動などさまざまな行動のデータを収集する

代表的な技法として，観察法，面接法，検査法がある．

a. 観察法

　観察法とは，人間の行動を注意深く見ることによって対象者を理解しようとする方法である．観察法には自然観察法と実験的観察法がある．

　自然観察法は，操作を加えず，ありのままの状態で行動と環境変数を観察する方法である．状況を含めて対象の自然な状態を観察できるが，多様な要因が介在するため焦点が絞りにくい．また，相関関係はわかるが，因果関係を確定することはできないという限界もある．

　一方，実験的観察法は，一定の状況下で，ある行動に影響すると思われる条件を系列的に変化させること（独立変数の操作）によって，それに伴う行動や心理状態の変化を観察し（従属変数の測定），条件と行動との因果関係を調べる方法である．環境と行動との因果関係がわかるが，観察場面の条件が対象に影響し，操作的妥当性が問題となることもあるという限界がある．

　自然観察法も実験的観察法も，対象者の行動を常時観察し続けることは，困難であり，効率が悪い．そこで，観察時間を決めたり，行動を特定し，場面を選んだり，対象者を選ぶなどして，サンプリングを行う．サンプリングの種類については，表1に示す．

b. 面接法

　面接法とは，比較的自由で制限の少ない状況下で，対象者と対面して情報収集を行う方法である．対象者の語る言葉の内容と同時に，しぐさや表情などにあらわれる非言語的情報を得ることができ，これらの情報を整理・統合しながら対象者を理解していくことができる．面接法には臨床面接法と査定面接法の2種類がある．

　臨床面接法は，心理的問題の解決や治療を目的とする面接法である．被面接者の話を中心にした非構造性が特徴で，面接者は被面接者の話を共感的に聞くことが重視される．

　一方，査定面接法は，特定の個人に対する評価や診断を目的とする面接法である．査定面接法の形態として，構造化面接，半構造化面接，および，非構造化面接の3種類がある．構造化面接は，被面接者に関する特定の情報を確実に得るために，決められた順序で決められた質

■ 表1　観察方法

観察方法	サンプリング	特徴
時間見本法	時間	あらかじめ決めた頻度で，あらかじめ設定した長さの時間，観察する．具体的には，一定の観察時間（例: 1時間）を決めてさらにそれを細分化（例: 10秒や15秒）する方法と，特定の時間間隔で（例: 1時間ごと）短時間（例: 数秒や1分間）観察する方法，ランダムに観察する方法（例: 1日にランダムに10回）がある．
場面見本法	場面	対象とする行動の生起率が高い場面，すなわち，その行動の弁別刺激の出現する確率が高い場面で観察する．複数の代表的な場面をサンプリングして場面間の比較を行うことで，場面による行動の変化を調べることができる．
事象見本法	事象	ある特定の事象や行動に焦点を当て，それがどのように生起し，どのような経過をたどり，どのような結果に至るかを観察する方法．行動を文脈の中でとらえることができる．
日誌法	特徴的な行動	ある特定の個人を，日常的な行動の流れの中で観察・記録する方法．日常の場面において対象者と近い関係にある者が対象者を観察し記録する．

JCOPY 498-04829

問を行っていく方法である．特定の疾患や症状のアセスメントに適用されており，個人間の比較を行いながら重症度の評価や鑑別診断ができる．主な構造化面接として，WHO統合国際診断面接（CIDI），HAM-D構造化面接SIGH-D，感情病および統合失調症用面接基準（SADS）などがある．半構造化面接は，あらかじめ仮説を設定し，質問項目を決めておくが，会話の流れに応じて質問の変更や追加を行い，自由な反応を引き出す面接法である．非構造化面接は，質問項目を用意せず，被面接者の反応に応じて自由に方向づけを行う面接法である．

c.　検査法

　検査法とは，人のパーソナリティや，行動あるいは症状について，客観的・定量的に評価する組織的かつ系統的なデータ収集法である．知能検査，パーソナリティ検査，神経心理学検査などがある．

　知能検査は，知的機能を測定し，知能指数（IQ）を算出する．ビネー式知能検査，ウェクスラー式知能検査，K-ABCなどがある．

　パーソナリティ検査は，個人のパーソナリティ特性，欲求および心理的葛藤の内容や有無，あるいは，態度や適性などにおける個人差を測定することを目的としている．パーソナリティ検査には以下の3種類がある．

i）投影法

　投影法は，曖昧で抽象化された刺激を被験者に提示し，そこに投影された被験者の言語的・非言語的な反応から，その人格構造や精神内界を無意識的な水準にさかのぼって理解する．代表的な検査にロールシャッハ・テストやP-Fスタディなどがある．投影法の特徴として，被験者が自由に反応できる，反応の意図的歪曲が起こりにくい，反応結果の処理は統計的基準による部分が少なく，解釈する側の技量に依存するなどが挙げられる．しかし，理論的根拠がやや曖昧であること，解釈が主観的になりやすいことなどの短所もある．

ii）質問紙法

　質問紙法は，行動，態度，感情，認知，欲求など自己のさまざまな側面についての構造化された質問項目に被験者が自ら答え，被験者に意識された自己像や自己評価が測定される．代表的な検査に矢田部-ギルフォード（Y-G）性格検査，ミネソタ多面人格目録（MMPI）などがある．質問紙法の特徴としては，検査の実施が簡単である，集団に実施しやすい，採点や結果の数量化が容易である，結果の解釈に主観が入りにくいなどが挙げられる．一方で，質問項目に対する理解が被験者によって一定でない可能性や，反応の歪曲が起こりやすいなどの短所もある．

iii）作業検査法

　作業検査法は，一定の作業課題を与えて，その作業経過や結果に基づいて人格を理解しようとする方法である．代表的な検査に内田クレペリン精神検査，ベンダー・ゲシュタルト・テストなどがある．言語を用いないため言語障害のある人にも実施できる，集団に実施できる，採点や結果の数量化が容易である，反応の意図的歪曲が起こりにくいなどの特徴がある．一方で，解釈が主観的になりやすいことや，人格の主に意志的な側面に限られることなどの短所がある．

知能検査		
ビネー式知能検査		知能の発達水準や発達状態を明らかにし，同時に知的障害の診断や指導に役立つ情報を得ることを目的とした検査
ウェクスラー式知能検査		全体的な知能水準だけでなく，知能の個別的な発達の様相（個人内差）を把握する検査
K-ABC		問題解決過程で，継次処理と同時処理という2種類の情報処理面から認知能力の特徴を明らかにする検査
パーソナリティ検査・症状のアセスメント		
投影法	ロールシャッハ・テスト	10枚のインクブロットを提示し，何に見えたかを問い，刺激への反応という形で被検者の視知覚体験を明らかにする．この視知覚体験から被験者の人格を読み取る
	P-Fスタディ	日常的に経験するフラストレーション場面が描かれた24枚の絵を提示し，被験者に絵の吹き出しを完成させる．フラストレーションに対する反応や欲求不満耐性を査定する
	文章完成法テスト	未完成の刺激文を示し，その刺激文に続く文章を完成させることで人格を査定する
	バウムテスト	実のなる木を一本描かせ，その絵を無意識的な自己像であるという仮定のもと，発達的，臨床的観点から評価する
質問紙法	矢田部＝ギルフォード(Y-G)性格検査	被検者の人格特徴を把握する
	ミネソタ多面人格目録(MMPI)	被検者の人格特徴を把握する
	コーネル・メディカル・インデックス（CMI）	心身両面の自覚症状を測定
	顕在性不安尺度(MAS)	不安により持続的に生じる精神身体的な兆候を測定
	状態–特性不安尺度(STAI)	状態不安と特性不安を測定する
	ベック抑うつ尺度(BDI)	抑うつ症状の重症度を判定する
	自己評価式抑うつ性尺度（SDS）	抑うつ状態の状態像を把握する
作業検査法	内田クレペリン精神検査	一桁の数の単純加算作業を，1行を1分として5分の休憩を挟んで15分ずつ行い，意志の発動様式を調べる
	ベンダー・ゲシュタルト・テスト	9枚の簡単な幾何図形を模写することで視覚／運動ゲシュタルト機能の成熟度，器質的な脳障害の有無，人格の傾向など多方向の情報を得ることができる
神経心理学検査		
ウィスコンシン・カード・ソーティングテスト		3元（色，形，個数）4価のカードを各次元に従って並べることで概念形成や概念の転換を調べる
ストループ・テスト		文字という妨害刺激に対抗して塗られた色名を答えることで注意機能を測定する検査
ベントン視覚記銘検査		図版を用いて描画による再生または模写を行い，視覚性注意，視覚認知，視覚記銘，視覚構成能力を評価する検査

　神経心理学検査では，大脳を中心とした中枢神経系の損傷によって生じる症状を査定する．ウィスコンシン・カード・ソーティングテスト（WCST），ストループ・テスト，ベントン視覚記銘検査などがある．代表的な検査の概要については，表2に示す．
　以上のように，観察法，面接法，検査法について解説したが，いずれの技法もそれぞれ異な

る特徴を有しており，多様な技法を用いながら多面的に情報収集することが重要である．たとえば，自己評定による質問紙法では，被検査者の意識された情報が抽出されるが，観察法では被観察者の環境との相互作用についての情報が入手できる．さらに，口頭で回答するのか記述で回答するか，自己評定か他者評定かによっても得られる情報は異なってくる．そのため，各技法の特徴を理解し，組み合わせることで，1つの方法では不明確であった点を明確にしたり，より多元的な情報を収集することが可能となるのである．ただし，被検査者の身体的・精神的負荷を考慮して，最小限で，かつ，有効な検査の組み合わせを考えていくことが重要である．

4 ケースフォーミュレーション（問題の定式化）

　収集したデータに基づき，問題行動がどのように形成され，維持されているかを分析し，各要因の関連性についての機能分析を行っていく．また，分析に基づいて問題のメカニズムに関する仮説を生成し，介入のための方針を立てていく．具体的なプロセスは以下の通りである．
　問題場面に関して，①どのような状況における，どのような状況によって（先行刺激），②どのような行動が生じ，③その結果，どのような事象が生じたか（結果）に関する情報を収集し，整理する．このように，先行刺激，行動，結果の3つの枠組みでとらえることを三項随伴性による理解という．この三項随伴性を基本単位とし，④行動と環境変化との関係性を分析することで，その行動がどのような機能を持つかを推測する．機能分析に関しては，鈴木ら（2005）[1] や，松見ら（2009）[2] が詳しい．

5 心理行動アセスメントの実際

　ここでは，心理行動アセスメントから介入までのプロセスを実際の症例で紹介する．
【症例】
　小学2年生の男子A．半年前頃から自宅で頻繁に癇癪を起こすようになった．学校では，他児童に比べておとなしく，成績も悪いが，大きなトラブルはみられなかった．母親は，Aが癇癪を起こすたびに，叱る，優しくなだめる，無視するなどさまざまな対応を試みたが，一向に効果は得られなかった．また，Aは2歳年下の弟より口数も少なく，幼く見えた．Aに対する接し方に困った母親がカウンセリングを受診された．
【アセスメントと介入】
　母親の話から問題を整理し，Aの癇癪を標的行動とした．そして，癇癪に関する行動観察を母親に実施してもらい，三項随伴性の枠組みで整理を行った．その結果，母親が夜勤に出かけるとき，Aの弟の世話や家事をしているときに癇癪が生じること，一方で，母親と2人きりで過ごしているとき，母親が不在のときは癇癪が生じないことがわかった．また，癇癪が生じると，Aに対する母親の関わりが増えることがわかった．さらに，Aの特徴を理解するために知能検査（WISC-IV）を実施したところ，知的発達水準は境界域であり，特に，言葉の理解や操作が苦手であることが示された．その他に，面接において，半年前から母親の勤務形態が変わったこと，母親自身も仕事で忙しくイライラすることが多かったことなど，家庭環境に関する情報も収集した．

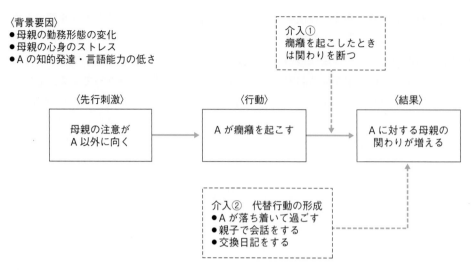

〈背景要因〉
● 母親の勤務形態の変化
● 母親の心身のストレス
● A の知的発達・言語能力の低さ

〈先行刺激〉
母親の注意が
A 以外に向く

〈行動〉
A が癇癪を起こす

介入①
癇癪を起こしたとき
は関わりを断つ

〈結果〉
A に対する母親の
関わりが増える

介入②　代替行動の形成
● A が落ち着いて過ごす
● 親子で会話をする
● 交換日記をする

■ 図1　ケースフォーミュレーション

　これらの情報を踏まえ，ケースフォーミュレーションを行った（図1）．母親と過ごす時間が減った寂しさから，母親の注意が A 以外に向いているときに癇癪が起こり，癇癪を起こすことで，A は母親と関わりを増やすことができていると考えられた．また，A が自分の気持ちを言葉で伝えることが苦手であること，母親に時間的・精神的な余裕がなかったことも，母親と適切なコミュニケーションを妨げ，癇癪による注意引きを助長させていると考えられた．そのため，癇癪を起こしたときに関わるのを避け，落ち着いて過ごせているときの関わりを増やすよう提案した．また，母親の時間があるときに A との会話を増やすこと，時間が取れないときは交換日記を通して，言語によるコミュニケーションを練習・促進するという介入を行った．その結果，A の癇癪の頻度は徐々に減少していった．

　本症例では，癇癪という問題行動の前後関係に着目し，行動を誘因する状況，行動の結果として生じる事象を整理するために，観察法，検査法，面接法のそれぞれを利用して情報収集を行った．この際，問題行動が生じるときの情報だけでなく，問題行動が生じない（望ましい行動がとれている）ときの情報も収集することで，問題行動の先行刺激や結果，問題行動の機能を推測する手がかりが得やすくなる．また，問題行動を起こしている A 自身の特徴（認知，情動，行動特性など），A を取り巻く環境や周囲との相互作用についても検討することで，問題を多面的，総合的に理解することができ，より適切な介入につなげることが可能となるのである．

むすび

　心理行動アセスメントは医学的診断とは異なるものであり，既存の心理テストや面接をするだけでは不十分である．むしろ，複雑な問題を反映する多様なデータを生活場面から収集し，体系的に分析・統合させ，問題を生起・維持させているメカニズムを明らかにする一連の情報処理の作業が重要である．より精度の高いアセスメントを行うためには，各測定技法に関する知識や技術の習得だけでなく，問題を多次元から観察し，統合していく力を養ったり，機能分

析に関する理解や技術を深めていく必要があるだろう.

文献
1）鈴木伸一, 神村栄一. 実践家のための認知行動療法テクニックガイド. 京都: 北大路書房: 2005
2）松見淳子（監修）, 武藤　崇, 米山直樹（監訳）, J・ランメロ, N・トールネケ（著）. 臨床行動分析の ABC. 東京: 日本評論社; 2009

〈柳井優子　鈴木伸一〉

a 対人行動と社会行動

ここで
学ぶこと

- 他者や社会的状況と行動との関係は，自己レベル，対人レベル，集団レベル，文化レベルの各水準に分類できる．
- 自己レベルでは，個人の認知，行動，記憶，感情などの心理的要因が人間関係のあり方に関与している．
- 対人レベルでは，対人コミュニケーション，説得，攻撃行動，援助行動，ソーシャル・サポートなどが人間関係のあり方に関与している．
- 集団によって個人の行動が影響を受ける過程としては，社会的促進と社会的抑制，社会的手抜き，同調などがある．他方，個人の行動が集団に影響を与える過程として，リーダーシップなどがある．
- こころの性質は文化と表裏一体の関係を持っており，私たちを取り巻く文化の中でこころが形成され，形づくられたこころが文化を維持・変化させる．

Keyword

対人コミュニケーション，攻撃行動，援助行動，リーダーシップ，文化

1 自己の心理的要因と人間関係

　私たちの行動は，他者や社会的状況に影響を与える一方，他者や社会的状況からも影響を受ける．他者や社会的状況と行動との関係は，自己レベル，対人レベル，集団レベル，文化レベルの各水準に分けると整理しやすい．自己レベルでは，個人の認知，行動，記憶，感情などの心理的要因が人間関係のあり方に関与している．

a. 認知的不協和

　私たちの行動や認知が互いに矛盾や葛藤を引き起こし，自分の中で不協和な状態になることを認知不協和という[1]．認知的に不協和な状態は私たちに不快な緊張状態をもたらすため，不合理な行動や認知によってこの緊張状態を解消しようとする．たとえば喫煙者の場合，「肺がんのなりやすさ」と「喫煙」とが不協和な状態にある．そのため，肺がんにならない人もいると考える（不協和な認知要素の重要性を低下），友人とのコミュニケーション促進に役立つと考える（協和的な認知要素の追加）などの方法によって，不協和状態を解消しようとする．

b. バランス理論

　人が相手に対して持つ態度は，自分（P）と相手（O）がある対象（X）に対してどのように関係するかによって決まると考えるのがバランス理論である[2]．たとえば，自分（P）も好

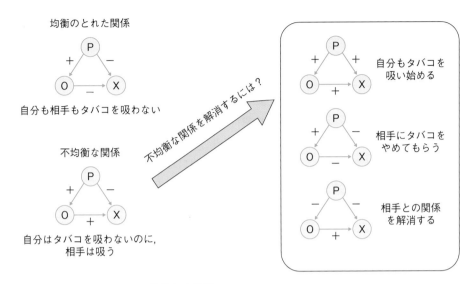

■図1　バランス理論による均衡と不均衡
P＝本人，O＝相手，X＝対象（タバコ）

意を抱く相手（O）もともにタバコを吸わない（X）場合は，両者は均衡状態にある．しかし，自分（P）はタバコを吸わない（X）のに相手（O）はタバコ（X）を吸う場合には不均衡な関係が生じる．不均衡な関係を解消するには，自分（P）もタバコ（X）を吸い始める，相手（O）にタバコ（X）をやめてもらう，相手（O）との関係を解消する，という3つの方法がある（図1）．実際の選択では，少ないコストで変化を生じさせやすいものを選ぶ傾向がある．

2　対人行動

　私たちは，家族，友人，同僚，上司，部下などと，さまざまな人間関係を持ちながら生活している．対人関係における主な行動には，以下のようなものがある．

a. 対人コミュニケーション

　自分の意思や感情を相手に伝達することは，人間関係の開始，発展，維持に重要である．対人でのコミュニケーションには，言葉による言語的（バーバル）コミュニケーションと言葉によらない非言語的（ノンバーバル）コミュニケーションがある．非言語的コミュニケーションには，表情，アイ・コンタクト，ジェスチャーなどが含まれる．

b. 説得

　他者の態度を特定の方向へ変化させるために行われるコミュニケーション行動を，特に説得という．効果的な説得を行うには，送り手の特性と受け手の特性の両方を考慮する必要がある．たとえば，相手に禁煙を説得する場合，送り手については，呼吸器専門医がメッセージを送る方が，友人がメッセージを送るよりも信ぴょう性（専門性＋信頼性）が高く，効果的な説得につながりやすい．受け手については，受け手の知識量が少ない場合には，禁煙の利点のみ

を伝える一面的メッセージの効果が大きいが，受け手の知識量が多い場合には，禁煙の利点と欠点の両方を提示する両面的メッセージの効果が大きい．

c. 攻撃行動

　対人場面において，他者に危害を加えようとする行為，または，他者に対して否定的な結果をもたらそうという意図を持った行為を攻撃行動という．Buss[3] は「身体的−言語的」「積極的−受動的」「直接的−間接的」の3つの次元を組み合わせて攻撃行動を8つのタイプに分類している．攻撃行動のメカニズムと機能を説明する理論には，(i) 内的衝動説（攻撃行動は生来備わった本能であり，個人の内側に攻撃行動を引き起こすエネルギーが備わっている），(ii) 情動発散説（攻撃行動は欲求不満などの不快な感情を解消するための手段であり，外的な要因によって喚起される），(iii) 社会的機能説（攻撃行動は社会的場面における目標達成の手段である）などがある[4]．

d. 援助行動

　人は困っている人に対して，誰もが，どんな状況でも手を差しのべるわけではない．困っている人への援助行動を説明する心理的基盤としては，(i) 進化心理説，(ii) 社会的交換理論，(iii) 共感的利他性説，(iv) 不快解消説，(v) 学習説などがある[4]．

　(i) 進化心理説では，社会的動物である人間が生き延びてきたのは，進化の過程で仲間と助け合う傾向の遺伝子を強く残してきたと考える．(ii) 社会的交換理論では，援助する側と援助される側との相互依存（互恵性）を想定し，援助に要するコスト（物質的，心理的）と援助によって得られる報酬（物質的，心理的）とが見合った場合，あるいは報酬がコストを上回った場合に援助行動が生起すると考える．なお，コストや報酬は，金銭や物品などの物質的なものと愛情などの心理的なものとがある．(iii) 共感的利他性説では，困っている人に共感（相手の立場に立ち，相手の状況や感情に自分も感情移入すること）した場合に，報酬を期待することなく純粋な援助行動が生起すると考える．(iv) 不快解消説では，困っている人を見かけたときの苦痛を解消するために援助行動が生起すると考える．(v) 学習説では，援助行動が報酬（物質的報酬，心理的報酬など）によって直接的強化ないし間接的強化（観察学習，模倣学習）によって成立すると考える．

e. ソーシャル・サポート

　個人を取り巻く人間関係（ソーシャル・ネットワーク）から得られる有形無形の支援をソーシャル・サポートという．ソーシャル・サポートには，問題解決に直接役立つ支援を提供する道具的サポート（例：財布を落とした時にお金を貸してあげる），問題解決に役立つ情報を提供する情報的サポート（例：禁煙に役立つ Web サイトを紹介する），不安やストレスを軽減して情緒的安定を促す情緒的サポート（例：禁煙時のつらい気持ちを共有し励ます）などがある．ソーシャル・サポートが健康に及ぼす効果には，どんなサポートを提供するかというサポート内容だけでなく，誰がサポートを提供するかというサポート源（サポートの送り手）や，サポートの送り手と受け手との互恵性などの要因も影響を与える．

JCOPY 498-04829

3 集団における行動

社会的動物としての人間は，家族，学校，職場，地域などの集団の一員として生活している．私たちの行動は，集団によって影響を受ける一方，集団にも影響を与えている．集団によって個人の行動が影響を受ける過程としては，社会的促進と社会的抑制，社会的手抜き，同調などがある．他方，個人の行動が集団に影響を与える過程として，リーダーシップなどがある．

a. 社会的促進と社会的抑制

他者の存在は，私たちのパフォーマンスを促進したり抑制したりする．慣れ親しんだ課題や単純な作業を行う際，他者がいることでパフォーマンスが促進されることを社会的促進，不慣れな課題や複雑な作業を行う際に他者がいることでパフォーマンスが抑制されることを社会的抑制という[5]．このように，他者の存在は，その人の学習レベル（課題や作業への習熟度）によって，パフォーマンスに相反する影響を持つ．

b. 社会的手抜き

集団がまとまって何かの課題に取り組む状況では，集団のサイズが大きくなるほど，1人あたりの作業の質や量が，個人で行う場合よりも低下することがある．このような現象を社会的手抜きという．社会的手抜きには，集団で行う場合には自分に求められる努力量を少なく見積もりやすい，個人が評価されにくく動機づけが低下しやすい，といった心理が関係している．

c. 同調

個人の行動や意見，判断などを集団の基準や期待に沿って変化させることを同調という．同調には，集団の基準や期待に本心から同調する内面的同調（私的受容による同調）と，本心では同意していないがうわべだけ同調してみせる外面的同調（公的受容による同調）とがある．内面的同調は，相手の意見を信頼できる正しいものだと認識したときに起こりやすいのに対して，外面的同調は，集団による圧力を感じたときに起こりやすい[6]．

d. リーダーシップ

リーダーの行動や選択が，集団活動や集団の成果に影響を及ぼす過程を，リーダーシップとよぶ．1950年代以降，リーダーシップを発揮する上で有効な行動についての研究が盛んになり，リーダーシップ型理論，PM理論などが提唱された．リーダーシップ型理論[7]では，リーダーシップのスタイルを専制型（すべての権限はリーダーにあり，メンバーはそれに従うだけ），民主型（メンバーが主体的に活動し，リーダーはそれを促すような補佐的な役割を果たす），放任型（基本的に活動には一切口出しせず，メンバー任せにする）に分類している．PM理論[8]では，リーダーの機能を課題達成機能（P機能）と集団維持機能（M機能）の2つに分け，それらの高低の組み合わせでリーダーシップスタイルを類型化している．PM型（両機能ともに高い），Pm型（P機能のみ高い），pM型（M機能のみ高い），pm型（両機能ともに低い）の4類型があり，PM型が業績，事故率，離職率などに関するリーダーシップ効

果が最も高いといわれている.

　1970年代に入ると, いつでもどんな集団でも万能なリーダーシップ型は存在せず, 集団の目標や置かれた状況によって, 効果的なリーダーシップ型が異なると考える状況即応理論が提唱されるようになった. さらに, 組織の変革が重視されるようになった1980年代以降には, リーダー1人が組織を変革するのではなく, 集団自体が自己変革能力を育成できるような変革型リーダーシップが注目されるようになった[9]. 最近では, フォロワーが主体的に活動することを促すサーバント・リーダーシップ[10]や, 高い倫理観を持ち自分が大切にする価値観によって部下を導くオーセンティック・リーダーシップ[11]などが注目を集めている.

4　文化と行動

　ある集団のなかで共有されている知識や態度, 行動様式で, 世代間で伝承されているものを文化という. 私たちのこころの性質 (感情, 認知, 意思決定, 動機づけ, 行動など) は文化と表裏一体の関係を持っており, 私たちを取り巻く文化の中でこころが形成され, 形づくられたこころが文化を維持・変化させる.

a. 個人主義と集団主義

　世界には多くの国や文化が存在するが, 対人関係のあり方は, 大きく個人主義と集団主義に分けられる. 個人主義は, 自分自身を他者とは異なる個別の自律的存在とみなし, 他者との関係によって左右されない一定の特性を持っていると考える[4]. 集団主義は, 自分自身を同じ集団に属する周りの人と密接につながった存在とみなし, 個人の自由や自律の欲求よりも集団全体のまとまりを重視する.

b. 相互独立的自己と相互協調的自己

　対人関係のあり方が文化によって異なる理由の1つに, 文化によって形成された自己のとらえ方 (文化的自己観) の違いがある[12]. 相互独立的自己観では, 自分と他者とは独立した存在であるという考えに基づいており, 自分自身の目標を達成すること, ユニークであることを重視する. 相互協調的自己観では, 自分は他者との関係性の中で存在するという考えに基づいており, 他者との協調性, 「空気を読む」ことを重視する. 相互独立的自己観は欧米人に広く共有されているのに対して, 相互協調的自己観は日本人をはじめとする東アジア人に広く共有されているといわれている. ただし, 同じ文化の中でも, 行動に文化的自己観をどの程度取り入れているかは個人によって異なる.

文献
1) Festinger L. A theory of cognitive dissonance. Stanford, CA: Stanford University Press; 1957 (フェスティンガー L, 末永俊郎, 訳. 認知的不協和の理論. 東京: 誠信書房; 1965)
2) Hider F. The psychology of interpersonal relations. New York: Wiley; 1958 (大橋正夫, 訳. 対人関係の心理学. 東京: 誠信書房; 1978)
3) Buss AH. The psychology of aggression. New York: Wiley; 1961
4) 齋藤　勇, 編著. 図説社会心理学入門. 東京: 誠信書房; 2011

JCOPY 498-04829

5）Zajonc RB. Social facilitation. Science. 149: 269-74. 1965

6）山岸俊男, 監. 徹底図解社会心理学. 東京: 新星出版社; 2015

7）Lewin K, Lippitt R, White RK. Patterns of aggressive behavior in experimentally created social climates. J Soc Psychol. 10: 271-301. 1939

8）三隅二不二. 新しいリーダーシップ. 東京: ダイヤモンド社; 1966

9）Bass BM. Leadership and performance Beyond expectation. New York: Free Press; 1985

10）Greenleaf. RK. The servant as leader. Indianapolis, IN: Greenleaf Center; 1970（古川久敬, 訳. 組織デザイン論. 東京: 誠信書房; 1988）

11）George W. Authentic leadership: Rediscovering the secrets of creating lasting value. San Francisco: Jossey-Bass; 2003（梅津祐良, 訳. ミッション・リーダーシップ: 企業の持続的成長を図る. 東京: 生産性出版; 2004）

12）Markus HR, Kitayama S. Culture and the self: Implications for cognition, emotion, and motivation. Psychol Rev. 98: 224-53. 1991

〈島津明人〉

b 行動と社会

- 発症や進行に生活習慣が大きく寄与する,循環器疾患,糖尿病,慢性閉塞性肺疾患,がんなどの慢性の非感染性疾患 non-communicable disease（NCD）が人類の健康に及ぼすインパクトの大きさが認識されている.
- NCD の予防には,個人の意識と行動だけではなく,個人を取り巻く社会による影響が大きいことから,幅広い視点で包括的に施策を展開し,健康リスクを社会全体で低減していく対策が国際的な潮流となっている.
- 健康格差の解消には,個人の生活習慣の変容とともに,健康的な環境を作るための公共政策や地域活動の強化など社会環境の整備を推進する必要がある.

Keyword

格差と健康,健康の社会的決定要因,ソーシャルキャピタル,社会疫学,社会参加,社会生態学モデル,文化能力（cultural competence）

1 個人の行動を変容させるために,社会や環境に働きかけるという視点

　人の行動は,性別や年齢,心理的特性といった個人の要因のみによって規定されるものではなく,周囲の人との関わりや所属する組織やコミュニティ,環境や政策といった複数のレベルの要因によって決定される[1, 2].このことは,個人の行動変容のアプローチ方策も重層的なものが求められることを意味している[3].パブリックヘルス（公衆衛生）は,人間を社会や環境とのかかわりの中で捉え,健康課題の解決を図ろうとする[4].個人へのアプローチや,人と人との関係に働きかける方策から,もう少し視野を広げて,本項では,社会や環境に働きかけることで行動変容を支援する視点について学ぶ.

　パブリックヘルスがターゲットとしてきた疾患や環境は,時代とともに変遷してきた.

　先進諸国において,19 世紀は衛生運動の時代であった.下水道やごみの公共回収,食品衛生の向上,まともな住宅,公衆浴場,安全な労働環境など,生活水準の向上が国民の健康増進に大きく寄与した.19 世紀後半には,細菌学の発展に伴い,病原微生物を対象とする対策が主流となった.20 世紀中ごろから,結核などの感染症や乳児死亡が減少し,それらに変わって,食生活,運動,休養,喫煙,飲酒などの生活習慣（ライフスタイル）が,その発症や進行に大きく関与する慢性の疾患 non-communicable disease（NCD）が増加し,個人の生活習慣の改善やリスク要因の管理による健康実現に重点がおかれるようになった.20 世紀後半に入り,健康は個人的努力だけで達成されるものではなく,社会的環境の整備や資源の開発が必要であるという視点が示され,健康の視点から政策を見直し,環境整備を図ることに着目したヘルス・プロモーションという考え方が WHO のオタワ憲章で提唱された（1986 年）.

JCOPY 498-04829

ここでは，健康の実現のために，個人の責任のある行動とともに，これを支援する社会的な環境づくりに行政が責任を持つべきとされ，わが国においては，厚生労働省の21世紀における国民健康づくり運動（健康日本21）に取り入れられ，個人の生活習慣の変容とともに，健康的な環境を作るための公共政策や地域活動の強化など社会環境の整備が図られている．

2 健康の社会的決定要因と健康格差

1980年代初頭以来，健康の格差・不平等がパブリックヘルスの大きな課題となっている．健康における社会的不平等（不公平）social inequality (inequity) in health とは，国内外でみられる健康の格差で，不当で，不正で，避けることができる，不必要なものである．健康の社会的決定要因 social determinants of health は，人が生まれ，育ち，働き，歳を重ねる環境であり，世界，国，地域レベルでの金銭，権力，資源の分布によって形成されている．

図1に，主要な健康の社会的決定要因と，健康の不平等がもたらされる経路を要約したものを示した．個人の社会的な地位（教育，職業，収入，ジェンダー，エスニシティ）は，その人が所属する社会の，社会経済的，政策的，文化的要因によって決まってくる．政治，経済，社会的資源の配分が不平等であると，種々の経路を介して，健康の不平等が生じてくる．

食生活という行動を軸に健康格差の一例を見てみよう．新鮮な果物や野菜を多く摂取することは，循環器疾患の予防に寄与することがわかっている．国内外のレベルで循環器疾患に関する健康格差が存在し，その関係を説明（媒介）する要因の1つとして，不健康な食生活—必要な栄養素が十分に摂れない，安価なジャンクフードに偏る—があることが，多くの研究で示されている．図2から，ヨーロッパの国々の中で，冠血管疾患による年齢調正死亡率に最大8倍の差（健康格差）があることが見てとれる．東欧諸国やロシアにおいて冠血管疾患死亡が多い原因には，政情不安や経済的な混乱が関連している可能性があるが，1つの事実として，これらの国には果物や野菜の供給量が少ないことが示されている．

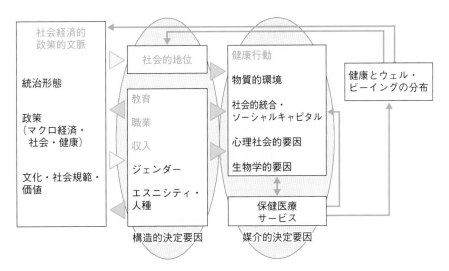

■ 図1 主要な健康の決定要因と不平等にいたる経路
(WHO Health determinants and inequalities から改変)

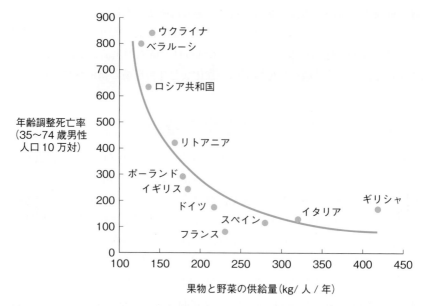

■ 図2　ヨーロッパ諸国における冠血管疾患による死亡率: 果物と野菜の供給量との関連性
（Solid facts. 2nd ed）

　視点を一国の家計レベルに落として，収入と食生活の関連を見てみよう．英国では，主に職業階層で把握される低階層グループに，循環器疾患などの健康問題が集積している．家計の調査で，低所得世帯では，新鮮な果物や野菜といった健康に好ましい食品に十分な費用をかけることができず，安価で高カロリーの食品で栄養を充たしているが，高所得世帯では，家計内で占める金額としては低所得世帯より小さな割合で，果物や野菜を多く摂取していることが確認されている（図3）．

　わが国でも，国民生活基礎調査や国民健康・栄養調査といった代表的なサンプルを用いた大

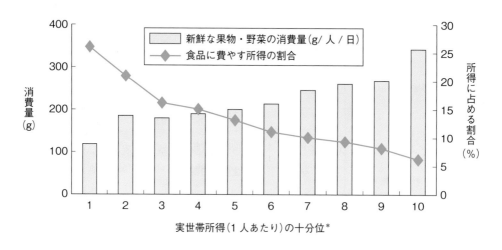

*1＝最低所得，10＝最高所得

■ 図3　所得と新鮮な果物・野菜の消費量および食品に費やす所得の割合の関係（英国調査例）
（WHO. Food and health in Europe: a new basis for action）

JCOPY 498-04829

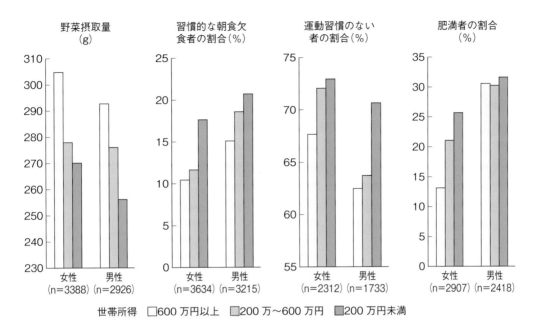

野菜摂取量
(g)

習慣的な朝食欠
食者の割合（%）

運動習慣のない
者の割合（%）

肥満者の割合
（%）

世帯所得　□600万円以上　▨200万～600万円　▨200万円未満

■ 図4　所得と生活習慣に関する状況（20歳以上）
　　（平成22年度国民健康・栄養調査）

規模な調査における解析で所得と生活習慣の関連が検討され，所得の低い層に，野菜摂取や欠食などの食生活に加えて，運動や喫煙，がん検診の受診率など多くの健康行動に関して不健康な生活習慣の保有率が高頻度であることが示されている（図4）.

　健康行動以外にも，背景となる社会構造，政策的，経済的，法的制度に脆弱な人々に，好ましくない環境として偏在し健康問題を生じている要因が，多くの研究で認められている（図1）. 仕事を例にとれば，職業階層の低い肉体労働者は，暑熱などの劣悪な就業環境に曝されやすい（物質的環境）. 職業性ストレスに曝される頻度も職業階層の低い労働者で多い（心理社会的要因）. このほかにも，交感神経系の緊張亢進，視床下部−下垂体−副腎皮質系の制御不全や炎症反応物質などのストレス反応性バイオマーカーと社会経済的要因が関連していることが示されている（生物学的要因）[5].

　個人が有する社会的関係網（ソーシャル・ネットワーク）の大きさや関係の密接さなどのいくつかの次元を総合して社会的統合とよび，そこから供給される情報や手段的な援助，情緒的な関心や評価などはソーシャル・サポートとよばれる. 研究領域によって概念に幅があるが，ソーシャルキャピタルは，人々同士の信頼や結束の強さ，互酬性の規範といった，社会的な関係に内在する資源的な側面で，人々の協調行動を起こすものと広義に定義されている. やはり社会的地位に規定されるこれら個人を取り巻く社会との関係は，心理的ストレスの影響を緩衝したり，行動変容を誘導したりして，個人の健康に影響を及ぼす. 周囲からの働きかけや規範は，健康に取って好ましい側面も，好ましくない側面もある.

　さらに，医療機関の少ないへき地に住んでいる（地理的障壁），金銭的・時間的負担のためにがん検診などの予防的保健サービスを控えてしまう（経済的障壁）といったメカニズムで保健医療サービスへのアクセスが制限され，疾病の発見が遅れて重症化してしまうなどの経路も

ある．

3 メカニズムの解明から集団へのアプローチへ

　社会疫学は，人の健康問題の原因を研究する疫学の一分野で，とくに，健康状態の社会内の分布と社会的決定要因を研究するパブリックヘルスの中の領域の1つである．社会疫学は，疫学で取り扱う個人レベルの要因に，社会レベルの要因を加えて，健康および疾病との関連を多層的なレベルからなる相互関係として捉え，原因の原因（上流）に迫ろうとする．現象として捉えられる健康格差出現のメカニズムが明らかになると，そのどこかに介入して健康格差の予防が可能となる．介入先が上流であればあるほど根本的な解決になる．

　集団に対して健康増進と疾病予防を推進するための戦略的介入の方法には，2つのアプローチがある．ハイリスク・ストラテジーは，疾患を発症しやすい集団に焦点をあて予防活動を行うことを指し，たとえば，スクリーニング検査で高血圧者を同定し，この集団に対する指導や治療によって脳血管疾患の予防を図ろうとするものである．集団全体に対する影響は限定的であるが，ハイリスク集団の健康障害の進行を効果的に抑制することが期待される．もう1つは，ポピュレーション・ストラテジーで，リスクを有する少数の者だけではなく，集団全体に働きかける予防戦略を指し，例としては，集団教育などによる地域における高血圧予防キャンペーンによって集団の血圧平均値を減少させるなどの方策をいう．個人に対する利益は明確ではないが，一人ひとりの変化は小さくとも多くの人々の健康増進に寄与しうる．ポピュレーション・ストラテジーとハイリスク・ストラテジーは，それぞれ補いあうことで最大の予防効果が期待され，それぞれを適切に適用することが求められる．

　ポピュレーション・ストラテジーによる健康増進施策の例を2つ挙げよう．オタワ憲章の精神に則った，人々の行動変容を支援するための，環境を調節する取り組みの1つに健康都市プロジェクト Healthy city project がある．ここで示される健康都市は，より高い健康水準を目指した環境条件の整備に取り組む都市，そのような取り組みに役立つ手法を取り入れている都市をいう．都市環境と健康との関連については，身体活動における研究が多くの知見を提供している．例えば，余暇の散歩やウォーキングは，公園やサービス施設へのアクセス，景観，歩道や自転車道の整備，交通の安全性といったものとの関連性があることが示されている[6]．歩道，自転車道，自動車道の都市環境を整備することによる，健康増進効果や医療費などのコスト低減が期待されている[7,8]．

　しかし，身体活動など，個人が能動的に選択する行動は，その行動を選択する余裕のある集団や，そういった行動が健康によいことを理解できている（リテラシーのある）集団には利益があっても，時間的な制約などでその行動が取れない集団には無益で，結果的に，健康格差を助長してしまう可能性がある（図5）[9]．健康格差を縮めるためには，そこに住むすべての人々が，自然と（無意識に）生活習慣に取り入れられる形の対策が重要である．

　塩分の過剰摂取は，血圧上昇を介して脳血管疾患などの罹患リスクを高める重要なリスクファクターである．現代では食塩の7割を加工食品などから摂っていることから，調理時や食事時に調味料（塩分）を控えるという個人の努力だけでは，有効な減塩は難しい．英国は，国が食品業界に対し商品の塩分削減の自主目標を設定させ，2003年からの7年間で，国民の

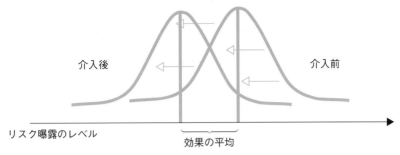

注: 矢印はポピュレーション・ストラテジーにより移動する分布の位置を示す.

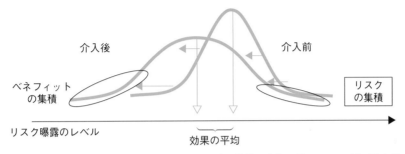

注: 矢印はポピュレーション・ストラテジー後の曲線の変化を示している. 円で囲んだ
部分は, リスクの変動が最もあからさまな部分を示す.

■ 図5 全体に利益をもたらそうとするアプローチが, 最もサービスを必要とする
対象を取り残してしまうことがある
(Frohlich KL, et al. Am J Public Health. 98: 216-21. 2008[9])

塩分摂取量を 15% 削減することに成功した. 同時期に, 脳血管疾患による死亡低下 42%, 虚血性心疾患による死亡低下 40%, 3.0 ± 0.33/1.4 ± 0.20mmHg の血圧低下を観察しており, 2005 年から 3 年間では 2600 億円の医療費の減額を認めている. 個人の食塩摂取量を直接測定してはいないが, 血圧低下の大部分は, 塩分摂取の減量によるものと推定された. 食品業界には, 薄味にすることで消費者離れが起こる懸念があったが, 人間は減塩の味に 6 週間で馴れる (馴化) 根拠を利用し, 塩分を段階的に減らすことで, 誰も気づかずに塩分摂取量を減らすことができたのである. まずは, イギリスのパンの 8 割を製造しているメーカーの業界団体が, 3 年間で食塩の量を 10% 減らす計画を立てて 1g まで減らすことに成功した. このような取り組みで, バターやケチャップも目標を達成した[10].

　健康増進は, 個人の努力と環境の整備によってなされる. 健康の改善を個人の努力に求めるのには限界があり, 社会の仕組みを変えることが必要である. 社会的環境における適切な変化は個人の変化を引き起こすが, 一方で, 集団内の個人のサポートは環境変化を進めるために欠くことができない[11]. 社会構造が及ぼす個人の健康への影響を理解し, 健康な社会をデザインすることが求められる.

健康の社会的決定要因の構造的要因にエスニシティと人種が含まれることに気がつかれた読者もいると思う．本稿の主題とした社会や環境を変えることで，個人の行動を変えようとする枠組みとは異なるが，多様な文化的，言語的背景を持つ人々が共存して生きていくこれからの社会で，行動医学を実践するうえで重要とされているものに，文化能力（Cultural competence）がある．移民を含み，文化的背景を異にする少数のグループには，言語の問題や，未整備な保険制度のために健康の不平等が生じうる．これからの医療者には，自身の所属する集団と異なる行動規範や思考類型を持つ個人やグループにも適切に対応できる能力が求められる．

健康格差解消のために，社会環境の整備の重要性について述べてきた．健康格差の課題に対応する，より個人的な，また，より臨床に近いアプローチとして，社会的処方（social prescribing）が注目されている．社会的処方は，貧困や社会的な孤立など，社会的・情緒的・実用的なニーズを抱える患者（もちろん家族も含む）に関して，そのニーズを解決し得る非医療的なケアを提供する組織や地域活動へとつなぐケアの機会を通して，患者自ら解決策をデザインしていく活動で，英国で始まった．社会的処方による効果として，医療費軽減，救急受診回数減，患者の自己効力感向上，健康格差の解消などが示唆されている．

文献
1）Bandura A. Social foundations of thought and action: A social cognitive theory. Englewood Cliffs, NJ: Prentice-Hall; 1986
2）Sallis JF, Owen N, Fisher EB. Ecological models of health behavior. In: Glanz K, Rimer BK, Viswanath K, editors. Health behavior and health education. 4th ed. San Francisco: Jossey-Bass; p. 465-86. 2008
3）U.S. Department of Health and Human Services, National Institutes of Health, National Cancer Institute. Theory at a Glance — A Guide For Health Promotion Practice（Second Edition）.
http://sbccimplementationkits.org/demandrmnch/ikitresources/theory-at-a-glance-a-guide-for-health-promotion-practice-second-edition/（アクセス日：2023 年 1 月 24 日）
4）Winslow CEA. The untilled fields of public health. Science. 51: 23-33. 1920
5）堤　明純. 健康の社会的決定要因に対するアプローチ. 心身医学. 62: 466-70. 2022
6）Position statement The built environment and walking – Heart Foundation Heart Foundation Position statement The built environment and walking 3 1. The built environment and its impact on walking for transport Compact, connected urban environments with a mixture of densities and land.
https://prod.heartfoundation.org.au/getmedia/74a6cd42-e719-42ed-a1d1-405810e69aa3/Built-environment-position-statement.pdf（アクセス日：2023 年 1 月 24 日）
7）Giles-Corti B, Vernez-Moudon A, Reis R, et al. City planning and population health: a global challenge. Lancet. 388: 2912-24. 2016
8）Jarrett J, Woodcock J, Griffiths UK, et al. Effect of increasing active travel in urban England and Wales on costs to the National Health Service. Lancet. 379: 2198-205. 2012
9）Frohlich KL, Potvin L. Transcending the known in public health practice: the inequality paradox: the population approach and vulnerable populations. Am J Public Health. 98: 216-21. 2008
10）He FJ, Pombo-Rodrigues S, MacGregor GA. Salt reduction in England from 2003 to 2011: its relationship to blood pressure, stroke and ischaemic heart disease mortality. BMJ Open. 4: e004549. 2014
11）McLeroy KR, Bibeau D, Steckler A, et al. An ecological perspective on health promotion programs. Health Educ Q. 15: 351-77. 1988

〈堤　明純〉

c　行動医学と生物統計学

ここで
学ぶこと

- 行動医学においては，生物学や医学への応用分野である生物統計学を用いて，臨床実践の科学的根拠を示す．
- 研究を実施する前に，臨床的疑問を明確化し，適切な研究デザイン（コホート研究，ケースコントロール研究，クロスセクショナル研究，無作為化比較試験など）と統計的解析を選択する．
- 科学的根拠に基づく実践においては，1つの研究の統計的な差の有無ではなく，複数の研究の効果量を統合したメタ分析に基づく意思決定が必要になる．

Keyword

生物統計学，臨床的疑問，研究デザイン，一般化線形モデル，EBM，メタアナリシス，GRADE システム

1　行動医学と生物統計学

　行動医学とは，行動科学の研究成果に基づき，行動療法的技法の医学領域での応用，慢性身体疾患の治療援助，健康管理の問題への対処などを行う領域とされる[1]．行動医学の基盤となる行動科学は，人間の行動を理解することを中心課題とし，実験，調査，測定によって得られたデータの統計的解析に基づいて実証科学的に結論を導くことを特徴とする[1]．そのため，統計学，特に生物学や医学への応用分野である生物統計学は，行動医学の研究と臨床実践において重要になる．

　統計学において，患者から得られたデータを整理して記述することも重要である．しかし，多くの研究は，手元のデータからその疾患全体について推測することを目的としている．ある疾患 X に罹った患者集団を母集団としたとき，目の前の患者から得られたデータは，その母集団から抽出された標本データとなる．そして，得られた標本データから最終的に母集団を特徴づけるパラメータを推測する．

　例えば，疾患 X に罹った患者に対して，治療 A と治療 B の効果を比較したとき，得られた標本データでは，治療 A の方が治療 B よりも症状が低下していた．しかし，この結果がそのまま，疾患 X に治療 A が有効という結論にはならない．疾患 X に対する治療 A の効果については，統計学を用いて確率的に推測する必要がある．生物統計学では，標本データでの治療 A と治療 B の差は，両治療に差がないという仮説の元で，それがどのくらい稀なことかどうかを検討する．そして，標本データでの治療 A と治療 B の差が，差がない前提の場合に5%以下の確率で生じるくらい稀なことならば，差がないという仮説（帰無仮説）を棄却して，差があるという仮説（対立仮説）を採用する．このような手続きにより，標本データから，母集

団について確率的に推測する.

2 臨床的疑問の定式化

生物統計学の研究や臨床への適用は，臨床的疑問の定式化から始まる．臨床的疑問の定式化を行うことで，漠然とした臨床上の問題と研究を結びつけることができる．臨床的疑問の定式化では，PICO と PECO が用いられる．PICO は，誰に？（Patient），何をすると？（Intervention），何と比較して？（Comparison），どうなるのか？（Outcome）という疑問の頭文字をとったものになる[2]．一方，PECO は，誰に？（Patient），何によって？（Exposure），何と比較して？（Comparison），どうなるのか？（Outcome）という疑問の頭文字をとったものになる[2]．例えば，成人のうつ病に対する認知行動療法のうつ症状への効果について調べたいときは，P：成人のうつ病，I：認知行動療法，C：通常治療，O：うつ症状というように臨床的疑問を定式化する．PICO は介入の効果を調べる介入研究において使用し，PECO は疾患の原因，関連要因，予後などを調べる観察研究において使用する．漠然とした臨床上の問題を研究する際に，臨床的疑問を定式化することで，対象者の適格基準や適切な研究デザインを明確にすることができる．また，臨床実践を行う上でも，PICO と PECO を明確化することで，臨床的疑問に答えてくれる既存の研究を検索することが可能になる．なお，このような科学的根拠に基づく医療を Evidence Based Medicine（EBM）とよぶ．

3 研究デザイン

臨床的疑問が明確になったら，その疑問を検討する上で最適な研究デザインを明確にする．生物統計学の研究デザインには，大きく分けて観察研究と介入研究がある．観察研究の研究デザインとして，コホート研究，ケースコントロール研究（症例対照研究），クロスセクショナル研究（横断研究），介入研究の研究デザインとして無作為化比較試験がある．それぞれの研究デザインにおける変数と時間との関係を図1に示す．

クロスセクショナル研究では，同時点における曝露と症状（疾患）の有無との関連を検討する．曝露とは，症状や疾患に関連する状態や要因というような意味になる．クロスセクショナル研究は同時点での調査のため，曝露が原因で症状が生じているという因果関係については結論を出せない欠点がある．しかし，その分，調査にかかるコストや負担が小さい利点があり，因果関係の検討が目的ではない有病調査や診断精度研究では有用なデザインになる．

ケースコントロール研究では，現時点において症状（疾患）のある群と適切な対照群を対象にして，過去の曝露経験を比較する．ケースコントロール研究は，比較的コストが低いことと，クロスセクショナルに比べると，時間的な関係から曝露が原因となって疾患が生じたという因果関係について検討できるという利点がある．しかし，現在の状態から過去を振り返るという後ろ向きなデザインとなっており，曝露の有無の情報の信頼性や妥当性は低い可能性がある．

コホート研究では，ある時点から一定期間にわたって追跡調査を行って，曝露の有無と最終的な症状（疾患）の有無の関係を検討する．基本的にコホート研究は前向き研究になり，曝露

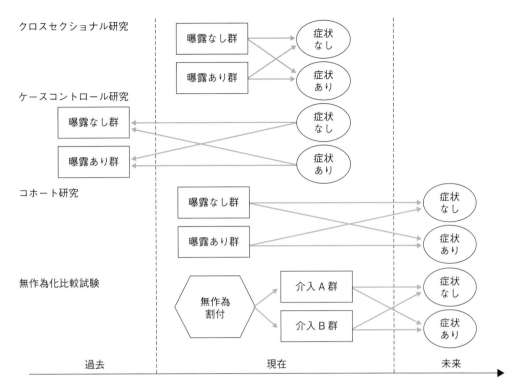

■ 図1　各種研究デザインについて

と症状（疾患）との因果関係を検討する観察研究の中では最も妥当性の高い方法といえる．しかし，研究開始時点では発症するかどうかわからない対象者に調査を行うため，研究の規模が大きくなり，追跡調査にかかる費用などのコストが高くなる点や，稀な疾患については研究が難しい点がある．

　観察研究の中で最もバイアスが少ないと考えられるコホート研究でも，曝露と症状の有無との関係に影響する第3の因子が存在する可能性がある．例えば，効果を検証する治療Cに強い副作用がある場合，動機づけの高い患者のみが治療を受ける，もしくは治療を継続するかもしれない．治療Cが他の治療よりも効果が高いのは，そのような動機づけの高い患者が多いからかもしれない．動機づけのように介入と結果の関係に影響する第3の因子を交絡因子とよぶ．このような交絡因子を小さくするには，統計的解析による調整をするか，研究者が人為的に介入の有無への割付を行う介入研究が必要になる．無作為に割付を行った介入研究は，無作為化比較試験とよぶ．無作為化比較試験では，無作為化が崩れないように対象者がくるたびに第三者がコンピュータを用いて割付を行うなどの工夫が必要になる．また，どの介入に割付られたか患者・治療者・効果評価者が知ることによる影響を排除するために，盲検化する手続きも必要になる．無作為化比較試験は，観察研究では統制できない交絡因子を統制できるが，研究のコストが高い点や内容によっては倫理的な観点から研究できないなどの欠点もある．研究の実施や研究の批判的吟味においては，研究デザインの理解が必須になる．研究デザインについては，中村（2013）[3] や木原ら（2014）[4] が参考になる．精神疾患の研究に関しては，古川（2000）[5] が参考になる．

4 統計的解析

　生物統計学において，研究デザインと統計的解析は車の両輪となる．適切な研究デザインを選択した上で，その研究デザインとデータに合った統計的解析を行うことが大切である．これまで多くの統計的解析が提案されている．生物統計学の初学者向け書籍では，t検定，分散分析，相関分析，回帰分析，χ^2検定，ロジスティック回帰分析などが解説されている[6]．統計的解析の学習では，「独立な2群の差を検討する場合は，t検定を行う」などのように，どのようなデータと目的に，どの解析を用いるのかをペアにして学習することが多い．

　しかし，統計的解析の名前は，データや目的に合わせて命名されているわけではないため，統計的解析名とデータや目的との間に規則性があるわけではない．これは，初学者が統計的解析を学習する上で，障壁となるかもしれない．このような状況を俯瞰した形で整理する枠組みとして，一般化線形モデルという考えがある．一般化線形モデルでは，「y＝β_0＋β_1x$_1$」のような回帰モデルで各種統計的解析を説明できる（yは結果・従属変数，x$_1$は説明変数，β_0は回帰式の切片，β_1はx$_1$の傾き）．何か（説明変数）から，何か（結果・従属変数）を説明する統計的解析を整理したものを**表1**に示す．まず，説明変数と結果変数の両方が連続変数の場合，単回帰分析や重回帰分析を用いる．単回帰分析は説明変数が1つの場合であり，「y＝β_0＋β_1x$_1$」となる．重回帰分析は説明変数が2つ以上の場合であり，「y＝β_0＋β_1x$_1$＋

■ 表1　一般化線形モデルによる分析の分類について

		分析軸（説明変数）	
		連続変数	質的変数
比較したいもの（結果変数／従属変数）	連続変数	単回帰分析重回帰分析	t検定分散分析
	質的変数（あり／なしなどの二値）	ロジスティック回帰分析	ロジスティック回帰分析χ^2検定

（西内 啓. 統計学が最強の学問である. 東京: ダイヤモンド社; 2013[7] の図表25を一部改変）

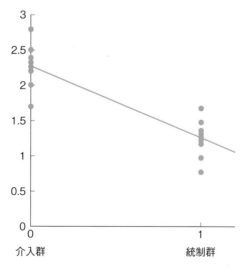

■ 図2　一般化線形モデルによる群間差の検討

JCOPY 498-04829

$\beta_2 x_2$」のように，説明変数とその傾きが増える．単回帰分析と重回帰分析は名前の通り回帰モデルで説明できる．

次に，結果変数が連続変数，説明変数が質的変数の場合，比較する群が2群以下のときはt検定，比較する群が3群以上のときは分散分析を用いる．説明変数の質的変数に便宜的に2つの数値（ダミー変数）を与えることで，t検定や分散分析も一般化線形モデルで説明することができる（図2）．回帰直線は各群の平均値を通るため，回帰直線の傾きの大きさから平均値差の大きさを検討することができる．分散分析も同様であり，要因を増やす場合は説明変数を追加し，交互作用を検討する場合は交互作用項を追加する．結果変数が質的変数のロジスティック回帰分析も一般化線形モデルの一種である．このように，一般化線形モデルの観点から，各種統計的解析法を整理することができる．なお，行動医学研究においては，個人差や反復測定におけるばらつきなどが存在する．こういった個人差やばらつきなどのランダム効果をモデルに組み込んだものとして一般化線形混合モデルも存在する．一般化線形モデル，および一般化線形混合モデルについては，久保（2012）[8] が参考になる．

> t検定の提唱者のウィリアム・ゴセットは，勤務先のギネス社から論文で本名を使うことを許されなかった．そのため，Student というペンネームで論文を書いていた．「Student の t 検定」とよばれるのは，そのためである．

5 研究結果の評価と推奨

行動医学研究の目的は，臨床実践に利用可能な科学的根拠を得ることになる．科学的根拠の評価では，統計的に有意な差があるかどうかという二分法的思考になってしまいがちであるが，有意な差だけでなく，どのくらいの大きさの差なのか，その差がどのくらい信頼できるのかどうかも重要になる．差がどのくらいの大きさなのかについては，効果量を用いる．例えば，介入群と統制群との症状評価尺度の平均値の差は，非標準化効果量とされる．しかし，平均値差は，使用している評価尺度の種類によって解釈が変わってくる．そこで，平均値差を群間でプールされた標準偏差で割った標準化効果量を用いる．得られた差がどのくらい信頼できるのかについては，信頼区間を用いる．信頼区間は，真の値がどのような数値の範囲に含まれるかを確率的に表したものになる．つまり，何度も研究を繰り返したときに，真の値がその区間に含まれる確率が信頼水準（95％ など）を満たすものが信頼区間である（大雑把ないい方をすると，100 回研究したら 95 回は真の値が当該区間に含まれるという意味である）．研究における効果を考える際には，効果量や信頼区間も考慮する必要がある．

さらに論文に効果量が記載されていれば，複数の論文の効果量を統合することも可能になる．臨床的疑問に対応した論文を系統的に集めて論じる方法を系統的展望とよび，集めた論文からデータを抽出し，統計的手法を使って1つにまとめる方法をメタアナリシスとよぶ[9]．良質な無作為化比較試験のメタアナリシスは，臨床的疑問に対する科学的根拠として質が高い．このように，1つの研究で有意な差があるかどうかの二分法的思考ではなく，過去から現在までの結果を蓄積した上で効果量を統合して判断するメタアナリシス的思考が EBM において重要になってきている．例えば，コクラン共同計画は，系統的展望を収集しており，実践家はそ

の知見を参照できる．そして，科学的根拠の質と推奨度を評価する枠組みとして，Grading of Recommendations Assessment, Development and Evaluation（GRADE）がある[10]．GRADE では，系統的に文献を収集し，データ統合と科学的根拠の質を評価する．その上で，その介入による望ましい効果／望ましくない効果のバランス，患者の価値観や好み，利益とコスト・資源のバランスなどを考慮して，最終的な推奨度を評価する．

　生物統計学の観点から行動医学研究を行う場合，明確で実践的な臨床的疑問を立て，その臨床的疑問に対して適切な研究デザインと統計的解析を用いる必要がある．そして，そのような研究を蓄積し，系統的展望を行った上で，実践家が利用しやすい形式（例えば，診療ガイドラインなど）で提供されることが必要とされる．

文献
1）熊野宏昭. 行動医学. In: 中島義明, 他編. 心理学辞典. 東京: 有斐閣; p. 254-5. 1999
2）福原俊一. リサーチ・クエスチョンの作り方: 診療上の疑問を研究可能な形に. 3 版. 東京: 認定 NPO 法人健康医療評価研究機構（iHope）; 2015
3）中村好一. 基礎から学ぶ楽しい疫学. 4 版. 東京: 医学書院; 2020
4）木原雅子, 木原正博. 医学的研究のデザイン: 研究の質を高める疫学的アプローチ. 4 版. 東京: メディカル・サイエンス・インターナショナル; 2014
5）古川壽亮. エビデンス精神医療: EBP の基礎から臨床まで. 東京: 医学書院; 2000
6）対馬栄輝. 医療系研究論文の読み方・まとめ方: 論文の PECO から正しい統計的判断まで. 東京: 東京図書; 2010
7）西内　啓. 統計学が最強の学問である. 東京: ダイヤモンド社; 2013
8）久保拓弥. データ解析のための統計モデリング入門: 一般化線形モデル・階層ベイズモデル・MCMC. 東京: 岩波書店; 2012
9）野口善令. はじめてのメタアナリシス: お金をかけなくてもできる臨床研究入門. 2 版. 東京: 認定 NPO 法人健康医療評価研究機構（iHope）; 2012
10）相原守夫, 三原華子, 村山隆之, 他. 診療ガイドラインのための GRADE システム: 治療介入. 3 版. 東京: 中外医学社; 2018

〈国里愛彦〉

JCOPY 498-04829

a　行動科学と健康科学

ここで
学ぶこと

- 行動科学の定義と目的，活動を理解する．
- 全人的医療の理念と意義，実際がわかる．
- 健康の概念の多様性を知る．
- 健康科学の定義と目的，活動を理解する．
- 補完・代替医療の理念と意義，実際がわかる．

Keyword
....

行動科学，健康科学，健康の概念，全人的医療，補完・代替医療

1　行動科学とは

　行動科学（Behavioral Science）の定義はいろいろあるが，簡単に言えば「人間の行動に関する一般法則を体系的に究明しようとする学問」となろう．心理学を中心にした，社会科学や自然科学などの学問を包括する上位概念が行動科学である[1]．

　その方法は，科学的であり（調査，実験，測定），対象を客観的，実証的に扱うことに特徴（観察可能，数量化，再現性の重視）がある．行動科学の範囲は，基礎領域として，生体（人間と動物）の生物学的行動の微視的視点から，応用領域として，現実世界の中で，具体的な解決策を考える巨視的視点までと幅広い．この意味で，学際的な立場から得られた人間行動に関する知識を，適応過程に向けての行動の予測と制御のために応用する実践科学でもある（図1）．

2　行動科学の発展

　行動科学はけっして新しい学問ではない．約75年の歴史を持つ．1946年，米国の心理学者 Miller JG らが，生物科学と社会科学にまたがる学際的な分野として，「Behavioral Sci-

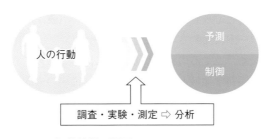

■ 図1　行動科学の概要

ences」という名称を用いたのが始まりだといわれている．この時期は，第二次世界大戦で復員した退役軍人に対するケアのあり方が，大きな社会問題であった．

科学的な視点に基づいて人の行動に関する調査や研究を進め，加えて，具体的なケアをも実践できる専門職として科学者‒実践家を育成する環境が整えられた．現在，行動科学は，患者と医師の関係を学ぶうえで，「患者のこころや行動を理解するための基本的な理論を身につける学問」として，米国の医学校では必修科目である．米国医師国家試験（United States Medical Licensing Examination: USMLE）の科目の1つとして，重要な役割を担っている[2]．

3 わが国における行動科学の最近の動向

わが国でもまた，米国の動向を受けて，1970年から1980年代にかけて，国内に新設された医科大学の教養科目として「行動科学」がさかんに取り入れられた．しかしながら，その学習内容は各大学の裁量に任せられた経緯もあり，十分に普及しなかった．ところが近年，医学部のコア・カリキュラムにおいて，「人の行動と心理」を新規科目として取り入れる動きがあり，「行動科学」に再び注目が集まっている[3]．

その理由として，2023年から米国内において医学の臨床研修を受ける場合，世界保健機関（WHO）の下部組織である世界医学教育連盟などの国際基準を満たした大学の卒業生でなければ研修を受けることができなくなる．基準の1つの要件として，「行動科学」の履修が挙げられている．これは，患者‒医師関係を学ぶ上で，患者のこころや行動を理解し，効果的なコミュニケーションを交わすための基本的な理論とスキルを学ぶ学問として，行動科学が位置づけられていることによる．

一方，日本行動科学会（JABS）は，行動の総合的な科学を構築するための学際的な研究交流の場として，1993年に設立され，日本学術会議の活動に参加する学術団体である．動物の行動をモデルとしつつ，その臨床応用を試みるさまざまな背景を持つ専門家集団が，人間行動の理解に取り組んでいる．

4 行動科学のテーマと範囲

JABSのHP（http://www.jabs.jp/）を参照しながら，行動科学の内容を模式的に示す（図2）．「行動科学」は，1つの専門分野（discipline）として，固有の対象と研究方法を前提としていない．USMLEの「Behavioral Science」の標準カリキュラム[2]に即して，行動科学と心理学が扱う「人の行動と心理」のテーマをリストした（表1）．行動科学の世界が，健康・生活・人生というキーワードに集約されることがわかる[4]．

現在の行動科学は，長く「こころの科学」の世界に閉じこもってきた心理学を，情報科学や神経科学，医学などの先端科学領域と結びつけている．従来の人間行動を拡張し，拡大する社会のニーズに応えている：人間の高次精神・認知機能を理解する新たな行動実験パラダイムの提案，行動経済学では，行動選択の損失と利益にかかわる意思決定過程の検討，社会的認知や社会的行動に関わる脳構造と機能（社会脳）の連関の探究，医療場面でのヒューマンエラー対

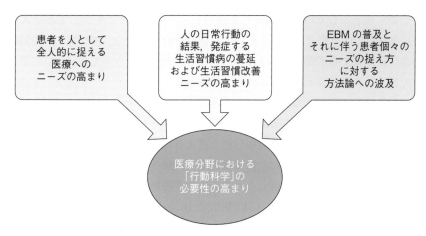

■ 図2　医療における行動科学の意義

■ 表1　行動科学と心理学の活動内容の比較

行動科学のテーマ	心理学のテーマ	心理学の分野	キーワード
ライフサイクル: 妊娠から就学期前	発達, 教育, 動機づけ, 感情, 言語, 思考	発達心理学, 教育心理学, 感情心理学, 認知心理学	人生
ライフサイクル: 就学期, 青年期, 成人期, 発達の問題			
ライフサイクル: 加齢, 死, 悲嘆			
行動の遺伝学, 解剖学, 生化学, 生理学	本能, 生体電気現象, 感覚, 知覚	動物行動学, 知覚心理学, 生理心理学	
精神疾患を有する人の生物学的アセスメント	臨床, ストレス, 条件づけ, カウンセリング, 心理療法, 知能, パーソナリティ	臨床心理学, パーソナリティ心理学, 社会心理学, 文化心理学	健康
精神分析の理論, 学習理論, 心身医学			
知能, パーソナリティと達成の臨床評価			
物質乱用			
正常睡眠と睡眠障害			
統合失調症, 気分障害, 不安, 身体化症状, 虚偽性障害, 人格障害, 摂食障害などの精神疾患			
生物学的治療（精神薬理学など）, 心理学的治療			
家族, 文化と病気			
性（セクシュアリティ）, 攻撃性			
医療者−患者関係	対人関係, コミュニケーション	コミュニケーション心理学	生活
医療における法律と倫理	法律と倫理	法心理学	
ヘルスケアの現状	健康	健康心理学	
公衆衛生学			
生物統計	心理統計	心理統計学	

策, 災害や事故発生の際の避難誘導行動, 安全, 安心な街づくりのデザインなど[5].

5　行動科学の意義

　第1に, 従来の医学部教育を是正するために, 医師のコミュニケーション能力の向上が求

められている．患者をひとりの人間として理解し，診察することを旨とする全人的（ホリスティック）な医療では，患者の考えや思い，価値観の違いなどの"個別性"への対応が必要である．心や行動に関する基礎理論を学んで，人間を総合的にとらえて理解し，対話をする「行動科学」のコミュニケーション教育が改めて見直されている．

第2に，今日大きな問題となっている生活習慣病の存在である．運動や食事の習慣，喫煙，休息や睡眠などのライフスタイルのあり方が病気の成り立ちと非常に密接に関係している．つまり，その人の行動の問題である．問題行動を支えるその人のパーソナリティなど，健康に関する知識や信念，健康価値などを総合的に研究し，行動変容の法則性を解明することができれば，疾病の発症を予測したり，制御したりすることが可能になる．

第3に，実証に基づく医療の実践（Evidence-Based Medicine: EBM）の限界を補完する．EBMの医療は，疫学的な平均的な指針である．対象とする人の独自な日常生活と人生を考慮した支援においては，患者の語りと世界を重視するナラティブ・アプローチの要素が必要となる．患者とともに治療方針を決定するための意思決定の一助として，行動科学の知見とスキルに期待が寄せられている（図3）．

6 全人的医療の展開と実践

今日の医療の現場では，患者や地域住民と効果的なコミュニケーションを図ることで，「社会」という現実世界で暮らす「こころ」と「からだ」を持った人間の心理と行動の適応を創出することが求められている．対象とするその人の価値観を踏まえ，日常生活における健康習慣の形成と幸福な生き方（ウェルビーイング），人生の質（QOL）を支援する．これら全人的医療の専門的活動は，以下のような特徴を有する[6]．

第1に，生物心理社会学的（Bio-Psycho-Socio）モデルにもとづく健康と病気の現象理解であり，実践である．患者の疾患や症状にのみ焦点を当てるのではなく，患者を「病を持った人間」として全人的に把握する．従来の医療の行き詰まりや医学教育の問題解決に向けた方策

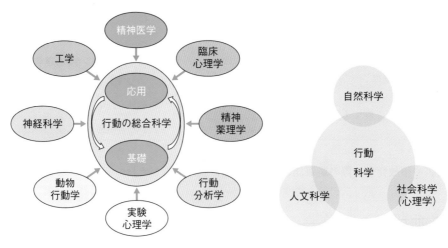

■ 図3 行動科学の概念図

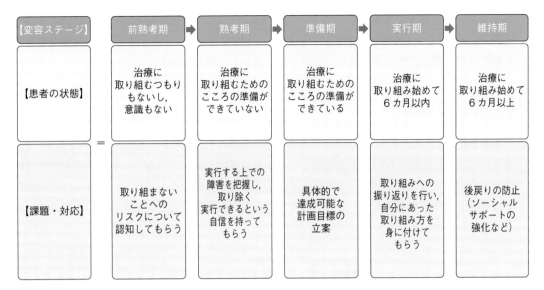

■ 図4　患者の治療に対する行動変容のステージ

として，病気と治療がその人の心理・社会的側面に影響を及ぼすこと，あるいは逆に，その人の心理・社会的要因が病気と健康の結果を左右することなど，システム論的な理解である．

　第2に，病気や薬に関する一般的な医療情報に加え，人のこころや行動に関する基礎理論を学び，さらに患者の行動に着目することは，患者の課題を合理的に理解することに役立つ．たとえば，患者が今，治療に対する行動変容ステージがどの辺りにあり，どのような働きかけがあれば，望ましい行動を起こすのかという，行動科学的な見方ができる（図4）．このアプローチを通じて，患者への具体的な援助方法を見出せたり，患者の治療満足度を高められたりする．

　第3に，患者との信頼関係を構築し，相手がどんな日常生活の中で，どのような問題を抱えているのかを想像できるようなコミュニケーションを図る．今後，在宅管理など，患者の生活により踏み込んだ支援が求められるにつれて，症状を「症状を訴える行動」として理解し，その変容を目指すことがますます必要となる．心理状態を含む行動の評価は，患者からどのような情報を，どのようにして得たらよいのかといった治療的コミュニケーションを促進する．

　第4に，全人的医療では，従来のお任せ医療から，患者が自己決定と自己責任を担う参加型への医療を促す．とくに，生活習慣病の予防とメンタルヘルス改善に向けて，望ましいライフスタイルの形成といった自己調節的な行動的介入法（たとえば，バイオフィードバック訓練やストレスマネジメント）が主要なセルフケアとなる．

7　健康科学とは

　健康科学（Health Science）もまた，数ある保健医療に関係する諸学科を包摂した健康づくりにかかわる総合科学であり，その対象と活動範囲も広い．「健康科学」には，心身の弾力性（復元力）を図るために，4つのレベルに関係する理論と方法がある．第1に，「病気になったとしても，すぐに健康に押し戻す科学」．第2に，健康変調の自覚症状はあるが，疾病

バイオマーカーはまだ異常値を示さない段階（未病）で，「健康から未病に陥らないようにする科学」．第3に，「未病から病気にならないようにする科学」．第4に，「現在の健康をさらに高める健康増進（ヘルスプロモーション）の科学」である（図5）．

8 健康の概念

世界保健機関（WHO）の憲章（1948）の前文において，健康の定義がなされている．「健康とは，たんに疾病がないとか虚弱でないとかを意味するものではなく，身体的にも精神的にも社会的に完全に良好な状態（well-being）にあることをいう」．しかしながら，「完全に良好な状態」とは何かとなると，いろいろな意見があり，専門家のコンセンサスが十分にとれて

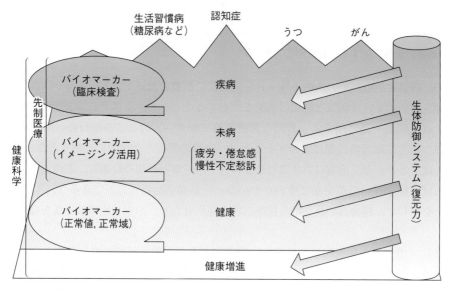

■ 図5　健康科学の概念図
(http://www.chsi.osaka-cu.ac.jp/outline/healthscience/) (アクセス日：2022年12月26日)

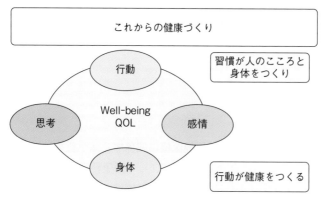

■ 図6　QOLから考えるこれからの健康づくり

JCOPY 498-04829

いないのが現状である[7].

　そこで，健康の指標としては，主観的な観点と客観的な観点からのアセスメントが行われる．たとえば，前者の評価では，生活満足度調査やQOL（クオリティ・オブ・ライフ）評価尺度などがあり，後者の評価では，医学的な臨床検査値，生理心理学的な客観的指標がある．近年，QOLから考えるこれからの健康づくりとして，ポジティブな健康習慣を手段として，いきいきとした日常生活を送り，ひいては豊かな人生を紡いでいく，その人の生き方や価値観と関連づけた働きかけが重視されている（図6）．

9　健康科学の発展

　「健康科学」が目指す健康づくりは，1986年に採択されたオタワ憲章の理念にもとづく．ここでは，「ヘルスプロモーションとは，人々が自らの健康をコントロールし，改善する能力を高めていくプロセス」と規定されている．また，「身体的，精神的および社会的に完全に良好な状態である健康」は，「生きていくことの目的でなく，社会的ならびに個人的な資源」と考える．

　わが国においても，オタワ憲章などの新しい見解を踏まえて，1999年には，健康に関わる分野のシステムの統合とマンパワーの開発を念頭においた日本健康支援学会が発足した．ヘルスプロモーションや健康支援の理論的構築とその実践的研究を目的としている．健康に関連する心理学，社会学，保健，福祉，看護，医療，リハビリテーションといった各専門分野の人たちが，支援される側の立場に立った健康支援の包括ケア活動を行っている[8].

10　健康科学の専門的活動，意義

　健康科学は，人が人生を健康に過ごすための理論的構築とその実践的研究を統合する包括ケアを行う学問である．生活習慣病やメンタルヘルス障害が社会問題化する時代背景を受けて，健康問題と健康創生への新たなアプローチが必要とされている[9].

　健康は多面的な現象である．疾病や障害を軸に考えれば，疾病や障害を予防すること，そして，その過程をストップさせる対策が重要である．これに対して，QOLを軸に考えれば，日々の生活と人生（life，ライフ）の質を向上させる，予防的な視点が重要視される．健康科学は，この両面に対して健康を阻害している要因を取り除いたり，健康を促進する要因（強み，長所，資産）を開発するために研究したり，実践したりしている．

11　健康科学と代替医療

　情報と手段が多様化する健康科学分野において，健康支援を提供する側と受ける側とが一緒になって考え，最適・最善な対処法を選択するためには，西洋医学のほかに代替療法を融合させた統合的な医療の手法を採り入れることも必要となってきている．前述したように，身体と精神の両面から関わっていく全人的（ホリスティック）医療は，体の局所の異常を治療するだけでなく，体全体の異常や失調，こころや環境（自然環境や人間関係を含む）などとの調和を

配慮した医療である．全人的医療とともに，疾病の予防や健康増進をも重視し，個々のライフスタイルや生活環境を含めた日常的なケアを生涯にわたって行う，「個の医療」ともいえる補完・代替医療は，生命機械論に立つ西洋医学の欠点を補う有用性がある．

補完・代替医療の1つにアロマテラピーがある．クスノキは，急性ストレス状況下において副交感神経系を活性化させ，中枢ノルアドレナリン神経系の活動を抑制する作用があり[10]，希釈した芳香性のある精油（エッセンシャルオイル）を芳香浴（香りを嗅ぐ）やアロマバス，アロママッサージとして病気の治療や症状の緩和に用いられている．アロマテラピーは，手軽で効率よく行える手段であり，今後，全人的（ホリスティック）な医療やヘルスプロモーションに対する健康支援の方法の一助としての研究成果の積み上げが期待される．

文献
1）日本健康心理学会, 編. 健康心理学事典. 東京: 丸善出版; p.44-5. 2019
2）Fadem B. Behavioral science. 8th ed. Philadelphia: Wolters Kluwer; 2021
3）高瀬堅吉. 行動医学のコア・カリキュラム提案に向けた JABS の取り組みと求められる役割. 行動医学. 20: 52-7. 2014
4）磯　博行. 他領域で学ぶ人のための行動科学入門. 大阪: 二瓶社; 2002
5）津田　彰, 編. 医療の行動科学Ⅱ. 京都: 北大路書房; 2016
6）津田　彰. ストレスと健康支援の心理学. 心理学ワールド. 51: 17-20. 2010
7）日本 WHO 協会. 健康の定義. https://japan-who.or.jp/about/who-what/identification-health/（アクセス日: 2022 年 12 月 26 日）
8）日本健康支援学会, 編. 健康支援学入門. 京都: 北大路書房; 2001
9）津田　彰, 馬場園　明, 編. 健康支援学. 現代のエスプリ. no.440. 2004
10）岡村尚昌, 津田　彰, 矢島潤平, 他. メンタルストレス・テストに対する心理生物学的ストレス反応の回復過程を促進する天然クスノキ精油の効果. アロマリサーチ. 13: 64-8. 2012

〈津田 彰　石橋香津代　谷 佳成恵〉

JCOPY 498-04829

b 行動と心身医学

- 心身医学は，比較的広い行動医学の領域の中で，心身相関を扱う学問である．
- 心身症の診断は，心理社会的ストレスによって発症・増悪する身体疾患に対して下すものである．
- 心身医学的治療とは，単に心理療法のことをいうのではなく，十分な身体疾患への治療の上に，行動医学的治療を含めた薬物療法，心理療法を実施するものである．

Keyword

心身医学，心身症，うつ病，神経症，evidence-based medicine（EBM），quality of life（QOL）

　心身医学（psychosomatic medicine）は，比較的広い行動医学の領域の中で，心身相関（psychosomatic relation or mind-body interaction）を扱う学問といってよいであろう．心身医学が臨床的に重要な位置を占めるのは，疾病を治し，健康を回復し，保持する医（medicine）の本流であり，臨床医学の本道である内科学（medicine）においてである[1]．内科学を外科学と対比すると，メスを使い手術を行うのが外科であり，メスを使わずに治療を実施するのが内科であって，これが臨床医学の基幹を占めることも異論はなかろう．どのような臨床科にとっても，内科の基礎知識が患者を診療する上で重要である．心療内科は心身医学を臨床応用する内科の1分野であるが，同時に，行動医学を臨床的に実践するのに最も好適な臨床科であるといえよう．

1　心身医学の診断学

a. 心身相関に基づく診断

　心身医学の診断学は心身相関現象に基づく独自の特徴を持っている．成人や青年では，あらかじめ外科，整形外科，眼科，耳鼻咽喉科，精神科などの診療科の専門疾患であることが自明である場合を除いて，愁訴を持つ患者は内科を受診するのが普通である．内科では患者の主訴，現病歴，既往歴，家族歴，生活行動を分析し，次いで診察を行い，ここまでの所見に基づいて鑑別診断リストを作り，その候補病名に基づいて臨床検査を施行し，確定診断あるいは暫定診断を下す．心療内科においては，これらに心理面接と心理検査が加わる．

b. DSM-5 の利用方法

　心身医学では，精神面の診断はアメリカ精神医学会刊行の Diagnostic and Statistical Manual of Mental Disorders, 5th edition（DSM-5）が参考になる[2]．すなわち，精神疾

患，臨床的関与の対象となることのある他の精神状態，パーソナリティ障害，精神遅滞，一般身体疾患，心理社会的および環境的問題，機能の全体的評価から患者の全貌をみて診断を下す．ただし，DSM-5 は精神医学の体系に沿っており，このままでは身体疾患の診断が前提となる内科学・心療内科学の立場からは，実用的ではない．心身症も「臨床的関与の対象となることのある他の精神状態」の中の「他の身体疾患に影響を及ぼす心理的要因」という長く不便な病名に分類されている．したがって，通常は，第1に身体疾患の診断を下し，第2に精神疾患もしくは臨床的関与の対象となることのある他の精神状態を診断する．さらに，もしあれば，第3にパーソナリティ障害，精神遅滞を診断し，心理社会的および環境的問題，機能の全体的評価を診療上重要な情報として活用してゆくのが通常である．重要な概念は，個々の患者の状態を多軸的に正確に診断することであり，心身症や精神疾患は身体疾患の除外後に初めて診断されるだけの除外病名ではない，ということである．例えば，狭心症の患者に全般性不安症が診断されることもある．

c. 心身症の診断

日本心身医学会では心身症を「身体疾患の中で，その発症や経過に心理社会的な因子が密接に関与し，器質的ないし機能的障害が認められる病態をいう．ただし，神経症やうつ病など，他の精神障害に伴う身体症状は除外する」と規定している[3]．すなわち，心身症とは，単一疾患概念ではなく，病態概念である．しかし，これでもまだ議論される部分がある．例えば，心理社会的ストレスにより，腹痛と下痢をきたす過敏性腸症候群（irritable bowel syndrome: IBS）の患者は心身症と診断してよいが，同一患者が DSM-5 の全般性不安症の診断基準を満たすことも稀ではない．ところが，「神経症やうつ病など，他の精神障害に伴う身体症状」は心身症から「除外する」という定義より，心身症としての IBS と全般性不安症は並列して診断され得ない，としばしば誤解されている．しかし，心身症はあくまでも病態水準を示す概念である．IBS の全ての症状が全般性不安症のみで説明し得ない（すなわち，全般性不安症の部分症状としての身体症状ではない）のであれば，1人の患者を IBS（心身症），全般性不安症と診断してよいのである．国際的には IBS と全般性不安症の診断併存は当然とされている[4]．ただし，米国では心身症という名称を避ける傾向にある．発症や経過に心理社会的な因子が「密接に関与する」といっても，概念的に曖昧さが残るためである．しかし，それ以上に，米国の心身症という名称の中に精神分析のイメージが強すぎるために，それを避けようとする米国らしい politically correctness によるものである．すなわち，これは米国の文化を反映するもので，日本がそこまで米国に追随する必要は全くない．

d. 心身症の診断の意義

身体疾患，例えば，IBS と全般性不安症の診断併存のみでは，2種類の疾患がおのおの独立に生じているのか，あるいは IBS と全般性不安症に病態上の関連（すなわち，心身症としての病態水準）が存在するのかはわからない．個々の患者の状態を多面的に診断することと心身症の定義をそのまま用いれば，同じ IBS の患者を表1のように区別することが可能になる．

この IBS を身体疾患に，全般性不安症を精神疾患と一般化すれば表2のようになる．

②は現実心身症，③は性格心身症とよばれる状態の概念に近い[3]．国際的には，病態へのス

JCOPY 498-04829

■ 表1　過敏性腸症候群（IBS）と心身症，ならびに全般性不安症の併存

① IBS の単独診断: 病態への心理社会的因子の影響がほとんどない.
② IBS（心身症）: 病態へのストレスの影響が認められるが，精神障害の診断には及ばない.
③ IBS（心身症），全般性不安症: IBS の病態へのストレスの影響が認められ，かつ，持続的な不安を示す.
④ IBS，全般性不安症: IBS と不安が独立に生じている.

■ 表2　身体疾患の病態と精神疾患の併存の有無

① 身体疾患の単独診断: 病態への心理社会的因子の影響がほとんどない.
② 身体疾患（心身症）: 病態へのストレスの影響が認められるが，精神疾患の診断には及ばない.
③ 身体疾患（心身症），精神疾患: 身体疾患の病態へのストレスの影響が認められ，かつ，精神疾患を示す.
④ 身体疾患，精神疾患: 身体疾患と精神疾患が独立に生じている.

トレスの影響が明らかな身体疾患に対しては，心身医学的治療あるいは行動医学的治療が治療体系の中に組み込まれている例が稀ならず認められる[4]. 心身医学の現実の臨床では，心身症という用語を使うか使わないかに関わらず，以上の情報処理がなされ，それに基づいた治療が選択される. なお，学問とは異なるが，保険診療上，心身症と精神疾患の併記を認めない地域があることに注意が必要である.

2　心身医学療法概論

a. 内科的治療法の選択

　内科学・心療内科学の立場からは，身体疾患の診断が前提となるため，治療学の中でも身体療法の持つ影響力は非常に大きい. 内科的治療法を全体としてみると，表3のいずれかに分類される.

　身体疾患の種類，病期，病態，時代によって，対応する治療法が a〜d のいずれに属するかが決まる. 現在，消化性潰瘍に対する proton pump inhibitor（PPI）による治療や *Helicobacter pylori* 除菌療法は a に該当する. IBS に対する消化管機能調整薬による治療は b，Alzheimer 病に対する cholinesterase 阻害薬は c，Creutzfeldt-Jacob 病には治療法がまだないので d に該当する. a〜d のいずれの場合においても，d は c，c は b，b は a に移行するため，また a であっても副作用の少ないよりよい治療法を確立するための研究が続けられている.

　臨床医は，その時代に見合った最善の治療法を選択して患者に提供する. 内科医，心療内科

■ 表3　内科的治療法の標準化と有効性

a. 標準的な治療法が存在し，有効率が高い
b. 標準的な治療法が存在するが，有効率は低い
c. 治療法が存在するが，標準化されておらず，有効率は不明である
d. 治療法がない

■ 表4　内科的治療法の根拠

I. 無作為化比較対照試験に基づく治療
II. 疾患の病態生理に基づく治療

医は，治療法に関する最新の情報を患者に提供すべきである．治療法を選択するとき，現在では表4のIあるいはIIの基準が使われる．

b. EBM に基づく治療

　Iの無作為化比較対照試験（できれば複数）で有効性が証明されており，かつ，IIで疾患の病態生理を改善する蓋然性がある治療法が最善である．Iの無作為化比較対照試験で有効性が証明されているが作用機序が現時点では不明な治療法 A と，IIで疾患の病態生理を改善する蓋然性があるが無作為化比較対照試験で有効性が証明されていない治療法 B があるとき，臨床医は治療法 A を第一選択とすべきである．複数の大規模無作為化比較対照臨床試験の成果に代表される，系統的で再現性が明らかで偏りのない，根拠に基づく臨床の診療戦略を evidence-based medicine（EBM）とよぶ[5]．EBM については米国 Evidence-Based Medicine Working Group や国際 Cochrane 共同計画をその代表とする．集積され，整理された知見は，internet に掲載されており，例えば日本の Cochrane 共同計画の site, http://www.cph.mri.tmd.ac.jp/JANCOC/HomePage.html からも多くの情報が得られる．内科医の日常診療行為に大きな影響を及ぼした知見として，*Helicobacter pylori* 陽性消化性潰瘍に対する除菌療法の大規模無作為化比較対照臨床試験がある[6]．十二指腸潰瘍では，除菌療法を行えば潰瘍の再発率は6%であるのに対し，除菌しなければ再発率は67%である．胃潰瘍では，除菌療法を行えば再発率は4%であるのに対し，除菌しなければ再発率は59%である．よって，*Helicobacter pylori* 陽性の消化性潰瘍では *Helicobacter pylori* 除菌療法が国際的な標準治療法となっている．

　治療法は臨床医が科学的に最善と判断する順に順番をつけて呈示し，効果を主とする利益と副作用を主とする不利益を患者が理解できる言葉で説明し，最終的には患者が自己決定できるようにする（informed consent）．大きな不利益が生じる可能性がある医療行為に際しては，文書による informed consent を得る．

c. 心身医学療法の治療戦略

　心身医学の治療学もまた，心身相関現象に基づく独自の特徴を持っている．表2表5の身体疾患①単独であって，その疾患に対する表3表4の内科的治療法の標準化と有効性がaとIのランクで証明されていれば，本格的な心身医学療法は通常は不要である．患者も担当医も心身医学療法の必要性を意識することはない．心身医学療法のよい適応は，表2表5②③である．この場合，内科的治療法と心身医学療法の組み合わせ定式はまだない．経験的に表5のような戦略が取られる．内科的治療法が無効もしくは不満足であるときに初めて心身医学療法

■ 表5　心身医学療法の治療戦略

① 身体疾患の単独診断: 内科的治療
② 身体疾患（心身症）: (1) 内科的治療（単独）
(2) 内科的治療（無効）→ 心身医学療法（切替）
③ 身体疾患（心身症），精神疾患: (3) 内科的治療（無効）→心身医学療法（併用）
(4) 心身医学療法（単独）
④ 身体疾患，精神疾患: 内科的治療，精神疾患治療

JCOPY 498-04829

(1) 身体疾患の内科的治療としての生活習慣改善を目的とする行動療法
(2) 身体疾患の内科的治療の補助療法もしくは代替療法
(3) 身体疾患の病態生理改善を目的とする弛緩法，biofeedback
(4) 身体疾患の予防と健康行動の確立を目的とする心理行動プログラム

を追加するか，心身医学療法に切り替える．表5②（2），③（3）の例としてはIBSに対する心理療法が知られている．IBSの中には消化管運動調整を目的とした標準的な薬物療法が全く効果を示さない患者がおり，その2/3は心理療法で改善が認められる[7]．内科的治療法と心身医学療法が相乗的に作用して奏効することもしばしば経験される．最初から単独の心身医学療法を行うこともあるが，それは当該疾患に対する表3表4の内科的治療法の標準化と有効性がaとIIのランクで証明されていないときに限定される．表2表5④は心身医学療法が必要とはいえないが，便宜的に心療内科や心身医学を専攻する内科で診療されることも，内科と精神科で診療されることもある．なお，保険診療上，心身医学療法の算定には心身症の病名が必要である．また，心療内科医が精神疾患に対して標準型精神分析療法を行うことも認められているが，その算定を認めない地域もあることを注意しておく．

　治療研究として，心身医学療法を身体疾患に対してより一般的に拡張する試みがある．すなわち，身体疾患の単独診断であってもなくても（すなわち，心身症の病態水準に関わらず，かつ，精神疾患の有無に関わらず），身体疾患に対して行動医学的介入を中心とする心身医学療法を無作為化比較対照臨床試験の計画に基づいて施行するという試みである．1999年アメリカ心身医学会にて，気管支喘息と関節リウマチ患者に対し，ストレス体験を20分間だけ3日連続で記載させるという介入のみで，対照群に比して4カ月後の呼吸器機能と免疫能が改善していたという発表がなされ，同研究はアメリカ医学会雑誌に掲載されている[8]．このような拡張の試みは，表6に示す分野でEBMの流れに沿って進んでいる．

　このように内科疾患をはじめとする身体疾患の診療と心身医学・行動医学的診療の融合は，上記とは逆の研究によっても進みつつあることが明らかである．身体療法による心理行動因子の改善が内科領域で重視されつつあることはその典型といえる．すなわち，ある治療法の効果を判定するのに，伝統的には生存率，病変の治癒率，症状の改善率，腫瘍の大きさ，病態生理変数の改善が用いられてきたが，現在ではquality of life（QOL）の改善も重視されている．その例として，functional dyspepsia患者に対する12カ月間の消化管運動促進薬投与によって，消化器症状のみならず，うつ状態，不安，身体的機能により評価されたQOL改善が示されている[9]．身体療法による心理行動因子の改善は，身心症とよぶべき末梢臓器機能により規定される脳機能の改善を示しており，今後の心身医学・行動医学にとっても重要な研究課題である．現代は，心身症の名称の有無にこだわらず，心身医学と行動医学の概念と方法論を積極的に身体疾患領域に拡張する時代であるといえよう．

おわりに

　臨床医は，個々の患者を正確に診断し，より有効，より無害，より安価な治療を選択し，患者への説明，患者の納得と同意に基づく診療を行うべきである．心身医学と行動医学がそのための重要な道具であることは間違いなく，そのさらなる発展が重要である．

文献
1 ） Stein JH, editor. Internal Medicine. Boston: Little Brown; 1983
2 ） American Psychiatric Association. Diagnostic and Statistical Manual of Mental Disorders. 5th ed. Washington DC: American Psychiatric Association; 2013
3 ） 日本心身医学会 用語委員会, 編. 心身医学用語事典. 東京: 医学書院; 1999
4 ） Drossman DA, Whitehead WE, Camilleri M. Irritable bowel syndrome: a technical review for practice guideline development. Gastroenterology. 112: 2120-37. 1997
5 ） Evidence-Based Medicine Working Group. Evidence-based medicine: a new approach to teaching the practice of medicine. JAMA. 268: 2420-5. 1992
6 ） Hopkins RJ, Girardi LS, Turney EA. Relationship between Helicobacter pylori eradication and reduced duodenal and gastric ulcer recurrence: a review. Gastroenterology. 110: 1244-52. 1996
7 ） Guthrie E, Creed F, Dawson D, et al. A controlled trial of psychological treatment for the irritable bowel syndrome. Gastroenterology. 100; 450-7. 1991
8 ） Smyth JM, Stone AA, Hurewitz A, et al. Effects of writing about stressful experiences on symptom reduction in patients with asthma or rheumatiod arthritis. JAMA. 281: 1304-9, 1999
9 ） Abell TL, Cutts TF, Cooper T. Effect of cisapride therapy for severe dyspepsia on gastrointestinal symptoms and quality of life. Scand J Gastroenterol Suppl. 195: 60-4. 1993

〈福士 審〉

JCOPY 498-04829

c 行動と予防医学

- 行動（behavior）には目に見える動きを伴った狭義の「行動（行為）」だけでなく，不安や怒りといった感情や，思考，もののとらえ方（認知）なども影響をおよぼし合い（広義の）「行動」を形成している．そして私たちの生活の中の行動を日常的に習慣ととらえたのが生活習慣である．生活習慣を形成する行動にアプローチして，疾病発症を回避していくこと，健康増進を目指すことが予防医学の根幹である．

- 予防医学（preventive medicine）とは，疾病の予防や生命の延長を主目的とする学問である．疾病の病因解明のみならず疾病予防と健康増進によって生活の質の向上をも目指すものであることを理解する．また疾病の予防については，発病を阻止するというのみでなく，健康と疾病状態の自然史的な見方のなかで疾病の全過程にわたって実施されるという考え方が重要である．具体的には一次予防，二次予防，三次予防のそれぞれの段階での手段が適用される．

Keyword

行動，予防医学，生活習慣，環境

1 行動

a. 行動とは何か

　行動（behavior）とは，人間を含む動物の活動や行い全般をさす言葉であり，私たちの日常を構成している要素である．類語に「行為」（act）があるが，行為は一般に意図や目的を有する人間の活動をさすのに対し，「行動」は無意識の活動（条件反射など）も含むと考えられ

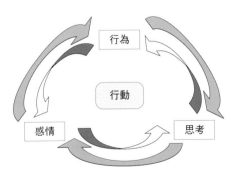

■ 図1　行動のとらえ方
行動には，目に見えない感情や思考も含まれる．行為と感情と思考は相互に作用し合う．（足達淑子. ライフスタイル療法Ⅰ―生活習慣改善のための認知行動療法. 東京: 医歯薬出版; p.5. 2021)[1]

る．また「行動」には，目に見える動きを伴った狭義の「行動（行為）」だけでなく，不安や怒りといった「感情」や「思考」も影響をおよぼし合い（広義の）「行動」を形成している（図1）．さらに，もののとらえ方（認知）も「行動」に影響を及ぼす要素である．このような行動が，私たちの生活の中で習慣化しているものが生活習慣であり，食事，飲酒，喫煙，身体活動・運動などが該当する．

b.　行動の予防医学における重要性

　米国の公衆衛生長官が 1979 年に発表した報告「Healthy People-The Surgeon General's Report on Health Promotion and Disease Prevention」[2] が，行動および生活習慣の重要性を社会に広く認識させることとなった．この報告の中では以下のような記述がある．「1974 年にカナダ政府が発表した【A New Perspective on the Health of Canadians】において，全死亡・全疾病の原因として，①ヘルスケアシステムの不適切さ，②不健康な行動あるいは生活習慣，③環境中のハザード，④遺伝的要因の 4 要因が紹介されている．この枠組みを用いて米国の専門家が様々な健康問題におよぼす寄与の割合を分析したところ，1976 年の米国の死亡の半分が②不健康な行動あるいは生活習慣に，20% がそれぞれ環境要因と遺伝的要因に，10% がヘルスケアの不適切さによると考えられた．」「（この時代の）米国の 10 大主要死因〔心疾患，がん，脳卒中，（自動車以外の）事故，インフルエンザ・肺炎，自動車事故，糖尿病，肝硬変，動脈硬化，自殺〕のうち少なくとも 7 つについては，食生活，喫煙，運動不足，アルコール使用，降圧剤使用（の遵守）という 5 つの習慣で，確実に減らすことができるであろう．」というものである．この公衆衛生長官報告はそのタイトルが示すように「予防」に重きを置いたものであり，予防こそが生命を救うこと，予防は生活の質（QOL: quality of life）を改善すること，そして長い目で見れば経済的コストを減らすことから，政府のあらゆるレベルとすべての国民にとっての重要課題であるとしている．早期死亡の原因の多くは回避可能であり，そして早期死亡の原因である不健康な行動やライフスタイルは変容可能である，という強いメッセージが，行動の予防医学における重要性を示している．

　日本においても 1996 年には，生活習慣病（lifestyle related disease）の概念が提唱され，それまで加齢に伴って発症する疾患というイメージが強かった成人病という呼称があらためられ，「生活習慣病」として定着している．生活習慣病とは，食事，運動，喫煙，飲酒などの生活習慣がその発症，進行に関与する疾患群であり，生活習慣の改善により病気そのものの発症，進行を予防しようという一次予防を重視した考え方に基づいている．生活習慣病の改善指導には，行動科学の考え方と技法が有効である．

c.　行動医学と予防医学

　行動医学とは健康と疾病に関する心理社会学的，行動科学的および医学生物学的研究を進め，これらの知見を統合の上，疾病の予防，病因の解明，診断，治療およびリハビリテーションに適用することを目的とする学際的学術と定義されている（国際行動医学会，1993 年）．そして，「行動医学の研究領域は，生物学的な行動機序の解明から，臨床，診断と治療，さらに公衆衛生活動としての疾病予防と健康増進にまでおよんでいる」とされている．すなわち，行動医学と予防医学は密接な関係を持ち，行動医学の理論を理解し応用することは予防医学の

JCOPY 498-04829

有効な手段である．その具体的な応用が本書の II. 各論にあたる．

2　予防医学

a. 疾病の自然史と予防

　疾病の予防を考える際には，疾病の自然史を理解しておくとわかりやすい（図2）．疾病の自然史の進展過程によって予防対策も異なってくる．図2では，疾病の段階を感受性期，発症前期，臨床的疾病期，そして次のステップの回復 / 機能障害に大きく分けている．感受性期，発症前期，臨床的疾病期＋回復 / 機能障害の各時期に対応する予防医学のレベルが，各々，一次予防，二次予防，三次予防に該当する．

　また疾病の自然史の中で，疾病の発生と強い関連が認められる要因が明らかになれば，それが疾病の原因である可能性が高いことからそのような要因（危険因子）に対してアプローチすることが重要となる．疾病の予防では，常に疾病の危険因子を明らかにするよう試みられ，その危険因子を除去あるいは軽減するような努力や対策がとられる．

b. 予防医学とは

　疾病の予防というと発病の阻止が最も端的であるが，疾病の自然史の流れの中で考えると，疾病の全過程の中で予防対策が行われることが重要である．予防医学とはまた，疾病のみを対象とするのではなく，疾病と強い関連がある「行動」をも取り扱う．そのような意味で，早期

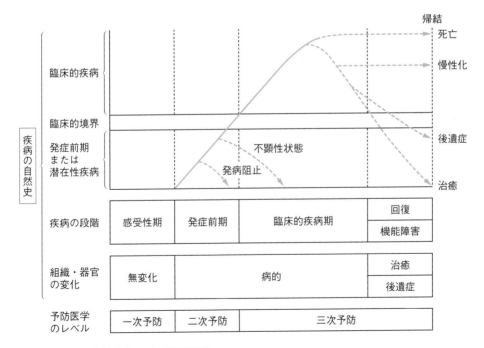

■ 図2　疾病の自然史と手段の適用段階
（辻　一郎. 疾病予防と健康管理. In: 小山　洋, 監修, 辻　一郎, 上島通浩, 編. シンプル衛生公衆衛生学 2022. 東京: 南江堂; p.54. 2022[3] より）

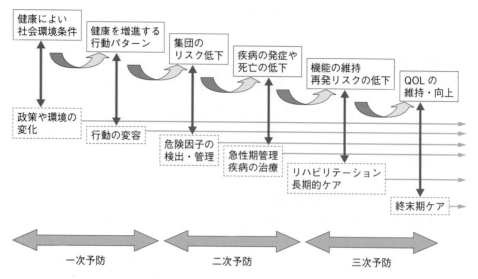

■ 図3　予防医学・公衆衛生活動の枠組み
（土井由利子. 行動医学研究. 10: 21-4. 2003[4]）より筆者が一部抜粋・改変）

死亡の阻止や疾病からの早期回復を目指した活動，治療をも対象とする科学が予防医学であり公衆衛生活動である．また予防医学は人を対象とするばかりでなく，保健医療制度などの人をとりまく政策的課題をも扱う点で，社会学や経済学とも関連が深い．したがって，予防医学は個人や集団を対象とするばかりでなく，社会全体を対象として扱うことも特徴といえよう（図3）．

c.　予防医学の種類と行動

i)　一次予防（primary prevention）

　一次予防とは，個人（疾病にかかる可能性のある個体）の感受性を変容させたり，疾病の危険因子への曝露を軽減することによって疾病が発生するのを未然に防止しようとする対策である．疾病の自然史の中では感受性期にアプローチする．具体的には，①健康増進（health promotion）（非特異的予防ともいう），②特異的予防（specific protection）が挙げられる．また①健康増進に関連して健康教育（health education）も含める場合がある．

　①健康増進とは，健康状態を積極的に保持するばかりでなく，健康度をより高める，増進することである．世界保健機関（WHO）によると，「健康」は身体的・精神的・社会的に完全に良好な状態であり，単に疾病がないあるいは虚弱の状態でないということではない，と定義されている．健康は積極的な概念で望ましい状態であり，その状態（レベル）をあげていくことが健康増進である．また健康増進，つまりヘルスプロモーションはOttawa憲章において「人々が自らの健康をコントロールし改善できるようにするプロセス」であると述べられており，人々が健康のためにとる行動の積み重ねの過程が健康増進である．健康増進のためには，行動（生活習慣），すなわち適切な栄養摂取，適度の飲酒，喫煙の防止，身体活動・運動の推進などにアプローチすることが効果的である．また健康に影響を与える物理的社会的環境が快適となるよう，家庭，職場，学校，地域，国のレベル

JCOPY　498-04829

で整えることも重要である．「健康教育」とは，健康の保持，増進のために行われる知識や技術の習得，あるいは行動の変容を目的とした指導や教育である．個人や集団に行動変容をもたらして疾病を予防する，健康を増進するためには，教育者側の知識や情報の供与方法，教育の対象となる学習者側の態度や価値観などが，最終的に健康を保持増進できるかに大きく関係する．

②特異的予防とは，病因が明らかである健康障害に対する対策である．感染症に対する予防接種，消毒，薬の予防的内服，事故の未然防止対策，職業病対策，公害による健康障害を防止するための環境対策などが挙げられる．

ii) 二次予防（secondary prevention）

二次予防は健康障害や疾病の早期発見と早期治療が目的である．症状が出現している臨床的疾病期の前に対策を行うことにより，発病の阻止あるいは病状悪化の阻止を目的とする．さらには，機能障害や合併症，早世も防止する．がん検診，循環器疾患や生活習慣病健診，人間ドックなどがこれにあたる．早期治療は，病気の進展を妨げるほか，感染症ではその個人が治癒することによって他への伝播を防ぐという意味で二次感染の予防にもつながる．

二次予防の効果を上げるためには，検診・健診を多くの人が受けることが重要である．現在，がん検診の受診率は決して高くない．受診率を上げるためには，受診「行動」に影響をおよぼす要因を知ったうえで対策を立てる必要があり，その分析には行動科学が役に立つ．たとえばその疾病に対する知識や認識（死亡率が高く脅威に感じているかどうか等）など受診行動を促す要因や阻害する要因（受診にかかるコスト，場所の利便性等）についての情報を知り，それを操作することは疾病予防の達成に大きく寄与する．

iii) 三次予防（tertiary prevention）

三次予防は疾病にすでに罹患している人あるいは障害を持つ人が対象である．適切な治療や管理・指導によって，疾病の増悪，障害による生体の機能損失と生活の質の低下を最小限に防止することを目的とする．特に疾病による障害が固定されていない状態の時に，活動制限を最小にすることが重要である．また同時に，残存機能を回復させることによって社会生活に復帰するためのリハビリテーションが含まれる．残された能力を最大限に活用しノーマライゼーションを図ることが重要である．

三次予防の効果を上げるためには，治療や管理・指導を継続して受けることが重要であり，継続のアドヒアランスを高く保つ要因について行動医学的知識やスキルを活用していくことが期待される．

3　社会環境の重要性

1979年の米国公衆衛生長官報告は行動および生活習慣の重要性を広く訴えるものであったが，同時に「人々は回避可能な疾病や怪我の予防に，より多くの努力を払うべきである．しかしそれは個人が完全にコントロールできるわけではなく，自らの健康状態にすべて責任があると言っているわけではない．たとえば社会経済的要因は健康の強力な決定要因であるが，個人がコントロールできるには限界があるし，環境中のリスクを簡単に減らすことができるわけでもない．環境の変化に対して個人が果たせる役割とすると，システムやプロセスの中の重要な

ポイントに市民として圧力をかける程度にとどまるであろう．ハザードを減らそうとする公衆衛生関係者などの努力に大きく依存することになる.」として，人々をとりまく環境の重要性についても強調している．

　すなわち，行動に着目して予防医学を進めていくためには，個人レベルの対策と社会環境（集団や地域）レベルの対策を同時に行っていくことが重要と考えられる．これは，Rose が述べたハイリスクストラテジー（high risk strategy）とポピュレーションストラテジー（population strategy）という予防医学における 2 つの戦略の重要性とも通じるものである[5]．ポピュレーションストラテジーは，疾病リスクの高い人のみにアプローチするハイリスクストラテジーのように対象を限定せず，集団に対してアプローチする手法である．地域や職場などのどの集団にアプローチするかをある程度絞ることはあるが，対象は集団や社会である．特に，行動や生活習慣のような疾病の危険因子が集団全体に広く分布しているような場合には有効な手段であり，集団レベルでの行動変容が期待できる．

a. 行動に対する物理的環境の重要性

　人々の行動は，物理的環境に依拠することが多い．たとえば，自宅近隣の環境を物理的に評価した場合，世帯密度が高い，住居地域と商業地域が混在している，景観がよい，歩道が整備されている，交通が安全である，運動場所が近くにあるなどの条件があると人々は歩きやすく（walkable），身体活動度が高いといった報告がある[6]．飲食店などにおけるヘルシーメニューの提供や，公共施設や路上における喫煙場所の制限なども，それぞれ食行動や喫煙行動に効果を有する対策である．

b. 行動に対する非物理的環境の重要性（図 4）

　ポピュレーションアプローチにおいてよく用いられる手法としてメディアキャンペーンが挙げられる．新聞やテレビなどを通じたメディアキャンペーンは対象者が多く，情報伝達も早く

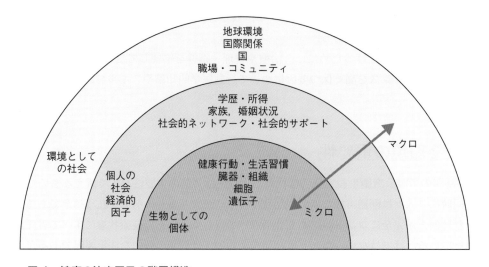

■ 図 4　健康の決定因子の階層構造
（近藤克則. 健康格差社会―何が心と健康を蝕むのか. 東京: 医学書院; p.150. 2005）[7]

効率がよい（一方で，逆方向に美化された広告やマスメディアにも注意が必要である）．これに何らかのインセンティブの付与が加わると効果はさらに高まることが期待される．

　また広範囲にわたる環境ばかりでなく，個人により近いレベルでの環境要因である人とのつながり（社会的ネットワーク）や，周囲から受ける社会的支援なども，人々の行動，ひいては健康に影響を与えることがわかっている．ソーシャルキャピタル（社会関係資本）は個人が社会的なつながりやコミュニティネットワークの中でのメンバーとして利用できる資源といわれ，日本では“持ちつ持たれつ”“情けは人の為ならず”といった言葉で表現される．このソーシャルキャピタルが健康に影響をおよぼすことがわかっており，その背景として，ソーシャルキャピタルが高いと，たとえば公共の場での喫煙を制限する条例を通すような組織づくりなど，集団的な行動を起こすコミュニティ能力が高かったり，未成年の喫煙や薬物使用といった不適切な行動に対してインフォーマルに統制し健全な規範を守ろうとする力が働いたり，集団の中の情報の経路が密で交換が頻回に行われることによって有益な健康関連情報が早く広く伝わる結果，住民が健康行動をよりとるようになる，といったことが考えられている．

文献
1）足達淑子. ライフスタイル療法を変える認知行動療法. In: 足達淑子, 編. ライフスタイル療法 I―生活習慣改善のための認知行動療法. 東京: 医歯薬出版; p.4-5. 2021
2）US Department of Health, Education, and Welfare. Healthy People–The Surgeon General's report on health promotion and disease prevention, US Government of Printing Office, Washington DC, 1979
3）辻　一郎. 疾病予防と健康管理. In: 小山　洋, 監修. 辻　一郎, 上島通浩, 編. シンプル衛生公衆衛生学 2022. 東京: 南江堂; p.53-82. 2022
4）土井由利子. 公衆衛生における行動科学の教育カリキュラムの現状. 行動医学研究. 10: 21-4. 2003
5）曽田研二, 田中平三, 監訳. 予防医学のストラテジー―生活習慣病対策と健康増進. 東京: 医学書院; p.95-109. 1998
6）井上　茂, 下光輝一. 生活習慣病と環境要因―身体活動に影響する環境要因とその整備. 医学のあゆみ. 236: 75-80. 2011
7）近藤克則. 健康格差社会―何が心と健康を蝕むのか. 東京: 医学書院; p.150. 2005

〈小田切優子〉

a 行動心理学における学習理論

- 行動心理学において，"行動"とは環境とのやりとりの中で示される生体の反応すべてである．
- 行動が変化する"学習"のプロセスには，古典的条件づけとオペラント条件づけ，観察による学習という3つのメカニズムがある．
- 古典的条件づけでは，行動の直前の環境変化が行動を誘発するようになる．
- オペラント条件づけでは，行動の直後に随伴する環境変化によって，行動の生起頻度が変化する．
- 観察学習では，他者の行動とその結果を観察することによって，行動が変化する．学習における認知的側面の影響を重視している．

Keyword

行動心理学，学習理論，古典的条件づけ，オペラント条件づけ，観察学習

1 行動心理学における"行動"と"学習"

　行動医学において，患者の行動変容を促すことは，支援における中心的な役割を果たす．そのため，行動変容の理論を知ることは，治療者や支援者にとって重要な意味をもつ．行動心理学では，"行動"を「環境とのやりとりの中で生体が示す反応」ととらえ，長年にわたり研究が積み重ねられてきた[1]．そして，「経験によって生じる比較的永続的な行動の変化」を"学習"とよび，環境とのやりとりによってどのように行動が変化するのか，そのメカニズムが学習理論としてまとめられてきた．このような行動心理学における学習理論では，主に3種類のメカニズムが行動に変化を与えるとされている．1つ目は古典的条件づけ，2つ目はオペラント条件づけ，そして，3つ目は観察学習である．

2 古典的条件づけによる行動の変化

a. 行動の獲得

　古典的条件づけとは，生理学者のPavlov IPが条件反射の実験的形成に関する研究で明らかにした学習のプロセスである[2]．たとえば，梅干を見たら唾液がでる，以前事故にあった現場に近づくとドキドキするなど，環境変化によって誘発される行動と関係する．

　図1は，古典的条件づけを示したモデル図である．もともとは生体にほとんど機能をもたない刺激を中性刺激（Neutral Stimulus: NS），一方，生体に反射のような無条件反応（Unconditioned Response: UR）を引き起こさせるような機能をもつ刺激を無条件刺激（Un-

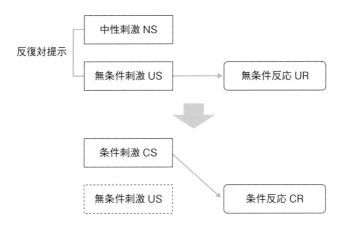

conditioned Stimulus: US）とよぶ．ここで，NS と US を何度も時間的に接近させて対提示すると，やがて NS だけでも UR が引き起こされるようになる．その際，誘発された反応を条件反応（Conditioned Response: CR），それを引き起こすようになった刺激を条件刺激（Conditioned Stimulus: CS）とよぶ．また，時間的に接近させて対提示する手続きを"強化"とよぶ．たとえば，梅干しを今までに食べたことのない人は，梅干し（NS）を見ても唾液は出ない．しかし，口に入れればその味（US）は唾液（UR）を引き起こす．そのため，梅干しを見てから食べるということを繰り返すと（NS と US の反復対提示＝強化），そのうち，梅干し（CS）を見ただけで唾液（CR）が出るようになるのである．このような古典的条件づけによる行動の獲得は，日常のいたるところで成立し，生体の行動を変化させることになる．

b. 行動の消去

　古典的条件づけによって獲得した行動が，どのような手続きで誘発されなくなるのかについても，これまでの研究で明らかにされている．それは，US を提示せずに，CS を単独で繰り返し提示する"消去"という手続きである．この手続きを行うと，やがて CS によって CR が誘発されなくなる．たとえば，ある交差点（NS）で事故（US）にあい，その後，その交差点（CS）に近づくだけでドキドキする（CR）ようになったとしよう．この場合，事故にあった交差点（CS）に何度も出向き，そこで事故（US）にあわないという経験を繰り返すと，やがてその交差点に行ってもドキドキしなくなる．

　古典的条件づけは，このように情動反応の獲得やその消去にかかわるメカニズムとして，不安症などの精神病理に対する心理学的理解や治療の背景理論のひとつになっている．

3　オペラント条件づけによる行動の変化

a. 三項随伴性

　オペラント条件づけとは，心理学者の Skinner BF が明らかにした学習のプロセスである[3]．たとえば，食事をする，喫煙する，運動する，人前を避けるなど，個人が自発する行動

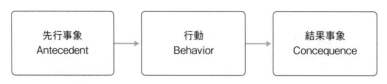

■図2　三項随伴性（ABC分析）

の変化に関するものである.

　Skinnerは実験的方法で環境を操作して, 行動の生起頻度の継続的な変化を観察し, 学習の
メカニズムを研究した. その際, 操作する環境として行動が生起する前の環境条件を"先行事
象（Antecedent）", 行動の後に随伴する環境条件を"結果事象（Consequence）"とよび,
"行動（Behavior）"の変化との関係を検討した. そして, 特定の先行事象のもとで自発され
る行動の結果を操作することによって, その行動の生起頻度を変化させる手続きをオペラント
条件づけとした. 図2は, オペラント条件づけの3つの基本的要素を示したもので三項随伴
性とよばれる. 三項随伴性は行動を分析する枠組みでもあり, 英語の頭文字をとってABC分
析ともよばれる.

　この三項随伴性のうち, オペラント条件づけによる行動の変化に特に重要とされるのは結果
事象である. そこで, 行動に随伴して生じる結果事象としての環境変化と行動変化との関係を
行動随伴性とよび, オペラント条件づけが整理されている.

b. 2つの行動随伴性: 強化と弱化

　行動随伴性は大きく2つあり, 行動を増加させる行動随伴性を"強化", 行動を減少させる
行動随伴性を"弱化"とよぶ. まず強化は, "好ましい環境変化"が行動に随伴することで,
行動が増加することである. ここで, 好ましい環境変化には2種類ある. 1つは好ましいこと
が起きること, もう1つは嫌なことが消えることである. つまり, 好ましい刺激が"出現"
する場合と, 嫌悪的な刺激が"消失"する場合である. 前者のように, 刺激が出現し行動が増
加する場合を"正の強化"とよぶ. 一方, 後者のように, 刺激が消失し行動が増加する場合を
"負の強化"とよぶ.

　次に弱化は, "嫌悪的な環境変化"が行動に随伴することで, 行動が減少することである.
弱化の場合も嫌悪的な環境変化には2種類あり, 1つは嫌悪的な刺激が"出現"すること, も
う1つは好ましい刺激が"消失"することである. 強化と同様に, 弱化の場合も前者を"正
の弱化"とよび, 後者を"負の弱化"とよぶ.

　なお, ここでは"好ましい"や"嫌悪的な"という表現を用いているが, これはあくまで行
動を示している個人にとっての意味合いとなる. そのため, 第三者の行動をABC分析する際
は, その行動が増えているか減っているか, 行動にどのような環境変化が随伴しているかを観
察し, その環境変化が本人にとってどのように機能しているか, その意味合いを検討すること
になる.

c. 行動の消去

　オペラント条件づけによって獲得, 維持されている行動が, どのような手続きで自発されな

JCOPY 498-04829

くなるのかについても，これまでの研究で明らかにされている．それは，それまで強化の随伴性で維持されていた行動に対して，その随伴性を止める"消去"という手続きをすることである．つまり，ある行動をしたとしても，環境変化が起きずに何の意味もなくなるという状況にすることである．どのような行動であってもそれが維持している場合は，強化の行動随伴性になっている．たとえば，病院で看護師にちょっかいを出して，いつも嫌がられている入院患者がいるとする．その患者のちょっかいを出すという行動が維持しているのであれば，看護師が嫌がるという環境変化はその患者にとって好ましく，正の強化になっている可能性が考えられる．その場合，ちょっかいを出されてもその看護師があまり相手にしなくなると，やがてその患者はちょっかいを出さなくなる．ただし，消去には注意点が1つある．消去手続きに入ると，一時的にその行動の生起頻度と強度が増大する消去バーストという現象が起きる．この例でいうと，看護師が相手にしなくなった途端，一時的にその患者のちょっかいは増えて，エスカレートする可能性がある．このように，問題となる行動を消去によって減らすことを考える場合，消去バーストへの対応についても検討しておく必要がある．また，患者の看護師への適切な関わりや治療に向けた行動に対しては，看護師が積極的に対応（強化）することで，よりよいコミュニケーションに変化させることも重要となる．

4　観察による行動の変化

a. 観察学習

　前述した古典的条件づけやオペラント条件づけによる行動の変化は，学習者自身の直接的な経験を重視している．これに対して Bandura A は，直接経験による学習だけではなく，他者の行動やその結果を見ること（代理経験）によって行動を獲得する，観察による行動の変化も重要な学習のプロセスであると指摘した．

　Bandura は，観察学習では学習者の認知過程が行動の変化に影響を及ぼすとして，その過程を4つに分けて説明している．まず，観察学習が生じるには，そもそも学習者がモデルの行動やその結果を見る必要がある（注意の過程）．次に，観察から行動の生起までに時間間隔がある場合，観察して得た情報を保持しておく必要がある（保持の過程）．そして，最終的に保持されていたモデルの行動が再生される（運動再生産の過程）．ただし，行動の再生がなされるためには，その行動が何らかの種類の強化をもたらすという予期が必要である（誘因と動機づけの過程）．このように，Bandura は認知過程を重視した学習の説明を行った．

　条件づけによる学習に加えて，観察学習も多くの日常場面でみられる学習のプロセスであり，モデリングとして臨床場面でも用いられている．特に，新しい行動を獲得する際には，モデリングは主要な手法の1つとなっている．

b. 自己効力感（セルフエフィカシー）

　観察学習では，モデルがある行動をした結果，何らかの強化（代理強化）が伴っている場面を学習者が観察した場合の方が，弱化が伴う場面や何も伴わない場面を観察する場合よりも，行動が生起しやすい（模倣しやすい）ことが実験により明らかにされている．この実験結果から，Bandura は誘因と動機づけの過程の重要性を指摘し，期待といった認知的変数が行動に

影響を及ぼすとする自己効力感理論を発展させていった. 特に, 「強化を獲得するために必要な行動をどの程度うまく行うことができるかという期待」を自己効力感 (セルフエフィカシー) とよび, 個人の行動の生起に影響を与える認知的変数として着目した. この自己効力感は, 直接体験や代理体験, 言語的説得, 情動的喚起という4つの情報源をとおして高められるとされている.

5 行動医学と行動心理学

行動医学の領域では, 健康を悪化させるような患者の問題行動を減らし, 疾患予防や健康増進につながる健康行動の確立と維持を目指す. 問題行動に対する支援の際は, 行動心理学の観点から, その行動が古典的条件づけにより変化するものか, あるいは, オペラント条件づけにより変化するものかを見極める必要がある. また, オペラント条件づけを応用した支援をする場合は, ABC分析によって当該問題行動の維持にかかわる環境事象を明らかにして, その分析に応じた対応が大切である. さらに, 健康行動の確立と維持を支援する場合は, オペラント条件づけや観察学習が大きく関わり, 先行事象や結果事象への対応がポイントとなる. また, 自己効力感といった認知的変数も, 行動の確立と維持に影響を与えるため, どのような状況を設定し, どのような情報を提供するかも大切なポイントとなる. 行動心理学における学習理論を知ることは, このような治療や支援の柔軟性を高め, 患者の状況に合わせた質の高い医療サービスの提供につながると考えられる.

 いわゆる "認知" は観察学習などの社会的学習理論で研究されてきたが, 近年, 古典的条件づけの観点からは連合学習理論として, オペラント条件づけの観点からは関係フレーム理論として, 研究が発展している.

文献
1) 小野浩一. 行動の基礎: 豊かな人間理解のために. 東京: 培風館; 2005
2) 土江伸誉. Pavlovの条件反射学説. In: 今田　寛, 監修. 学習心理学における古典的条件づけの理論. 東京: 培風館; p.1-12. 2005
3) 杉山尚子, 島　宗理, 佐藤方哉, 他. 行動分析学入門. 東京: 産業図書; 1998

〈大月　友〉

JCOPY 498-04829

b　ストレス・コーピング

ここで
学ぶこと

- ストレスとは何か，その観点や定義，ストレスから及ぼされる影響を知る.
- ストレスに関する理論や，コーピング方略の種類，精神的健康との関連を知る.
- ストレスマネジメントの対象や取り組みの具体的内容を知る.

Keyword

ストレッサー，ストレス反応，コーピング，認知的評価，ストレスマネジメント

1　ストレスと健康

a. ストレスに対する観点

　ストレスという言葉はごく日常的に用いられるため，意味するところが曖昧になりやすい.「生体にとって望ましくない状態を引き起こす要因」という意味で使われることもあれば，「何らかの要因によって引き起こされた生体側の望ましくない状態」を指すこともある. つまり，原因を指すこともあれば，結果を指す場合もある. 学術的には，後者の「状態」を指すという理解が正しい. 元々は物理学や工学の分野で使われていたこの用語を初めて医学の領域に導入した Selye H[1] は，ストレスを "生体に生じる生物学的変化（歪み）" とし，その歪みを生じさせる外的な刺激を "ストレッサー" と定義した. ただし実際には，よくあるこの混乱を避けるため，ストレッサー（ストレス因）と，ストレス反応と表記し分けることも多い.

　ストレスという場合，通常は健康の維持（心身の恒常性を保つ）上で有害で破壊的なものを指す場合が多い. しかしストレスには，活力を増進させる望ましいものという側面もある. この相反する影響を明確にするため，不快ストレス（distress）と快ストレス（eustress）と区別することもある. 学生にとって厳しい部活動の練習や受験勉強の試練は不快ストレスでもあるが，やり甲斐，苦しみの中での喜び，充実感や達成感をもたらすという点で，快ストレスともなり得る. Selye が述べたように，ストレスは人生を豊かにするスパイスともなる. この点から，ストレスは，病因を特定し除去する生物医学モデルではなく，疾病と健康を生物–心理–社会モデルで，言い換えれば，生活スタイルやストレスへの対処（コーピング）のあり方，健康に関する信念や態度など心理的要因，家族関係やソーシャルサポート，さまざまな社会文化的要因と生理学的要因の相互作用の結果として捉えていくのがふさわしい[2].

b. ストレスの及ぼす影響

　生体はストレッサーにさらされ続けると，副腎皮質の肥大や，胸腺・リンパ組織の萎縮，胃・十二指腸の潰瘍がみられるようになる. Selye は，この生体の抵抗性の経時的変化を「汎

適応症候群（general adaptation syndrome）」とよんだ．ここでは，ストレスの影響の受け方は３つの段階に分けられる．ストレッサーに遭遇して生体の抵抗力が急激に低下するのが「警告反応期」，その後回復し一定の回復力を維持する相が「抵抗期」，それでもなおストレッサーが持続した場合に生体の抵抗力が維持できなくなり破綻するのが「疲憊期」である．

ストレス反応は，生理的なものと心理的なものに分けられる．心理的ストレス反応を測定する Stress Response Scale-18[3] には，気持ちが沈んでいたり何となく心配だと感じる「抑うつ・不安」，怒りを感じたりイライラするといった「不機嫌・怒り」，根気がなかったり話や行動がまとまらない「無気力」の３つの下位尺度がある．このような感情面のほか，衝動的な行為，自己や他者への攻撃行為，引きこもりや活動低下，悲嘆反応の継続といった行動面の問題もある．ストレス反応が持続すると健康的な行動が阻害され生活習慣病などのリスクが高まるが，疾病予防の観点からも行動医学的な支援が望まれる．

c. ストレッサーの種類

私たちが経験するストレッサーは，大きな環境変化から日常の些細なことまで幅広く存在する．Holmes と Rahe[4] は，生活に大きな変化をもたらす急性的な出来事（life events ライフイベント）が疾病の心理社会因であることを見出した．彼らはライフイベントについて「もしも遭遇したら元に戻るまでにどれくらいの時間や努力が必要か」という観点から強度を付した「社会的再適応評価尺度」を作成した．例えば，結婚を 50 点とすると，配偶者の死は 100 点，自分の怪我や病気は 53 点，転居は 20 点というように，全 43 項目で構成されている．一定期間内におけるライフイベントの体験の有無を尋ね，合計得点の高い者は近い将来に何らかの疾患に罹患する可能性が高いとされる．しかし，文化的背景や個人の生活環境の違い，出来事の受け止め方の違いを考慮すると，ライフイベントを均一に得点化することは困難である．他方で Lazarus と Folkman[5] は，多くの人が普段から経験する些細な日常苛立ち事（daily hassles）の蓄積の重大性を踏まえ，心理学的ストレス理論を唱えた．これは例えば，騒音や過剰な仕事量，家事の負担，近所の人とうまくいかないことなど，持続的で自分の思い通りにならないような出来事を意味する．

2 ストレス・コーピング

a. 心理学的ストレス理論

Lazarus と Folkman[5] は，ストレッサーに対する認知的評価とコーピングという個人差要因に注目した「トランスアクショナルモデル」を提唱した．まず，その出来事が自分にとって重要かどうか，出来事による影響や危機などに関わる評価がなされる．これは一次的評価とよばれ，①無関係，②無害–肯定的，③ストレスフル（害–損失，脅威，挑戦）に分けられる．また，「この状況で自分に何ができるか」「対処がうまくいくかどうか」といったコントロール可能性も評価される（二次的評価）．その上で，次にどのように対処するか（コーピング）が選択され，ストレス反応が生起する．コーピングとは，環境からの内的・外的な要請に対してなされる，認知的および行動上の努力のことを指す．このモデルでは，ストレス反応の強さは，環境と認知的評価およびコーピングとの相互作用に規定されるという一連のプロセスが示され

JCOPY 498-04829

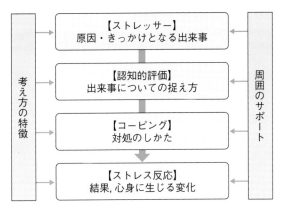

■ 図1　ストレス発生のプロセス（鈴木伸一, 2004[10]）を参考に作成）

ている（図1）. 例えば, 不治の病にかかってしまった患者の場合, 自分ではどうしようもないと無気力になる人もいれば, 完治させる方法があると信じて探し求める人, 病気になったこととこれまでの人生の意味を見出し肯定的に受け入れる人など, 出来事に対する評価と対処の仕方は十人十色である.

b. コーピング方略の種類

　Lazarus と Folkman[5] はコーピングを, 問題焦点コーピング（problem-focused coping）と情動焦点コーピング（emotion-focused coping）の2つに大きく分けている. 前者は, その状況において生じている問題を解決することを通してストレス価を減じようとすることを目的とした方略群である. 後者は, 具体的な問題解決ではなく, ストレス状況で喚起された不快な情動状態を鎮め, 調整するための方略群である. 例えば, 仕事の〆切が差し迫っているときに関連情報を集めたり上司に相談するといった方略は問題焦点型であり, 音楽を聴いたり気晴らしをするのは情動焦点型である.

　他の分類次元としては, "行動系機能あるいは認知系機能", "接近あるいは回避"があり, これら3次元でコーピングの個人差を捉える（表1）のが本邦で最も妥当な分類であることが示されている[6,7].

■ 表1　3次元モデルによるコーピングの種類

次元			種類
接近	問題	認知	計画立案
		行動	情報収集
	情動	認知	肯定的思考
		行動	カタルシス
回避	問題	認知	放棄・あきらめ
		行動	責任転嫁
	情動	認知	回避的思考
		行動	気晴らし

（神村栄一, 他. 筑波大学教育相談研究. 33: 41-7. 1995[6]）

■ 表 2　コーピング方略と精神的健康の関連

コーピング方略	ポジティブな精神的健康の指標	ネガティブな精神的健康の指標
問題焦点型対処	+	−
肯定的解釈	+	?
サポート希求	+	?
計画的問題解決	＊	−
情動焦点型対処	−	+
逃避・回避型対処	−	+
責任受容	−	+
自己コントロール	＊	+
対決型対処	＊	?
隔離型対処	＊	?

注）＋：正の関連性があることを示す研究報告が多い．－：負の関連性があることを示す研究報告が多い．＊：関連性を示す研究報告がほとんどない．？：関連性について一貫した傾向がみられない．　（加藤　司. 東洋大学社会学部紀要. 43: 5-21. 2005[8]）

c. コーピングのストレス反応低減効果

　加藤[8]により，コーピング方略と精神的健康との関連性についての研究報告がまとめられている．これは，精神的健康の指標として情動的変化，認知・行動的変化，身体的症状などのネガティブな指標と，主観的に良好な状態や生活の質などのポジティブな指標の2側面から展望されている（表2）．この報告からは，問題焦点型コーピングはポジティブな結果，情動焦点型，逃避・回避型，責任受容はネガティブな結果と関連している．さらに情動焦点型，逃避・回避型，責任受容は一時的にストレス反応を低減させる効果はあっても，遭遇したストレスフルな状況に変化がみられないため，常にストレスフルな状況に曝されているとされる[8]．ただし，コーピングの効果は一概に決められるものではない．試験というストレッサーが到来する数カ月前と直前の時期とでは，どのようなコーピング方略が適しているかは異なる．複数のコーピング方略を組み合わせて使用したり，ある方略がうまく機能しなかった場合に別の方略に切り替えたりする柔軟性やバリエーションも重要である．さらには，個人がそのコーピング方略を採用したねらいや遂行の質も効果に関与するであろう．つまり，ストレッサーの性質やタイミング，コーピング方略の用い方など，コーピングのストレス反応低減効果は多様な要因によって左右される．

d. コーピングを支える資源

　コーピングを支える心理的・社会的資源としては，ソーシャルサポートや社会的スキル，問題解決スキルなどが挙げられる．特にソーシャルサポートに関する研究は多く，サポートを多く得られている場合にはストレッサーのレベルの高低に関わらずストレス反応が軽減されること（直接効果）や，ストレッサーのレベルが高い場合にのみサポートによってストレス反応の軽減効果が認められること（緩衝効果）が唱えられている[9]．また，他者から実際に提供されるサポートの量ではなく，他者から援助を受ける可能性の期待を指す「知覚されたサポート」やネットワークの広さが重要であることも確認されている．

JCOPY 498-04829

3 ストレスマネジメント

a. ストレスマネジメントの対象

　ストレス反応の減少あるいはストレス反応の生起に対する抵抗力の増加を目的としたストレスマネジメント・プログラムの対象は，学校の児童生徒や教師，対人援助職や地域住民，疾患や障害を持った個人など多岐にわたる[10]．身体疾患（がん，HIV，慢性疾患，頭痛・疼痛，高血圧，小児喘息など）の領域においても，ストレスマネジメントは治療計画の順守や社会適応の向上に役立つことが示されている．今後さらに，生活習慣病予防をねらいとした地域住民への健康教育など，様々な領域へ広がってゆくことが予想される．

b. ストレスマネジメントの方法

　ストレスマネジメント・プログラムの構成要素となる主要な技法は，環境への介入と個人への介入に分けられる[10]．環境への介入では，環境内にあるストレスの原因となりうる物的，人的要素を軽減・除去するとともに，ストレス発生後のサポート体制を整備することに重点がおかれる．個人への介入としては，不快な気分を増大させている考え方の変容や，問題解決スキルや社会的スキルといったストレス場面で必要とされる技法の修得，心身のストレス反応を自分で緩和するためのリラクセーション技法（呼吸法，自律訓練法，漸進的筋弛緩法，バイオフィードバックなど）を身につけることが挙げられる．

むすび

　Selye[1] が「ストレスから完全に開放されることは死を意味する」というように，生きている限りストレスを回避することはできない．身体とこころおよび環境との相互作用の仕組みを深く理解し，適応と精神的健康をめざしたアプローチを行うことが行動医学の果たすべき役目である．

文献

1) セリエ H. 杉　靖三郎，田多井吉之介，藤井尚治，竹宮　隆，訳. 現代社会とストレス. 東京: 法政大学出版; 1988 (Selye H. The stress of life, revised edition. New York: McGraw-Hill; 1956, 1976)
2) 嶋田洋徳. 健康心理学. In: 藤永　保, 監修. 最新心理学事典. 東京: 平凡社; p.150-1. 2013
3) 鈴木伸一, 嶋田洋徳, 三浦正江, 他. 新しいストレス反応尺度（SRS-18）の開発と信頼性・妥当性の検討. 行動医学研究. 4: 22-9. 1997
4) Holmes TH, Rahe RH. The social readjustment rating scale. J Psychosom Res. 11: 213-8. 1967
5) ラザルス RS, フォルクマン S. 本明　寛, 春木　豊, 織田正美, 監訳. ストレスの心理学—認知的評価と対処の研究. 東京: 実務教育出版; 1991 (Lazarus RS, Folkman S. Stress, appraisal, and coping. New York: Springer; 1984)
6) 神村栄一, 海老原由香, 佐藤健二, 他. 対処方略の三次元モデルの検討と新しい尺度（TAC-24）の作成. 筑波大学教育相談研究. 33: 41-7. 1995
7) 鈴木伸一. 3次元（接近-回避, 問題-情動, 行動-認知）モデルによるコーピング分類の妥当性の検討. 心理学研究. 74: 504-11. 2004
8) 加藤　司. ストレスフルな状況に対するコーピングと精神的健康. 東洋大学社会学部紀要. 43: 5-21. 2005
9) Cohen S, Wills T. Stress, social support, and the buffering hypothesis. Psychol Bull. 98: 310-57. 1985
10) 鈴木伸一. ストレス研究の発展と臨床応用の可能性. In: 坂野雄二, 監修. 嶋田洋徳, 鈴木伸一, 編著. 学校, 職場, 地域におけるストレスマネジメント実践マニュアル. 京都: 北大路書房; p.3-11. 2004

〈齋藤恵美　神村栄一〉

c ストレス評価法

ここで学ぶこと

- ストレスの評価と対処は，治療医学的にも予防医学的にも重要である．
- ストレスの評価法には，入力測定型，出力測定型，ストレス負荷試験，多変量的評価モデルなどがある．
- 労働安全衛生法が一部改正されて，ストレスチェックが義務化されたこともあって，ストレス評価の啓発活動が進められている．
- ストレス・マネジメントは，個人のレベルでも職場，学校，あるいは医療の現場などさまざまなレベルでも必要であり，それを支える行動医学的方策を構築することが大きな課題である．

Keyword

ストレス評価法，ストレスチェック，多変量的評価モデル，ストレス・マネジメント

1 ストレス評価の重要性

　心理社会的ストレスが，心身症や神経症のみならず多くの身体的・精神的病態の発症や経過に影響していることは，臨床上広く認められている．急性のストレスによって発症する病態もあれば，慢性的なストレス状況の中で不健康な生活習慣・ライフスタイルとなり二次的な種々の疾患へと移行するものもある．したがって，ストレスの評価と対処は，治療医学的な観点からも予防医学的な観点からも重要である．ところが，ストレスの定量的な評価法が確立していないために，多くの未解決の問題が残されている．ここでは，さまざまなストレス評価法について概説する．

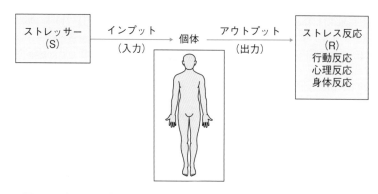

■ 図1　ストレスモデル

JCOPY 498-04829

2 ストレス評価法のタイプ

　図1に示すように，個体をブラックボックスと考えて，ストレッサー（ストレス因）を入力，ストレス反応を出力と考えると，その個体をあるシステムとしてとらえることが可能である．このストレスモデルに従って，ストレス評価法を分類すると，a) 入力測定型，b) 出力測定型，c) ストレス負荷試験，d) 多変量的評価モデルに分けることができる．

a. 入力測定型（ストレッサーの評価）

　入力としてのストレッサーを評価するものとしては，Holmes ら[1] の社会再適応評価尺度（Social Readjusting Rating Scale: SRRS）が代表的である．この方法は，生活上の大きな変化（ライフイベント）が生じた場合，社会再適応するのに要する心的なエネルギーを，例えば「配偶者の死」を 100 点，「結婚」を 50 点として数量化したものである．そして，1 年間のライフイベントの合計点数が高くなるにしたがって，病気に罹患する率が上がることを報告して注目を集めた．しかし，この方法は，あくまでも入力としてのストレッサーの評価であって，それを受ける個体側の要因を考慮していないという難点がある．一方，Lazarus[2] は，ストレッサーの認知的過程に重点をおき，ストレッサーに対する生体の反応はある出来事がどのように認知されたかの程度によって決定されるとし，大きなライフイベントよりも日常的・慢性的ないらだち事（デイリーハッスル）の蓄積の方が健康状態との関連が強いことを主張した．

　アメリカ精神医学会の発行した精神障害の診断マニュアル（DSM-III-R）[3] における心理社会的ストレスの強さ尺度では，急激に起こった事象および持続的環境の両者について，「なし」から「破局的」までの 6 段階で評価する方法をとっている．これは，ライフイベントスケールとデイリーハッスルスケールの両者の考え方を取り入れている．ただし，同診断マニュアル第 4 版（DSM-IV）では，ストレスの強さは評価せずに，単にどういう問題があるかのみを記載することになった．その理由としては，第三者評価と本人の認知的評価が必ずしも相関しないという点があげられている．ちなみに，同診断マニュアル第 5 版（DSM-5）では，ストレス評価自体をやめて，臨床病態の記述のみにとどまってしまったので，ストレス評価という観点からは大きく後退した結果となった．

b. 出力測定型（ストレス反応の評価）

　これは，出力としてのストレス反応がどのくらい出ているかを測定する方法である．これには，ストレスによると考えられる心理的・身体的自覚症状を調べる Cornell Medical Index（CMI 健康調査票）や General Health Questionnaire（GHQ 精神健康調査票）に代表されるような心理テスト・質問紙法がある．また，ストレスによる身体反応を測定する方法として，血圧，心拍，呼吸，皮膚温，発汗，脳波などの生理学的指標とストレスホルモンやその代謝産物を測定する生化学的指標がある．これらは，結果としてのストレス反応を調べる方法であって，どの程度の心理社会的ストレッサーが加わってその反応があらわれているかは別の方法で調べる必要がある．

c. ストレス負荷試験

ストレス負荷試験は，ある一定のストレスを負荷して，その反応を計測するという方法である．臨床的には，ストレス面接，暗算負荷，数字の逆唱，鏡映描写試験，カラーワードテストなどの心理的ストレス負荷（メンタルストレステスト）が用いられる．これらの方法は，心理的負荷量と心理・身体的反応量の両者を計測することで，個体のストレスに対する特性を評価するのに有効である．

d. 多変量的評価モデル

以上のようなストレス評価法は，ある目的，ある対象に応じて，多様なストレスのある1側面を測定するという限定した目標に適切な方法として選択して用いられてきた．これに対して，ストレスを総合的，システム論的にとらえようとするものが登場し，その1つがLazarus[2] のストレスと情動過程のシステム変数図式である．彼は，人的変数（価値観，信念など）と環境的変数（周囲からの要求や社会的支持など）との関わり合いにより媒介過程（一次評価と二次評価）が生じ，その結果として直接的効果と長期的効果があらわれるとしている．つまり，一次評価とはある事柄がどのくらい脅威的な出来事かという認知的評価を意味し，二次評価とはそれに対してどのように克服できるかという対処行動を意味している．そのかねあいによって，さまざまなストレス反応が起きるとしている．

一方，Levi[4] は，人間と環境とのかかわりに関する理論モデル（human ecological model）を提唱した．これによると，自然環境や社会の構造・プロセスから心理社会的，物理的ストレッサーが生じ，個人の心理・性格的プログラムとあいまってストレス反応がおこるとしている．そして，このストレス過程に影響するものとして，ストレス対処能力と社会的支持をあげている．

このように，多変量的，システム論的なストレス評価のモデルが提示されてきており，これらの理論モデルに基づいた総合的なストレス評価法が開発されている．

3　ストレス評価法の応用

2014年6月に労働安全衛生法が一部改正され，一般健康診断と同様にストレスチェックが義務化され（ストレスチェック義務化法案），2014年12月実施の運びとなった[5]．ストレスの健康に及ぼす影響が広く社会的に認知され，健康増進や病気の予防にストレスチェックの結果を役立てると同時に高ストレス者に対して健康相談や就業上の配慮を行うという趣旨である．そこで，ストレスチェックのツールとして推奨されているのが，職業性ストレス簡易調査票[6] である．これは，米国労働安全衛生研究所（NIOSH）で開発された職業性ストレス調査票の簡易版である．内容としては，職場のストレス要因，個人要因，ストレス反応，社会的支持要因などを含めた質問紙法で，先に述べた Levi の人間環境モデルをベースにしたものである．

JCOPY 498-04829

4 ストレス評価の実際

　ストレスを評価するには，個人がどのようなストレッサーを受けたかということだけではなく，それをどのように認知し，どのように反応しているかを測定することが重要である．そして，これらのストレス過程に影響する緩衝要因としてのストレス対処行動や社会的支持（ソーシャル・サポート）のあり方を考慮する必要がある．以下に，症例をとおして，ストレス評価を考えてみる．

（症例）49歳，男性，地方公務員
[主訴] ゆううつ，不安感
[現病歴] 41歳時，消防士の仕事中にめまい，冷や汗，動悸などの発作が出現し，近医を受診し自律神経失調症と診断された．その後も，発作を繰り返し，落ち込み，休職を繰り返す．そして，消防士から清掃業務（ゴミ回収）に異動され，ショックでよけい落ち込むようになった．47歳時，同僚と昼食をとっているときに，吐き気，下痢，腹痛などの症状が出現し，近くの精神科に1年間入院した．その後，軽快して復職したが49歳時に再び症状が増悪し，心療内科を受診した．
[ストレス] 仕事の内容，職場の人間関係，仕事上の自信喪失．
[性格] 生真面目，凝り性，内向的で気遣いしすぎる．
[心理テスト] CMI：IV領域（神経症傾向），YG性格検査：E型（情緒不安定内向的），TEG：AC優位型（周囲に気づかいしすぎて，自己主張ができない）．
[診断] パニック障害，うつ病
[見立て] この症例は，パニック障害で発症して，その後うつ病を併発したものと考えられる．ストレス評価は，図2に示すように，ストレッサーとしては，仕事の内容，職場環境，人間関係などがあり，ストレス反応としては心理反応・身体反応に加えて行動反応もみられる．ストレス対処行動は，「じっとがまんする」のみであり，ソーシャル・サポートはほとんどない状態である．こういう症例では，単なる薬物療法だけでは改善は見込めず，職場環

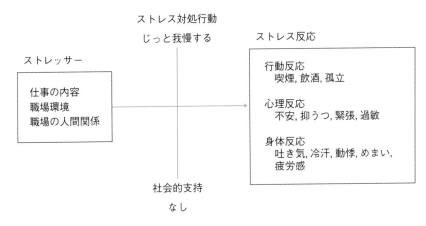

■ 図2　ストレスの評価例

境や対人関係を調整してストレッサーを軽減するとともに，性格傾向の改善，対処行動の獲得や社会的支援などの総合的アプローチが必要である．

むすび

21世紀社会は，こころの時代，ストレスの時代とよばれている．高度に発達をとげた文明の中で，「いかに人間らしく健康な生活を送るか」は大きな命題である．そのためには，多種多様のストレスと如何に付き合い，如何に共生するかの方法論を習得することが重要である．ストレス・マネジメントは，個人のレベルでも職場，学校，地域，家庭あるいは医療の現場などさまざまなレベルでも必要であり，それを支える行動医学的方策を構築することが今後の大きな課題である．

文献
1）Holmes TH, Rahe RH. The social readjusting rating scale. J Psychosom Res. 11: 213-8. 1967
2）Lazarus RS. Psychological stress and the coping process. New York: McGraw-Hill; 1966
3）American Psychiatric Association. Diagnostic and statistical manual of mental disorders（Third edition-Revised）. Washington DC: American Psychiatric Association; 1987
4）Levi L. Society, brain and gut; A psychosomatic approach to dyspepsia. Scand J Gastroenterol Suppl. 128: 120-7. 1987
5）厚生労働省. 心理的な負担の程度を把握するための検査及び面接指導の実施並びに面接指導結果に基づき事業者が講ずべき措置に関する指針.
http://www.mhlw.go.jp/file/06-Seisakujouhou-11200000-Roudoukijunkyoku/0000082818.pdf
6）下光輝一, 小田切優子. 職業性ストレス簡易調査票. 産業精神保健. 12: 25-36. 2004

〈野村 忍〉

JCOPY 498-04829

a 行動療法

- 行動療法とは，行動理論（もしくは，学習理論）を理論的基盤とし，不適応行動の消去および適応行動の獲得を目的とした治療技法の体系である．
- 行動療法は，さまざまな不適応症状や不適応行動を，環境（刺激）と生活体（人間）との相互作用としてとらえる．
- 行動療法の治療原理には，レスポンデント条件づけ理論，オペラント条件づけ理論，社会的学習理論，認知行動理論などがあり，それぞれの原理に基づいて，さまざまな介入技法が用いられる．

Keyword

行動療法，行動理論，レスポンデント条件づけ，オペラント条件づけ，社会的学習

1 行動療法とは

　行動療法とは，行動理論（もしくは学習理論）を理論的基盤として，さまざまな不適応症状や不適応行動の改善，および適応行動の促進を図ることを目的とした治療技法の体系である．行動療法の最大の特長は，人間の行動の大部分を「学習」によって獲得されたものとみなす点にある．すなわち，さまざまな不適応症状や不適応行動は，過去になんらかの影響を受けて学習された反応にすぎず，その学習過程の原理に基づいた介入技法を用いることによって，学習された反応を解除することができる，すなわち，当該の不適応症状や不適応行動が改善可能であるという前提に立っている．

2 行動療法の特徴

　行動療法は，歴史的に，不適応症状や不適応行動の原因を，過去の生育過程における欲求阻止に伴う「抑圧」に代表される概念を用いて理解を試みる「精神分析療法」に対するアンチテーゼとしての意味合いが大きい．また，一般に他の心理療法と比較して治療に要する時間が短く，治療の経過を客観的に評価することができる．行動療法の特徴をまとめると，a) 行動理論を基礎原理とする，b) 治療の目標を明確にし，客観的特徴や制御が可能な行動のみを治療対象とする，c) 症状を不適応行動の学習あるいは適応行動の未学習としてとらえる，d) 治療の焦点を過去ではなく今現在に当てる，e) 治療の最終目標を行動のセルフ・コントロールとする，などが挙げられる[1]．

3 行動療法の治療原理と治療技法

　行動療法の理論的基盤である行動理論の枠組みにおいては，治療対象とされるさまざまな不適応症状や不適応行動を，環境と生活体（人間）との相互作用の結果としてとらえる．ここでいう「環境」とは，生活体を取り巻くすべての事象の中で，身体変化（行動）をもたらす刺激のすべてを指す．なお，生活体が示す行動を取り巻く環境には，生活体の外側の出来事（たとえば，他者の行動など）のみならず，生活体の内側の出来事（たとえば，自身の情動反応など）も含まれる．そして，さまざまな不適応症状や不適応行動を標的として行動療法を実施する際には，行動の「型（内容）」ではなく，行動が環境に果たす役割（「機能」）を記述すること（機能分析）に焦点が当てられる．

　また，行動療法における「行動」とは，行動に先立つ環境変化によって誘発される行動である「レスポンデント行動」と，行動の後の環境変化によって生起頻度が変化する行動である「オペラント行動」に大別される．そして，これらの2つの行動が「学習」されるメカニズムに関する理論（レスポンデント条件づけ理論，オペラント条件づけ理論）に基づいて，さまざまな不適応症状や不適応行動の学習過程の理解を試みることによって，具体的な介入技法が選択されることになる．

a. レスポンデント条件づけ理論に基づく介入技法

　レスポンデント条件づけ理論においては，レスポンデント行動の学習には，生得的に身体反応を引き起こす刺激と，これらの反応とは無関連な刺激の対提示が必要であるとされている．たとえば，元々は不安反応を引き起こさない刺激（発表場面；中性刺激）において，不安反応を引き起こす刺激（他者からの強い叱責；無条件刺激）が対提示された（同時に経験した）場合，それ以降は，他者からの叱責がなくとも，発表場面を経験するだけで（条件刺激）不安反応（条件反応）が引き起こされるようになると理解する．そして，このようなレスポンデント条件づけのメカニズムが，不安反応をはじめとした情動反応の学習の中核的な原理であるとされる．

　このようにレスポンデント条件づけによって学習された条件反応を減弱させる（学習を解除する）ためには，その学習過程に基づいて，逆制止，あるいは消去の手続きが用いられることになる．

　まず，逆制止は，不安反応などの条件反応とは相容れないとされる反応（拮抗反応）を条件刺激の提示下に引き起こすことによって，結果として，条件反応を減弱する手続きである．とくに，この逆制止の手続きの中でも，条件反応が不安反応である場合は，系統的脱感作法とよばれる．この系統的脱感作法においては，不安反応の拮抗反応としてリラクセーション反応を用いることによって，不安反応の減弱を試みることになる．また，不安反応の拮抗反応としてアサーション反応を用いた手続きは，アサーション訓練とよばれる．

　一方で，消去の手続きにおいては，逆制止における拮抗反応は用いられず，条件刺激のみが単独提示（曝露）されることで，条件反応の減弱が試みられる（無強化）．この手続きを不安反応に応用した場合は，エクスポージャー法（曝露法）とよばれ，現在，不安症状の改善を目的とした代表的な介入技法と位置づけられている．このエクスポージャー法の一般的な手続き

JCOPY 498-04829

は，まず不安反応が生起する場面（刺激）をリスト化した不安階層表を作成する．その後，クライエントを，不安反応が低い場面から，当該の反応（内部感覚）が十分に減弱（馴化）するまで，段階的に曝露するという手続きが用いられる．また，曝露される場面の順序が，段階的ではなく，はじめから強い不安反応が喚起される場面に曝露する手続きは，フラッディング法とよばれる．

なお，近年では，消去に関する基礎研究の最新知見を，エクスポージャーの手続きに反映させようとする「制止学習アプローチ」[2] が提唱され，その有効性に関する知見が蓄積されはじめている．制止学習アプローチでは，エクスポージャーが奏功するためには，馴化は必ずしも重要ではなく，「驚き」（予期していた脅威的な出来事が実際には起こらなかったこと）の体験をすることが重要であるとされ，この「驚き」の体験を引き起こしやすくするためのさまざまな手続きが提唱されている[2]．このように，行動療法の理論的基盤である行動理論は現在もなお発展しており，それに伴い，行動療法の手続きも今後さらに更新されていくであろう．

b. オペラント条件づけ理論に基づく介入技法

レスポンデント行動は，行動に先立つ環境変化によって引き起こされる行動であるのに対して，オペラント行動は，特定の刺激のもとに生起する行動の結果（環境）の変化によって，その行動の生起頻度が変化することに特徴がある．このオペラント条件づけにおいては，行動のきっかけとなる環境変化（先行刺激），行動の後に生じる環境変化（結果）が必要であるとされている．これらの先行刺激，行動，結果の3つの要素のつながりは総称して「三項随伴性」とよばれ，オペラント条件づけの記述の際の基本単位とされている．

とくに，オペラント条件づけにおいては，三項随伴性の中でも，行動に後続する環境変化が不可欠であるとされる．すなわち，（オペラント）行動が生起した後に，「本人にとって」望ましい結果（環境変化）が得られるかどうかによって，その後の当該のオペラント行動の生起頻度が決まるという前提を有している．たとえば，先に述べた発表場面における他者からの強い叱責の経験によって，その後の発表場面において不安反応が引き起こされるようになった例を再び取り上げる．ここで，当該個人が発表場面を避けることによって，不安反応の減弱を経験した場合，それ以降は，発表場面を避ける行動（回避行動）の生起頻度が高まることが想定される．このような回避行動は，不安反応といった嫌悪事態の減弱という，本人にとって望ましい結果（負の強化）によって維持されると理解する．なお，不安反応の獲得と維持に関して，先述したレスポンデント条件づけ（獲得）と，オペラント条件づけ（維持）の2つの学習過程から説明する理論として2要因理論があり[3]，不安反応を理解する代表的な理論とされている．

このような観点を踏まえ，オペラント条件づけ理論においては，さまざまな不適応症状や不適応行動の後に，本人にとって望ましくない環境変化を随伴させ，適応行動の後に望ましい環境変化を随伴させることによって介入を行うことが基本的枠組みとされている．したがって，その介入の観点は，不適応行動の減弱と適応行動の増加という2側面から構成されることになる．

まず，不適応行動を減弱することを目的とした介入技法においては，基本的に当該の不適応行動が生起した後に，本人にとって望ましくない環境変化を随伴させることが試みられる．具

体的な手続きとしては，i）望ましくない行動が生起したら，一定時間，強化事態への接近手段を取り去ることが行われる「タイム・アウト法」，ii）望ましくない行動の生起に随伴して，ペナルティや科料を課すことが行われる「レスポンス・コスト法」，iii）望ましくない行動によって生じた事態を，それ以前よりもいっそう改善した状態に回復させることが行われる「オーバー・コレクション法」などがあげられる．

　次に，適応行動の増加を目的とした介入技法においては，基本的に適応行動が生起した後に，本人にとって望ましい環境変化を随伴させることが試みられる．具体的な手続きとしては，i）望ましい行動に対して，トークンが与えられ，一定数の収集後に本来の強化子（裏打ち強化子）に交換するということが行われる「トークン・エコノミー法」，ii）はじめは単一的，かつ簡単な反応が出現すれば強化する一方で，徐々にその基準を厳しくし，最終的に目標行動が出現されたときにのみ強化することが行われる「シェイピング法」，iii）人間の生理的反応の変化（環境変化）の情報を視覚的，聴覚的にフィードバックすることによって，意図的に生理的反応をセルフ・コントロールすることが行われる「バイオフィードバック法」などがあげられる．

c. 社会的学習理論に基づく介入技法

　これまで述べたように，レスポンデント条件づけやオペラント条件づけは，生活体（人間）の「直接経験」が学習過程に不可欠であるとされている．ところが，他人の経験を見聞きする「代理経験」によっても多くの学習がなされることが研究によって示されてきた．その代表的な理論として，社会的学習理論をあげることができる[4]．社会的学習理論においては，他の生活体の行動を観察することで行動が学習される「観察学習（代理学習）」の過程の理解に際し，人間の認知過程（内潜過程）を重視している．そして，このような原理に基づいて，適応的な行動を遂行するモデルの観察を通じて，同じような適応的な行動を獲得させることを目的とした「モデリング法」などが開発された．このモデリング法は，社会的（ソーシャル）スキル訓練やアサーション訓練などの多くの介入手続きに応用されている．

　また，このような人間の認知過程を重視する介入手続きは，認知的行動療法として分類されることもある（認知行動理論）．さらに，これらはその後飛躍的な発展を成し遂げ，認知療法の発展と相まって「認知行動療法」として体系化されることになる．

4　近年の行動療法の展開

　行動療法は，精神分析療法や来談者中心療法などの従来の心理療法と明確な差異化をはかって体系化された経緯があり，先に述べたレスポンデント条件づけ理論，およびオペラント条件づけ理論に代表される介入技法群は，現在は「第1世代の行動療法」とよばれることがある．その後，対応性，普遍性，自動性などの従来の条件づけ理論の問題点をも克服する形で認知過程を重視した行動療法が発展した．そして，「学習は知覚体系の体制化あるいは再体制化，すなわち認知の変容の枠組みで説明される」という前提を有する「認知理論」と融合をはかりながら，それらに基づく介入技法（たとえば，認知再構成法，認知的再体制化など）を取り入れた認知行動療法が台頭するようになり，現在は「第2世代の行動療法」とよばれることがあ

る.

　狭義の意味における「認知」は，第1世代の行動療法の枠組みの中でも「言語行動」として扱われてきたが，近年になって，より複雑な人間の認知過程をあらためて行動理論的に記述することを試みた理論が提唱されてきた．このような観点を有する代表的な理論としては，関係フレーム理論（Relational Frame Theory：RFT）があげられる[5]．このRFTにおいては，必ずしも物理的に類似しない刺激と刺激を（恣意的に）関係づける行動である「関係フレームづけ」が人間の認知の中核的特徴であるとされており，その適用可能性も幅広いと考えられる．現在，「第3世代の行動療法」の代表格とされているACT（Acceptance and Commitment Therapy）[6]は，このRFTに理論的基盤があると位置づけている．

　ACTは，思考や感情といった個人内で生起する私的出来事（認知）の「機能」に焦点を当てることが大きな特徴とされており，第2世代の行動療法が陥りがちな，認知の「内容」の変容を重視する手続きからの脱却の必要性を強調している．その他にも，弁証法的行動療法[7]，行動活性化療法[8]などが「第3世代の行動療法」として分類されることがある．なお，「第3世代」と称される介入技法群は，その表現方法から，（第1世代の）行動療法や認知行動療法（第2世代）には見受けられなかった新しい観点を取り入れているととらえられがちであるが，いずれも「第1世代」の行動療法が重視してきた「機能分析」的視点への原点回帰を強調している点が特徴的であると考えられる．

　行動療法と認知行動療法の関係性は，研究者によって知見がさまざまである．伝統的には，行動療法の中に認知的技法を採り入れた形態がある（行動療法が認知行動療法を包含する）とされてきたが，最近は，欧米の学会名（認知行動療法を意味するタームが複数形）などに代表されるように，認知行動療法は，行動療法と認知療法の総体であるという見解が大勢を占めるようになった（認知行動療法が行動療法を包含する，あるいは一部が重複する）．

文献
1）嶋田洋徳. 行動療法. In: 坂野雄二, 編. 臨床心理学キーワード. 補訂版. 東京: 有斐閣; p.68-9. 2005
2）Craske MG, Treanor M, Conway C, et al. Maximizing exposure therapy: An inhibitory learning approach. Behav Res Ther. 58: 10-23. 2014
3）Mowrer OH. On the dual nature of learning: A reinterpretation of "conditioning" and "problem solving". Harv Educ Rev. 17: 102-48. 1947
4）Bandura A. Social learning theory. New York: General Learning Corp; 1971（原野広太郎, 福島脩美, 訳. 人間行動の形成と自己制御. 東京: 金子書房; 1974）
5）Hayes SC, Barnes-Holmes D, Roche B. Relational frame theory: A post-Skinnerian account of human language and cognition. New York: Kluwer Academic; 2001
6）Hayes SC, Strosahl K, Wilson KG. Acceptance and commitment therapy: An experiential approach to behavior change. New York: Guilford Press; 1999
7）Linehan MM. Cognitive-behavioral treatment of borderline personality disorder. New York: Guilford Press; 1993
8）Martell CR, Addis ME, Jacobson NS. Depression in context: Strategies for guided action. New York: W.W. Norton & Company; 2001（熊野宏昭, 鈴木伸一, 監訳. うつ病の行動活性化療法―新世代の認知行動療法によるブレイクスルー. 東京: 日本評論社; 2011）

〈佐藤友哉　嶋田洋徳〉

b 認知療法

- 認知療法は，人間の情報処理過程に焦点を当てた，期間限定の構造化された精神療法である．
- 認知療法は，うつ病や不安障害などの精神疾患の治療法としてだけでなく，日常のストレス対処法としても広く使われるようになっている．
- 認知療法は，良好な治療関係を基礎としながら，行動活性化や認知再構成法，問題解決技法など，様々な介入技法を柔軟に用いながら進めていく．

Keyword

認知療法，情報処理，行動活性化，認知再構成法，アジェンダ設定

　認知療法とは，認知という人間の情報処理過程に目を向けて辛い気持ちを軽くすることを目的とした，期間限定の構造化された精神療法である．認知療法は，うつ病に対する精神療法として開発されたが，その後，不安障害を初めとする様々な精神疾患の治療法として，多くは薬物療法との併用で用いられる．また，精神疾患に対する治療としてだけでなく，日常のストレス対処を通したメンタルウェルビーイングの向上や外来診療の支援を目的として，職場，地域，教育領域などで広く使われるようになってきている．

1 認知行動療法の基本構造

　認知療法は一般に，毎週，1回あたり45〜50分の面接を12〜20回行う（診療報酬上は30分以上16回）．患者の主体性を尊重した温かく良好な信頼関係のなかで，①問題点を洗い出して症例の概念化を行い，治療方針を立てる，②現実に起きている今ここでの問題に焦点を当てながら，行動活性化などの行動的技法を通して回避行動を減らし健康行動を増やすようにしながら認知への気づきを高める，③自動思考に焦点をあて，非機能的思考記録表などを用いて現実に即した柔軟な考えができるように手助けする，④問題解決能力を育てながら，より心の奥底にあるスキーマに気づけるように手助けする，⑤面接終盤にそれまでの一連の面接を振り返り治療終結と再発予防に役立てる，と進めていく．

　認知療法は頭の中で考えを書き換える方法ではなく，治療者は，「導かれた発見（guided discovery）」とよばれる対応を通して，患者が体験を通して気づきを広げていけるように手助けしていく．そのために，毎回，患者と一緒に1つか2つの具体的な現実的課題（アジェンダ）を決めて，それについて話し合い，その過程で生じた疑問をホームワーク（宿題）として行動計画を立て実生活で確認するようにして進んでいく．

2 認知療法の治療関係

認知療法は，安定した治療関係の構築を重視する．現実場面の中で自分の考えや行動を振り返るのは苦痛な場合があるからである．そのために認知行動療法ではいろいろな工夫をするが，なかでも重要なのが，患者が体験をして気づきを広げるのを治療者が手助けする協同的経験主義である．

治療者は，一方的に決めつけるような発言をしたりアドバイスをしたりするのではなく，患者が自分の気持ちや考えを自由に表現できるように手助けする．治療者は，患者に人間的な関心を示し，患者の話に十分に耳を傾け，その考えや気持ちに共感していくようにする．そして，患者と治療目標を共有し，患者の工夫を治療の中に取り入れながら，患者と力を合わせて治療を進めていく．そのとき治療者は，自分の考えや理論にとらわれず，患者が言葉で表現したことはもちろん，内的現実にまで目を向けるようにする．ときには，ユーモアのある言葉かけをして，その場を和ましたりするようにするが，だからといって，患者の希望を一方的に叶えてしまうのは好ましいことではなく，専門家として必要なことは，きちんと患者に伝えるようにする．

そのうえで，治療者は温かく共感的な態度を保ちつつ，患者の希望と治療者の専門的な判断とのバランスを取りながら，その時々の患者の状態にあわせて方略（スキル）を柔軟に使い分けていくようにする．その際，その時々の患者の気づきや治療者の理解，使っている方略（スキル）の目的などを言葉に出して説明することで，患者が自分の気づきを自分のものにできるようにする．その意味で，認知療法は心理教育を重視するアプローチであるともいえる．

こうした治療関係を基礎として，認知療法では，患者の気づきが広がり深まるように手助けしていくが，そのときの関わり方を認知療法では，誘導による発見（guided discovery）とよぶ．治療者は，患者を一方的に説得するのではなく，患者が体験を通して理解したり問題を解決したりできるように，手助けしていくのである．患者が思い込みのために可能性を狭めていることはないか，いまの行動が問題を解決するのに役立っているのか，いま体験していることを現実以上に大きな問題だと考えていないか，自分の力や周囲からの支援，将来の可能性を否定的に考えすぎていないか，逆に役に立つ工夫をしているのに自覚していないことはないかなど，実生活の体験を通して気づけるように手助けしていくようにする．

3 治療関係を支える治療構造

良好な治療関係を支えるのは治療構造である．それは物理的な治療構造だけでなく，心理的な治療構造でもある．認知療法の治療者は毎回，使える時間をできるだけ有効に使って，患者の気づきを助けていく．そのためには，面接の構造化やペース配分，時間の使い方が大切になる．基本的には，5～10分でアジェンダを設定し，20～30分間アジェンダについて話し合い，残り10分でまとめとフィードバックいう枠組みを守って，45～50分でセッションを終わるようにする．

その過程で治療者は，患者の理解度や吸収度を判断しながら，大切な課題（アジェンダ）を取り上げ，その患者にあったスピードで面接を進めていく．それを可能にするためには，セッ

ションの最初の段階でのアジェンダの設定が極めて大きな意味を持つ.

　アジェンダとして取り上げるのは現実の具体的な問題で，前回の面接内容，前回の面接以降の生活や出来事，ホームワーク，そのときの患者の気持ちなどをもとに，患者と治療者が相談して決めるようにする．定型的な認知療法では，5分くらいでアジェンダを設定するようにする．そのうえで，その課題について話しあっていくことになるが，話の途中でもっと重要な課題が出てきたときには，患者と話しあってアジェンダを変えることもある.

　ときに，コラムを使った認知再構成法や活動スケジュールなどの方略（スキル）をアジェンダとする治療者がいるが，そうではなく出来事ないしは問題をアジェンダとする．また，アジェンダを決めるときには患者の意見を尊重するが，治療者はそのときに，症例の概念化に基づいて適切な内容が選ばれるように手助けしていく．概念化は定式化とも呼ばれるが，患者を一人の人として理解することである．症例の概念化（定式化）は，原則として，それを第1セッションと第2セッションで行う.

　認知療法の治療者は，時に認知だけに目を向けて，患者の置かれた環境や患者の人となり全体に目を向けないことがあるが，これは誤りである．概念化があって始めて適切なアジェンダ設定が可能になるのであり，アジェンダ設定の時点で，そのセッションで取り上げる重要な認知または行動への焦点づけが可能になる.

　治療を構造化したなかでもう1つ重要な作業がホームワークである．ホームワークというのは，そのセッションで話し合ったり学んだりしたことを日常生活に応用したり，気づきを深めたりするためのものである．ホームワークを出すときに，決まったフォーマットを定型的にホームワークとする治療者がいるが，これはまったくの間違いである．患者がホームワークをしてこないとこぼす治療者がいるが，多くはこのように，治療の流れと関係ないホームワークを出し，患者がその意味を理解できていないことが多い．つまり，ホームワークの出し方を間違っているのである.

　認知の修正は，肌で感じながら体験を通して気づきを深めるなかで行うことが大切で，ホームワークはセッションを日常生活の中に拡大するものである．つまり，ホームワークを上手に使えば，各セッションがホームワークを通してつながりを持ち，連続性を持ちながら治療面接を進めることができる．その意味でホームワークは認知療法の中心的な技法なのである．従って治療者は，そうしたホームワークの意味を患者にわかりやすく説明して，そのときどきで役に立つホームワークを出すようにしなくてはならない．なお，ホームワークは，最初は治療者の方から提案することが多いが，治療が進むにつれて患者が自分で提案できるようになることが望ましい.

4　認知と行動に働きかける

　セッションの中盤では，アジェンダ設定の時点で焦点づけることに決めた認知または行動の変化に向けて特定の方略（スキル）を選択し適用していくことになる．その技法については紙面の制約があるために詳しく紹介することができないが，いまここでの問題に目を向け，それをすぐに解決する気力がなければ気力を高めるような方略（スキル）を選択する必要がある．また，認知の問題が大きければ認知再構成を中心にした方略（スキル）を，現実の問題に取り

組む必要があれば問題解決につながる方略（スキル）を選択する必要がある．

　方略（スキル）を選択する際には，画一的に認知再構成だけを行うのではなく，患者が目の前の現実的な問題にあわせて柔軟に方略（スキル）を選択し，それを適切に使っていく力を育てていけるように手助けする．1回だけで問題を解決したり考え方を変えたりできないことも多いが，その場合には無理に患者に考え方を変えるように強要することによって患者が自信をなくしたり治療関係が悪化したりすることがないように注意する．

おわりに

　ここまで定型的な認知療法について紹介してきたが，より多くの人が容易に効果的な精神保健・医療サービスを受けられるように，一人のユーザーに使用する人や時間を効率的に少なくしながらも効果を求めたアプローチもある．それは，面接時間の短縮，集団療法，書籍，インターネットの活用などがある．

　筆者は，インターネットで認知療法を自習できる「こころのスキルアップ・トレーニング」（http://cbtjp.net/）を編集している．その内容は，①「簡易抑うつ症状尺度 QIDS-J」を使ってサイト上でうつ度のチェックができる，②認知再構成のためのコラムに困った状況，その時の感情，自動思考，自動思考の根拠と反証を書き込むと，適応的思考の案が自動返信されてきてバランスのよい考え方をする手助けをする，③「こころ日記」を使って自分のこころに目を向けながら毎日の生活を整理したり，「こころ温度」や「こころの天気図」を使ったりして，生活を立て直す，④問題解決の技法を用いて効果的で実行可能な解決策を考えることができる，⑤うつ病や不安障害，そして認知療法のスキルやリラックス法が文章や動画などで解説，紹介されている，⑥毎週メルマガが配信される，といったものであり，広く用いられている．

　近年は認知療法・認知行動療法の考え方に基づくデジタルツールも開発されてきていて，筆者もチャットボット「こころコンディショナー」を開発・提供するとともに，ユーチューブに「こころコンディショナー チャンネル」を開設した．また，厚生労働省の「こころの耳」の「15分でわかる認知行動変容アプローチ」など，動画による情報も増えてきている．

文献
1）大野　裕．こころが晴れるノート．大阪: 創元社; 2003
2）大野　裕．はじめての認知療法, 講談社現代新書．東京: 講談社; 2011
3）大野　裕．マンガでわかりやすいうつ病の認知療法．東京: きずな出版; 2015
4）大野　裕．精神医療・診断の手引き: DSM-III はなぜ作られ，DSM-5 はなぜ批判されたか．東京: 金剛出版; 2014
5）大野　裕．日常臨床にいかす認知行動変容アプローチ．東京: 金剛出版; 2022

〈大野　裕〉

c 認知行動療法

ここで
学ぶこと

- 認知行動療法は，比較的変容しやすい認知と行動に働きかけ，感情や生理反応を変化させて治療する方法である．
- 認知行動療法は行動療法の発展型であり，旧来の行動療法の各種技法や，前節のベックが開発した認知療法とその発展型の各種認知療法の技法も含め，主に認知と行動に働きかけて治療していく治療法を広く認知行動療法と総称するのが一般的である．
- 認知行動療法においては，初期には認知や行動の変容技法が発展し，その後各種疾患単位ごとの認知行動モデルとそれに基づく治療パッケージが発展していった．
- 認知行動療法における認知変容は，認知内容の変容方法が主となっていたが，最近では，認知内容そのものではなく認知内容を生じさせる思考そのものをどう変化させるかという後節のマインドフルネスのような治療法も発展してきている．

Keyword
認知行動療法，論理情動療法，認知療法，認知行動モデル

1 認知行動療法の定義

　認知行動療法とは，「個人の行動と認知の問題に焦点を当て，そこに含まれる行動上の問題，認知の問題，感情や情緒の問題，身体の問題，そして動機づけの問題を合理的に解決するために計画され構造化された治療法であり，自己理解に基づく問題解決と，セルフ・コントロールに向けた教授学習のプロセスである」と定義されている[1]．認知行動療法ではこの定義にあるように，クライエントの問題を相互に関係している認知，行動，感情，身体（生理反応）といった4側面から考える．そして，認知，行動，感情，身体（生理反応）のうち，比較的直接的に変容しやすい認知と行動に働きかけ，感情や身体（生理反応）も含めて治していく治療法のことである．

　そのため，一般的には前々節の行動療法や，前節の認知療法の各種技法も含めて認知行動療法と総称すると考えるのが一般的である．しかし，一部には認知療法が総称であると書いている学者もいるが，少数意見であり一般的には認知行動療法が総称と考えられている．

2 初期の代表的な認知行動療法

表1に初期の代表的な認知行動療法を示した.

a. Ellis の論理療法

最初の2つの論理療法とうつ病の認知療法を開発した，Ellis A と Beck AT は，両者とも最初は精神分析療法を実施していたが，より効果的な心理療法として認知行動療法を開発している．Ellis は認知を信念とよび，図1の1に示したように，何らかの信念を誘発する出来事（A: Activating Event）があり，誘発された信念が不合理（Irrational）な信念（B: Belief）であった場合には不適応な感情，行動，生理が引き起こされるという結果（C: Consequence）となってしまう．そのため，論理療法で不合理な信念（Irrational Belief）に対して論駁（D: Dispute）し，不合理な信念を合理的な信念（Rational Belief）に変容する．そうすれば，合理的な信念によって引き起こされる適切な感情，行動，生理反応となるというの

■表1　初期の代表的な認知行動療法

1962 年	Ellis A の論理療法
1963 年	Beck AT のうつ病の認知療法
1969 年	Bandura A のモデリング法
1971 年	Meichenbaum D の自己教示訓練
1971 年	Shinn RM の不安管理訓練
1977 年	Combs ML & Slaby DA の子どもの社会的スキル訓練（Social Skill Training: SST）
1985 年	Meichenbaum D のストレス免疫訓練
1988 年	Liberman RP の生活技能訓練（Social Skill Training: SST）

（福井 至. 学習理論と認知行動療法. 東京: 培風館; p.1-13. 2008[2] を改変）

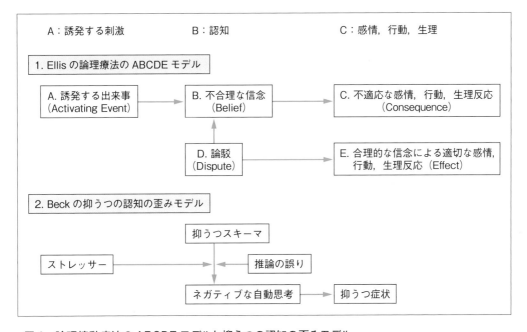

■図1　論理情動療法の ABCDE モデルと抑うつの認知の歪みモデル

❶ いつも目覚ましい行いをしなくてはならない.

そう考えて得すること
1. いつも目覚ましい行いができるように頑張ることができる.
2. いつも目覚ましい行いをしようと努力できる.
3. 目覚ましい行いをするように自分にプレッシャーをかけることができる.
4. 常に向上心を持てる.
5. テキパキと行動できるようになり,行いに規律性が出てくる.

そう考えて損すること
1. 目覚ましい行いができなかったときに落ち込んでしまう.
2. 通常の行いでは満足できなくなってしまう.
3. 気負いすぎて疲れてしまう.
4. 目覚ましい行いをしようとして無理してしまう.
5. 休む暇がなくなって,そのうち体調を崩すことになる.
6. 失敗すると自分を責める.

合理的な信念
1. いつも目覚ましい行いができるに越したことはないが,できなくても死ぬわけではない.
2. いつも目覚ましい行いをするに越したことはないが,そうでなくても自分なりに頑張ればよい.
3. いつも目覚ましい行いをすることに越したことはないが,自分のできる範囲で努力し,それが目覚ましい行いにつながればそれでよい.
4. いつも目覚ましい行いをするよう努力できたらよいが,たまには息抜きも必要だ.
5. いつも目覚ましい行いができなくても,いけないわけではない.
6. 目覚ましい行いをしなくても,マイペースでいれば,それに越したことはない.
7. 人の意見を気にせず,自分なりに無理しすぎない程度にすればよい.
8. 目覚ましい行いとは,たまにあるから目覚ましい行いとなるのだ.だから,自分なりに頑張ればよい.
9. いつも目覚ましかったから,上昇ばかりで下降できなくて大変.上手くいくときに目覚ましければそれでよい.

■ 図2 不合理な信念を持っていた場合に得することと損すること,および合理的な信念の例
（福井 至. 認知行動療法・実践カード. 東京: こころネット; 2004[4]）

が,Ellis の論理療法の ABCDE モデルである.この ABCDE モデルのうちの B の Belief である信念の中でも不合理な信念の中核要素は,英語では must,should,ought to などの「……でなければならない」といったものであるとされている[3].

　例えばここで,「いつも目覚ましい行いをしなくてはならない」という不合理な信念を持っており,最近は目覚ましい行いができないために落ち込んでいるといった人を想定してみる.この,「いつも目覚ましい行いをしなくてはならない」という不合理な信念を持っていても,図2の左上の「そう考えて得すること」にあるように,この信念を持っていれば,「1. いつも目覚ましい行いができるように頑張ることができる」などのよいこともある.しかし,図2の左下の「そう考えて損すること」のように,「1. 目覚ましい行いができなかったときに落ち込んでしまう」といった損なこともある.客観的には,いつもいつも目覚ましい行いをし続けるといったこと自体が無理なことで,「いつも目覚ましい行いをしなくてはならない」といった不合理な信念を持っていると,早晩落ち込むことになる.そこで,Ellis は図2の右側の合理的な信念のように,「……でなければならない」という不合理な信念を,「……に越したことはない」や「……だったらいいな」という合理的な信念に変えれば,過度の落ち込みなどの不適応がなくなるとしているのである.つまり「1. いつも目覚ましい行いができるに越したことはないが,できなくても死ぬわけではない」といった合理的な信念に変えることによって,目覚ましい行いができないときにも落ち込まないで済むとしているのである.

　ところで,この「……でなければならない」といった不合理な信念の中核要素は外的な刺激の評価基準であり,図1の2の Beck の抑うつの認知の歪みモデルにおける抑うつスキーマとほぼ同じものである.抑うつの認知の歪みモデルでは,抑うつスキーマを持ち,そのスキーマに合致するストレッサーがあると,推論の誤りの影響を受けて,ネガティブな自動思考が起こり,抑うつ症状が引き起こされるとされている.詳細については前節を参照していただきたい

JCOPY 498-04829

が，Ellis の ABCDE 理論と Beck の抑うつの認知の歪みモデルを比較すると，認知を表す言葉が Ellis のモデルでは 1 つしかないのに対して Beck のモデルでは 3 つあることに気づかれるだろう．つまり，Ellis の ABCDE 理論では認知が信念という言葉に変えられただけで一種類しかないのに対し，Beck の抑うつの認知の歪みモデルにおいては，認知はスキーマと推論の誤り，そして自動思考の 3 種類に分けられている．

　これらの論理療法と認知療法は，1960 年代初頭お互いに独立に開発されたものの，その発展過程においては影響しあい発展している．そのため，論理療法においても修飾語をつけ，不合理な信念を認知療法と同じく 3 種類に分けるようになった．つまり，スキーマは「不合理な信念の中核要素」としており，推論の誤りは「三段論法の誤り」，そして自動思考は「評価結果の信念」と表現したのである．また，Beck のうつ病の認知療法は名称変更されていないものの，Ellis の論理療法（Rational Therapy）は，論理情動療法（Rational Emotive Therapy），論理情動行動療法（Rational Emotive Behavior Therapy）と変更された．これは，開発当初に論理療法としたところ，感情を無視した合理性だけではカウンセリングはできないという批判をあびたことから，感情を無視してはいないことを示すために論理情動療法と変更し．また，論理情動療法としていたところ，認知変容のみの治療法と誤解されるため，行動療法以来の行動的技法も使うことを示そうと，論理情動行動療法と改名したのである．

　これら 2 つの認知行動療法のうち，Beck のうつ病の認知療法は我が国でも 2010 年から医療保険適用になったごとく，うつ病の心理療法として広く用いられており，認知変容の手順は自動思考の変容から始めて最終的にスキーマの変容をするという順番になっている．他方，Ellis の論理療法は，我が国でも産業カウンセラー協会などカウンセリングの世界で広く用いられ，評価結果の信念である自動思考よりも，不合理な信念の中核要素であるスキーマの変容がかなり早い段階で行われている．これは，不合理な信念の中核要素であるスキーマの変容よりも，評価結果の信念である自動思考の変容の方が，考え直すのが容易だからである．つまり，極端にネガティブに評価してしまっているものを客観的な評価に修正するのは，その人のそれまでの外界の評価基準を変えるよりは楽なのである．そのため，病者を対象とした心理療法では自動思考から変容し，健常者を対象とした論理療法を用いたカウンセリングでは不合理な信念の中核要素から変容する場合も多いのである．

b. Bandura のモデリング法，Combs & Slaby の子どもの社会的スキル訓練（SST），Liberman の生活技能訓練（SST）

　Bandura は，パブロフ型条件づけやオペラント条件づけの理論しかなかった時代に，人は他人の行動を見ただけで直接の強化をされなくても学習するという事実を社会的学習理論で説明した学者である．Bandura は，幼稚園の子どもに大人が暴力的な行動を示範（モデリング）すると，幼稚園の子どももそれまで示さなかったような暴力的な行動を示すという実験から社会的学習理論を作成した．しかし，Combs & Slaby の子どもの社会的スキル訓練（SST）は，その実験とは逆に暴力的行動をしすぎる子どもには暴力的ではない適切な行動を，また引っ込み思案すぎる子どもには共同遊びのできる社交的な行動を，主にモデリングと社会的強化を用いて教えて行く方法である．これは，幼児期に粗暴すぎる行動をする子と，引っ込み思案すぎる行動をする子の，その後の適応がよくないことから開発された方法である．

またLibermanは，Skinner BFのオペラント療法とモデリング法を基本技法とし，主に統合失調症の人の生活技能の回復を図るパッケージ化された治療法を開発した．そのパッケージには，服薬習慣，再発兆候への対処技能，着衣や金銭管理などの基本的生活技能，対人関係能力の開発，作業能力の向上などを目標としたプログラムが含まれている．日本では，1994年に「入院生活技能訓練療法」として診療報酬化され，現在では多くの病院で行われている．子どものSocial Skill Trainingを社会的スキル訓練と訳すのに対し，LibermanのSocial Skill Trainingは生活技能訓練と訳されるのは，統合失調症の患者にとってこのパッケージで獲得する能力が，単なる社交能力といったものではなく，生活技能そのものなためである．

c. Meichenbaumの自己教示訓練とストレス免疫訓練，およびSuinnの不安管理訓練

　Meichenbaumの自己教示訓練は，自らに何かの言葉を言い聞かせるという自己教示を用いて適応行動を獲得する方法である．例えば衝動性の高い小学校低学年児の場合，知能検査などで迷路の課題を行わせると，壁にぶつかったり，袋小路に入ると壁を突き抜けてしまうなどといった行動をして，得点にならない．しかし，「ぶつからないように，ぶつからないように，……」と言わせながら練習すると，壁にぶつからずにスタート地点からゴール地点までたどり着けるようになる．このように，不適応行動を抑制し，適応行動を増加させる自己教示の言葉を用いる方法が自己教示訓練である．また，Ellisの論理療法やBeckの認知療法などは治療法であるが，それを逆に予防法としてストレス耐性を高めるために用いるのがストレス免疫訓練である．さらにSuinnの不安管理訓練も，不安が引き起こされそうなときにはできるだけ早く，自律訓練法や筋弛緩法などのリラクセーション法を行い，過緊張状態とならないようにする予防法である．Suinnはこの不安管理訓練を用い，アメリカオリンピックチームの初代カウンセラーとなり，オリンピック選手の不安管理を成功させている．

　また表1には示さなかったものの，初期の代表的な認知行動療法として，セルフモニタリング法や問題解決訓練などもある．セルフモニタリング法は，問題となる認知や行動を，患者自身で記録していく方法である．また，問題解決訓練は，患者の解決しなければならない問題についてブレインストーミングで各種の解決法を案出し，それらの解決法のうちこれまでその患者が試していなかった解決法を試してみる方法である．たいていは，1つの効果的ではない解決法に拘泥しているため問題解決に至らなかった患者の問題が，異なった解決法を試してみることで解決する可能性が高まるのである．

3　障害ごとの認知行動療法のパッケージ

　1980年代後半からは，図3に示したようなDSMシリーズの障害単位の認知行動モデルと，そのモデルに基づく認知行動療法のパッケージが開発された．図3のaはSalkovskisが1985年に発表した強迫症/強迫性障害の認知行動モデルである．このモデルにおいては，まず何らかの引き金となる刺激から侵入思考が生じると，強迫スキーマをもつ人は侵入思考が生じたことを恥じたり責任を感じ，抑うつ的な自動思考が引き起こされて抑うつ感情が生じる，そしてその抑うつ感情を低下させるための儀式的行為である強迫行為が起こるとなっている．つまり例えば，電車のつり革につかまっているときに，このつり革には何かの病原菌がついて

JCOPY 498-04829

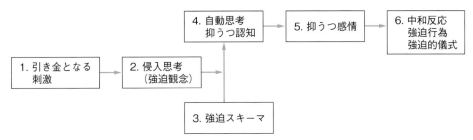

a. Salkovskis（1985）の強迫症 / 強迫性障害の認知行動モデル

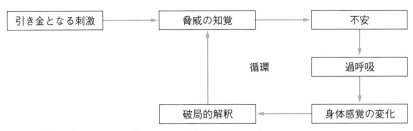

b. Clark（1986）のパニック症 / パニック障害の認知モデル

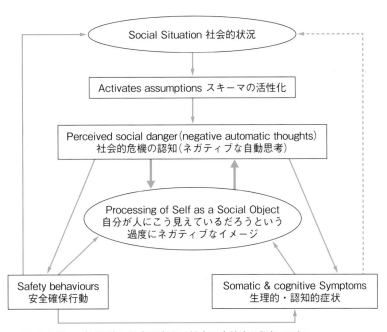

c. Clark & Wells（1995）の社交不安症 / 社交不安障害の認知モデル

■ 図3　障害ごとの認知行動モデル
（福井 至. 学習理論と認知行動療法. 東京: 培風館; p.1-13. 2008[2]）

いて病気に感染してしまうかもしれないという侵入思考が起こったとする．しかし，強迫性障害ではない人は，「マーいつもつかまっているし，平気か……」と考えるであろうが，「何か悪いことを予測したら，それがきっと起こりやすくなる」とか「予防できる病気を予防しなかったら，自分は最悪の人間である」といった強迫スキーマを持った強迫症／強迫性障害の患者は，そういった考えから「今手を洗わなかったら大変なことになる」といった自動思考が生じ憂うつになり，その結果中和反応としての強迫行為や強迫的儀式をせざるを得なくなるというモデルである．そこで，行動療法の時代からの曝露反応妨害法に，強迫スキーマの変容を加えた認知行動療法が開発され，高い治療効果が示されている．

また，ｂの認知行動モデルは，Clark が 1986 年に発表したパニック症／パニック障害の認知モデルである．このモデルでは，以前パニック発作を起こした場所などの引き金となる環境刺激があり，それが脅威をもたらすものとみなされると軽い不安が生じる，そして過呼吸が生じ，呼吸困難，動悸，めまいなどの身体感覚の変化が生じる．さらに，それらの身体感覚の変化を，呼吸停止や心臓発作の兆しというように破局的に解釈し，脅威の知覚がさらに高まり不安が増大し，過呼吸が増幅されるという悪循環が生じる．そして，ついにはパニック発作を起こすという認知モデルである．そしてパニック症／パニック障害の患者においては，身体感覚の変化に対して破局的解釈をすることが条件づけられてしまっているので（introceptive conditioning），その身体感覚に対するエクスポージャー（interoceptive exposure）を実施して破局的解釈をさせないようにする治療法が開発され，やはり高い治療効果が示されている．

さらに，ｃの認知行動モデルは，Clark & Wells が 1995 年に発表した社交不安症／社交不安障害の認知モデルである．このモデルでは，例えば「私はいつも変な人だと思われてのけ者になってしまう」というスキーマを持った患者がいたとする．そして，何かの社会的状況でそのスキーマが活性化し，「周囲のみんなに変な風に見えている」という自動思考と，自分がとても変な風に見えているという過度にネガティブな映像イメージが頭の中に浮かぶ．すると，赤面したり冷汗が出たり震えたりといった生理的症状や，頭が真っ白になって周囲の人の問いかけにまともに答えられないといった認知的症状が生じたりする．そして，その場から逃げ出したりするといった安全確保行動をとるため，実際は周囲の人にそんなに変な風に見えていないし，周囲の人も変な人と思っていなかったのに，その事実に気づくことができず，社交不安症／社交不安障害が治らないというモデルである．このモデルからわかることは，社交不安症／社交不安障害で症状を引き起こしている最大の問題は，自分がとても変な風に見えているという過度にネガティブな映像イメージである．そのため，Clark & Wells は，社交場面において患者がどう見えているかを正確に理解させるため，ビデオ撮影してそれを見せるという，ビデオ・フィードバックという技法を開発した．このビデオ・フィードバックを行うと，自分がイメージしていたほど変な風には見えていないことがわかり，社交不安症／社交不安障害の治癒確率は他の技法よりも格段に高くなるのである．

4　認知行動療法の効果とさらに効果的な認知行動療法

表２は，各種不安障害に対する認知行動療法の効果についてのメタ分析の結果である[5]．こ

■ 表 2　メタ分析による各種不安障害ごとの認知行動療法の平均効果量

	Hedge's g
パニック症 / パニック障害（N=5）	0.35
社交不安症 / 社交不安障害（N=7）	0.62
強迫症 / 強迫性障害（N=3）	1.37
全般不安症 / 全般性不安障害（N=4）	0.51
急性ストレス障害（N=4）	1.31
心的外傷後ストレス障害（N=6）	0.62

カッコ内の数字は算出に用いられた RCT の数
(Hofmann SG, et al. J Clin Psychiatry. 69: 621-32. 2008[5])

の結果にあるように，認知行動療法の効果量が大きいのは，強迫症 / 強迫性障害と急性ストレス障害である．図 3 には急性ストレス障害の認知行動モデルは示していないものの，その治療法としては，トラウマ記憶に対する prolonged exposure を中核技法とし，トラウマ体験によって変化した認知と行動を修正していくといった治療法である．効果量では次が社交不安症 / 社交不安障害や心的外傷後ストレス障害の 0.6 程度の中程度の効果量であるが，社交不安症 / 社交不安障害の治療プロトコルでは 2.72 という非常に高い効果量を示している研究もある．表 2 ではパニック症 / パニック障害が平均値で効果量が 0.35 と最も低い値となっているが，このパニック症 / パニック障害においても治療プロトコルによっては 1.62 という高い効果量を示している研究もある．このような不安症に対する認知行動療法の発展から，我が国においては 2010 年のうつ病の認知療法・認知行動療法の保険収載後，2016 年には不安症（社会不安障害・強迫症・パニック症・PTSD）の認知療法・認知行動療法も保険収載された．さらに神経性過食症に対する認知行動療法も発展し，2018 年からは神経性過食症に対する認知療法・認知行動療法も保険収載されている．

　また，先述の認知行動療法では認知内容そのものを変容するようになっていたが，認知内容そのものではなく，認知に対する態度であるメタ認知を変えるメタ認知療法といった認知行動療法も開発され，これまで以上の効果が示されている[6]．さらに，過去の後悔と先の心配がネガティブな感情を産むので，現在の周囲の刺激に集中する，後節のマインドフルネス認知療法も，これまで以上の効果を示してきている．さらに，最近ではインターネットを用いた Computerized Cognitive Behavior Therapy（CCBT）のプログラムも世界的に多数開発されてきており，高い効果量が報告されるようになってきている．

文献
1）坂野雄二. 認知行動療法. 東京: 日本評論社; p.77-97. 1995
2）福井　至. 学習理論と認知行動療法. 東京: 培風館; p.1-13. 2008
3）Ellis A, Harper RA. A new guide to rational living. New Jersey: Prentice Hall; 1975（エリス A, ハーパー RA. 北見芳雄, 監訳. 論理療法. 東京: 川島書店; 1981）
4）福井　至. 認知行動療法・実践カード. 東京: こころネット; 2004
5）Hofmann SG, Smits JA. Cognitive-behavioral therapy for adult anxiety disorders: a meta-analysis of randomized placebo-controlled trials. J Clin Psychiatry. 69: 621-32. 2008
6）Wells A. Metacognitive therapy for anxiety and depression. New York: Guilford Press; 2009（エイドリアン・ウェルズ. 熊野宏昭, 今井正司, 境　泉洋, 監訳. メタ認知療法: うつと不安の新しいケースフォーミュレーション. 東京: 日本評論社; 2012）

〈福井　至〉

d　第三世代の認知行動療法

- 第三世代の認知行動療法では，認知の内容よりも機能（影響力）を変えること
を目標とし，マインドフルネスやアクセプタンスと呼ばれる自分の体験との関
わり方を重視する．
- マインドフルネスとは，今の瞬間の現実に常に気づきを向け，その現実をある
がままに知覚し，それに対する思考や感情には囚われないでいる心の持ち方，
存在のありよう．
- アクセプタンス＆コミットメント・セラピーの観点からは，4つの行動的プロ
セスの生起頻度が高まった状態と定義される．
- 実践方法は，身体感覚，感受，感情などの私的事象に「今，ここ」で注意を向
けること，その私的事象を排除したり同一化したりせず，そのままにしておく
ことで構成される．

Keyword
....

気づき，マインドフルネスストレス低減法，アクセプタンス＆コミットメント・セラピー

1　第三世代の認知行動療法[1]（図1）

　認知・行動療法とは，症状や問題行動を改善し，セルフケアを促進するために，非適応的な
行動パターン，思考パターンを系統的に変容していく行動科学的治療法である．その始まりは
1920年代に遡り，レスポンデント条件づけの基礎研究を応用したものであったが，1950年
代になってオペラント条件づけの基礎研究から行動分析学が成立し，2つの条件づけ理論を含
む学習理論を基盤とした行動療法が用いられるようになった（第一世代）．その後，1960年
代になると，人間の認知的プロセスを情報処理理論で説明し，認知の内容を変えることで感情
や行動の問題を解決しようとする論理情動療法や認知療法が開発され，うつ病や不安症などに
も適用されるようになった．また同じ頃より，行動療法側も介入対象を広げるために，外から
観察可能な外顕的行動だけでなく内潜的行動としての認知をも介入対象にするようになり，ど
ちらに対しても，認知行動療法と言う呼称が一般的に用いられるようになった（第二世代）．
しかし，元々の出自が異なる2つの流れを認知行動療法とまとめることには，統一的な基礎
理論の欠如と，ケースフォーミュレーションがモザイク的にならざるを得ないといった問題が
あり，実際に適用する際に一貫性が維持できなかったり，効率が必ずしもよくないという課題
があった．
　その一方で，1970年代に，アメリカのJon Kabat-Zinn が，従来の認知行動療法では効果
が上がりにくかった慢性疼痛患者を対象にした8週間のグループ療法であるマインドフルネ

JCOPY 498-04829

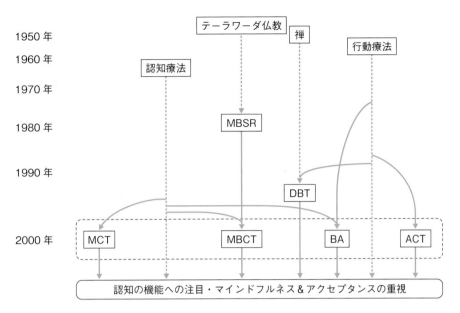

■ 図1　第三世代の認知行動療法の位置づけ
ACT: アクセプタンス＆コミットメント・セラピー，BA: 行動活性化療法，DBT: 弁証的行動療法，MBCT: マインドフルネス認知療法，MBSR: マインドフルネスストレス低減法，MCT: メタ認知療法（熊野宏昭. 新世代の認知行動療法. 東京: 日本評論社; 2012[1])）

スストレス低減法（Mindfulness-Based Stress Reduction: MBSR）を開発し，効果的であったことから，行動医学や心身医学の分野で活用されるようになっていった[2]．その後，1990 年代半ばに，境界性パーソナリティ障害に対する弁証法的行動療法（Dealectical Behavior Therapy: DBT）の効果がランダム化比較試験で実証され，さらに，2000 年の前後に，MBSR を再発性うつ病に適用したマインドフルネス認知療法（Mindfulness-Based Cognitive Therapy: MBCT）や，言語行動の行動分析理論に基盤を置くアクセプタンス＆コミットメント・セラピー（Acceptance and Commitment Therapy: ACT）が活用されるようになり，精神医学や臨床心理学の分野でも広く注目を集めるようになった．これら一群の介入法は，認知の内容よりも機能（効果・影響力）を変えることを目標とし，マインドフルネスやアクセプタンスと呼ばれる自分の体験との関わり方を重視するという点で共通しており，第三世代の認知行動療法，マインドフルネス系の認知行動療法などと呼ばれるようになったが，日本にも 2000 年代半ばに本格的に導入され，現在ではかなり広く用いられるようになっている．これらの介入法の特徴として，不安障害やうつ病を始めとした精神疾患に効果を上げるともに，慢性疼痛や癌などの難治性身体疾患に関わる心理行動面にも効果を持つことが示されている．

　本稿では，マインドフルネスの臨床適用上のポイントを理解してもらい，個人療法の中でも使いこなしやすくするために，ACT の行動的プロセスモデルに基いてマインドフルネスの概説を行うとともに，ACT 自体の進め方についても理解を深めることができるようにしていきたい[3]．

2 マインドフルネスとは何か

　マインドフルネスとは，"今の瞬間の現実に常に気づきを向け，その現実をあるがままに知覚し，それに対する思考や感情には囚われないでいる心の持ち方，存在のありよう"を意味する言葉である[4]．これは，2600年前にブッダが推奨した自らの体験と関わる際の意識の持ち方のことであり，ブッダの時代の話し言葉であったパーリ語のサティという言葉の英語訳である．漢語では念，日本語では気づきと訳されていることからも窺われるように，アジア諸国では古くから実践されてきており，日本文化にも禅を始め，武道や芸道の中に広く取り込まれ，普段は気づかなくても生活の様々な場面の中に息づいている．

　われわれは，いつも常に何かを考えながら過ごしているが，時々ハッと我に返ることがある．実はその瞬間に実現している意識の持ちようがマインドフルネスなのである．我に返るとは，われわれの思考が作り出すバーチャルな世界から，「今，ここ」の現実と接触する地点に戻ってくることを意味しているが，しかし，ほとんどの場合は，すぐにまた色々な考えが浮かんできて，まだ来ない未来や，過ぎてしまった過去の世界に呑み込まれ，「心ここにあらず状態」（マインドレスネス）になってしまう．これでは目の前の現実が見えておらず，むしろ夢を見ながら寝ている状態と近いのだが，われわれは通常そのこと自体にも気づいていない．このように，「今，ここ」の現実との接触が失われ，なおかつそのことに気づいてもいない状態のことを，仏教では「無知」と言い，実はそれが人間の心のデフォルトの状態であるとされている．それに対して，マインドフルネスとは「目覚めの状態」であり，目の前の現実に対して，注意や気づきという認知機能を十分に働かせながら，心配や反すうなどの反復的思考が抑えられた状態と言える．

　ACTによる介入では，図2に示したように，6つの病理的な行動的プロセス（上下の行に

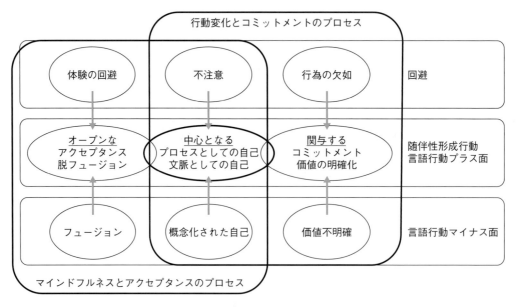

■ 図2　ACTにおけるマインドフルネスの定義

JCOPY 498-04829

記してある，回避行動や言語行動のマイナス面に関わるもの）を，6つの柔軟な行動的プロセス（真ん中の行に示してある，現実との接点の多い随伴性形成行動や言語行動のプラス面に関わるもの）に置き換えていくことを目標にする．後者の行動的プロセスをコア・プロセスと呼び，普段はそれほど生起頻度は高くないが，それでも練習を繰り返すことで増やしていけると考えている．そして，病理的な行動的プロセスの中でも，左側の4つ（体験の回避，認知的フュージョン，不注意＝過去と未来の有意，概念化された自己）がマインドレスネスの基盤となる．一方で，マインドフルネスは，左側の4つのコア・プロセス（アクセプタンス，脱フュージョン，プロセスとしての自己，文脈としての自己）が頻繁に出現するようになった状態と定義されているが，このようにマインドフルネスを構成する行動的プロセスを明示することで，マインドフルネスのアセスメントと練習がしやすくなるという利点がある．

3　マインドレスになる基盤

マインドレスになる基盤には思考が深く関わっているとされるが，われわれは，そもそも目の前の問題に対して合理的にその解決法を見出すために思考を用いるのであり，「今，ここ」との接触を絶つために，ものを考えているのではない．それどころか，思考とは全ての文明を作り出してきた人間を人間たらしめている心の働きなのだが，この働きは，人間にしかない言葉を操るという能力に依存していると考えられている[5]．

言葉には「対象との双方向性」という基本的な性質がある．それは，例えば，何かに名前をつけると，その名前を聞いただけ（あるいは見ただけ）で，自動的にその対象が心に浮かぶといった性質のことである．例えば，オレンジと聞けば，橙色の丸い果物が心の目で見えるのであるが，そういった力を持っているのは言葉が使える人間だけなのである．それでは言葉になぜそのような性質が備わっているのかと言えば，幼少時に物の名前を覚えていく際に，必ず両方向性の学習を繰り返しているからであるとされている．つまり，まずは物の名前を言えるようにして，それができたら次は，名前から物を当てさせる，それを何度も繰り返していくことによって，物と名前を双方向性に関係づけるという行動パターン自体を学んでいくというわけである．そして，一旦この双方向性が成立すると，言葉を使うと，それが指し示す内容が必ず浮かんでくるようになる．つまり，言葉を使う人間は，物理的な現実の世界と，言葉が作り出すバーチャルな世界の双方に暮らしていると考えてみるとよい（人間だけがそうだというのも驚きであるが）．

しかしこの言葉の力を手に入れたことは，同時に，バーチャルな世界と現実の世界の区別がつかない状況に人間を陥れることになった．われわれは一旦考え始めると，次々に連想が広がって考えが止まらなくなるのが普通である．そうなると，思考が作り出すバーチャルな世界の風船の中から外を見ているような状態になり，どこまでが考えていることで，どこからが現実なのか分からなくなってしまう（認知的フュージョン）．そして，その風船から抜け出さない限り，「今，ここ」の現実には触れられなくなってしまうのである．

それでは，考えることを止めればよいのかと言うと，それもよい手ではない．例えば，自分に対して否定的なことを考えたり感じたりしたとしたら，そのことが現実に感じられてしまうので，考えたり感じたりすること自体を避ける（体験の回避）ということがよく起こる．しか

し，例えば「不安にならない，不安にならない……」と思っていたら，何かがあって，ちょっと気持ちがザワザワしただけでも，「ワッ，不安だ！」と飛び上がってしまうであろう．つまり，体験の回避をすると，現実の世界との接触がなくなるだけでなく，バーチャルな世界も歪んで体験されるようになってしまうのである．

4　マインドフルネスの実践

　それでは，言葉を常に使っているわれわれが，どのようにして，バーチャルな世界から抜け出し，「今，ここ」と触れ合うことができるのか．それは，認知的フュージョン，体験の回避と逆の行動（脱フュージョン，アクセプタンス）を，増やしていけばよいということになる．体験の回避とは心を閉じることであり，認知的フュージョンとは思考に呑み込まれていることであるから，「心を閉じない，呑み込まれないで」，目の前の現実に注意を向けるようにするのである．しかし，われわれの思考は通常止まることがないので，すぐにまた考え始めてしまうだろう．

　マインドフルネスは，上記の通り様々な武道や芸道などを通しても実践可能と思われるが，集中的な実践法としては一般的に瞑想法が用いられており，そこで採用されている方法が，感受へのラベリングである[5]．われわれは生きている以上，自分と環境との関係を常に把握している必要がある．環境の特徴を捉えるのは，通常，五感を通してであるが，仏教では，五感に反応して働く自動思考までを感覚器と位置づけ，合わせて六根と呼んでいる．そして，六根によって引き起こされる最初の心の動き（感覚と近いもの）のことを感受と言う．仏教では，自己の機能を環境を観察する働きに限定するが，そうすると，皮膚の外側の公的環境だけでなく，皮膚の内側にも私的環境が広がっていることになり，それぞれの動きを五感と自動思考が捉えていると考えるのである．そして，マインドフルネス瞑想では，六根を通して環境を把握した段階で，思考の動きを止めるということを目標にしていく．例えば，座って瞑想をする時には，息が入ってきて出て行くのに合わせて，膨らんだり縮んだりする身体感覚に注意を向ける．そして，「ふくらみ，ふくらみ，縮み，縮み……」と心の中で言葉を唱えてラベリングしていく．その内にどこかが痒くなってきたとしたら，「かゆみ，かゆみ」とラベリングして，次には「戻ります」と心の中で言いながら，呼吸に伴う身体感覚に優しく注意を戻す．あるいは，何かを考え始めていることに気づいたら，「雑念，雑念」とラベリングして，呼吸に注意を戻すのである．しかし，実際には考え続けてしまい，それによって，欲，怒り，混乱などの感情が動き始めてしまうこともある．ただ，その場合も，気づいた時にラベリングをして，呼吸に注意を戻すという同じ戦略で対応可能である．ここで大事なのは，呼吸をコントロールしないということであり，それは，この瞑想が，変えることのできない環境内の現実を観察し，そのままにしておくことを目指しているからである．つまり，マインドフルネスは「気づきとアクセプタンス」を旨としている．アクセプタンスとは，体験（思考，感情，記憶，身体感覚など）に気づいた上で，そのままにしておく行動的プロセスである．

　六根は環境とのインターフェイスに位置するので，それを通して生じる感受は「今，ここ」の現実を最も忠実に反映していると考えられる．そこで，感受に対して気づきを向け，ラベリングするだけという行動は，「今，ここ」の現実との確実な接触をもたらす（プロセスとして

の自己）．しかしそれでも，ラベリングするという行動には，特定の刺激に注意を集中して，それをコントロールしようとする思考が関係しているので，マインドフルネス瞑想の後半では，環境内の様々な側面に広く気を配って（注意を分割させて），そこで気づいたものをそのままにしておくという方法に移行することになる．その結果，考えるための注意資源が消費されてしまうので，思考が動かなくなり，今，この瞬間の世界を偏りなく捉えられるようになる（文脈としての自己）．ここで重要なのは，注意の分割がマインドフルネスの目標であると同時に手段になっているということであるが，この時点では，注意資源をフルに使っているので，まだ意図的にそうしようとする「概念化された自己」の働きが残っており，しばらく続けると疲労して眠くなったり，また悩み始めたりすることも起こってくる．しかし，われわれはどんなことでも練習すれば上達するので，注意の分割の練習を続けていくと，注意資源を使わなくてもその状態が維持できるようになり，時々刻々と変わっていく六根で捉える体験を感じ続けることができるようになり，それに応じて「概念化された自己」が消える瞬間も感じられるようになっていく．

まとめ

　以上で説明してきたように，マインドフルネスの実践方法は，①呼吸に伴う身体感覚，五感と自動思考，感情などの私的事象に，「今，ここ」で注意を向けること，②注意を向ける私的事象に対して，排除しようとしたり同一化したりすることなく，そのままにしておくこと，の2つから構成されている．そして，③実践を続けた結果，すべての私的事象は自己イメージ（概念化された自己）も含めて変わり続けていく一過性の出来事にすぎず，変わり続けるものに執着すると苦しむことになるという洞察が得られる．

　ブッダの全ての教えは，「どのような状況の下でも，何物に対しても“私”とか“私のもの”として執着してはならない」という一つにまとめることができるとされている[6]．しかし，われわれが行動変容技法の一つとしてマインドフルネスを用いる時には，そこまで目指すことはないであろう．むしろ，社会生活の中で，思考をフル回転させながら問題解決的，生産的に行動している普段の生き方とは別のモードの生き方として，われわれの生活や人生に幅を与えるものと考えるのがよい．特に，様々な精神疾患，心身症，生活習慣病などが，取り除くことが出来ない自分の中のネガティブな体験に，回避行動に代表されるような問題解決的な方法で取り組もうとすることで，却って悪循環になって増悪していることが多いことを考えると，その状況から抜け出すための大きなヒントを与えてくれることが多い．

　そして，ACTでは，別モードの生き方をすることで一旦普段の生き方を相対化した上で，改めて自分の人生にとって一番重要なものを言葉にして（価値の明確化），それにコミットした行動を増やす（コミットメント）ことを目標にしていく．マインドフルに世界と向き合うことができていれば，「かくあるべし」という概念化された自己ではなく，プロセスとしての自己や文脈としての自己を働かせながら，自分にとっても世界にとっても最も必要な行動を続けていくことができると考えるのである．

マインドフルネスとは，あることモード，メタ認知モードなどと呼ばれることもある，大部分の人々があまり使いこなしてこなかった心の使い方，生き方のモードである.

文献
1）熊野宏昭. 新世代の認知行動療法. 東京: 日本評論社; 2012
2）J・カバットジン（春木　豊, 訳）. マインドフルネスストレス低減法. 京都: 北大路書房; 2007
3）スティーブン・C・ヘイズ, カーク・D・ストローサル, ケリー・G・ウィルソン（武藤　崇, 三田村　仰, 大月　友, 監訳）. アクセプタンス＆コミットメント・セラピー（ACT）第 2 版 ―マインドフルネスな変化のためのプロセスと実践. 東京: 星和書店; 2014
4）熊野宏昭. マインドフルネスそして ACT へ. 東京: 星和書店; 2011
5）アルボムッレ・スマナサーラ. ヴィパッサナー瞑想図解実践―自分を変える気づきの瞑想法. 第 4 版. サンガ; 2021
6）ラリー・ローゼンバーグ（井上ウィマラ, 訳）. 呼吸による癒し―実践ヴィパッサナー瞑想. 東京: 春秋社; 2001

〈熊野宏昭　富田 望〉

JCOPY 498-04829

e バイオフィードバック

ここで学ぶこと

- バイオフィードバックは行動医学の一分野であり，学習理論に基づいている.
- 適応疾患は多岐にわたり，リラクセーション技法との併用も有効である.
- 医療の枠組みを越えた活用が期待されている.

Keyword

バイオフィードバック，自律訓練法，漸進的筋弛緩法，ウェアラブルデバイス

1 バイオフィードバックとは

　Schwartz らはバイオフィードバックを「生体外のセンサーを用いて身体的機能の状態を生体に提示して，その変化を企図する実験的方法」と定義している[1]．具体的には表面筋電図や皮膚温などの知覚することが困難な生理学的指標（表 1）を，専用のセンサーを備えた機器を介して視覚的または聴覚的にわかりやすい形でフィードバックする（図 1）．これによりどのような刺激に対してどのような生理学的変化が生じるのかを学習し，最終的には意識的にコントロールできるようになることを目指している．これはスポーツ選手が鏡を用いて自身の

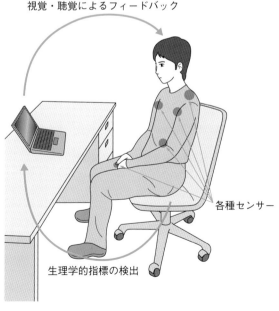

視覚・聴覚によるフィードバック

各種センサー

生理学的指標の検出

■図1　バイオフィードバックを実践している様子

■ 表1　バイオフィードバックで用いられる生理学的指標

表面筋電図（surface electromyogram: SEMG）
皮膚電気活動（electro dermal activity: EDA）
スキンコンダクタンスレベル（skin conductance level: SCL）
スキンコンダクタンス反応（skin conductance response: SCR）
皮膚温（skin temperature: TEMP）
容積脈波（blood volume pulse: BVP）
呼吸（respiration: RESP）
心電図（electrocardiogram: ECG）および心拍変動（heart rate variability: HRV）
脳波（electroencephalogram: EEG）

（竹林直紀，編. バイオフィードバックとリラクセーション法. 京都; 金芳堂; p.30-40. 2011[2]）

フォームをチェックし，修正を重ねながら理想の形に近づけていく作業に近い．目的としている生理学的変化を起こすことに成功した際にはポジティブなフィードバックを行うことで，オペラント条件付けによりコントロールを学習していくという手法を取るため，行動医学の一分野と位置付けられている．

2　バイオフィードバックの適応疾患

　各種のセンサーを用いることで様々な生理学的指標を扱うことが可能であるため，バイオフィードバックの適応疾患は診療科の枠組みを超えて多岐にわたる（表2）．特に心身症とリハビリテーションの分野では活用が進んでいる．例えば片頭痛の認知行動療法マニュアル[4]にはバイオフィードバックのセッションが含まれている．また特定の疾患に対する治療という位置付けによらず，広くリラクセーション技法の習得に際して使用することも可能である．い

■ 表2　バイオフィードバックの適応疾患

心・血管系
高血圧，不整脈（期外収縮，発作性頻拍症，WPW症候群），低血圧，起立性調節障害
消化器系
過敏性腸症候群，胃潰瘍，便失禁，腹鳴
呼吸器系
気管支喘息，神経性咳嗽，過換気症候群
神経・筋系
片頭痛，緊張型頭痛，書痙，顔面痙攣，痙性斜頚，チック，振戦，慢性疼痛
リハビリテーション系
脳血管障害後遺症（言語障害，嚥下障害，麻痺など），術後後遺症
眼科系
眼瞼痙攣，眼振，斜視
泌尿器科系
心因性頻尿，尿失禁，膀胱神経症
産婦人科系
月経前緊張症，更年期障害
皮膚科系
皮膚掻痒症，アトピー性皮膚炎，蕁麻疹
外科・整形外科系
手術後後遺症（疼痛・機能回復），腰痛，頚椎症，痺れ，慢性疼痛

（端詰勝敬. バイオフィードバック研究. 35: 65-8. 2008[3]）

ずれの場合にも，目的に合った生理学的指標を選定することが重要である．学習理論に基づいているため，いくらトレーニングを重ねても生理学的変化が起こらない場合には治療的な効果が得られにくい．複数の生理学的指標をチェックしておいて望ましい変化が起こっているものを中心にフィードバックを行うなどの工夫が求められる．

3 バイオフィードバックの臨床応用について

　東邦大学医療センター大森病院心療内科ではリラクセーション外来を開設しており，心身症および一部の精神疾患に対してバイオフィードバックを臨床的に活用している．生理学的指標としては表面筋電図（図2）と皮膚温（図3）を使用している．バイオフィードバックを自律

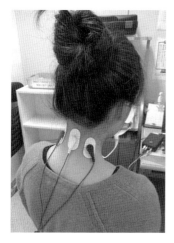 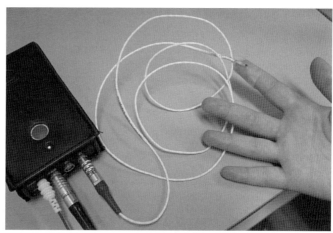

■ 図2　表面筋電図の測定　　　■ 図3　皮膚温の測定

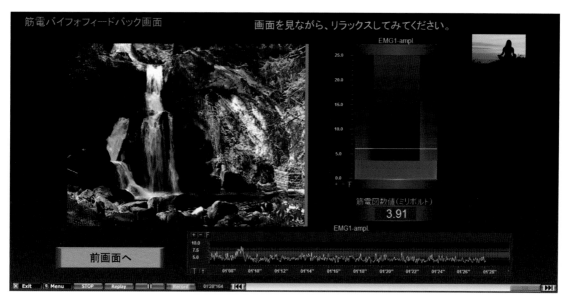

■ 図4　視覚的フィードバックの一例

訓練法，漸進的筋弛緩法などのリラクセーション技法と併用することで，身体的および心理的な緊張を知覚したうえでコントロールする方法を学習する．ストレスや自身の感情に対する気付きに乏しい，アレキシサイミアとよばれる傾向を有する患者はよい適応となる．リラクセーションの指標として表面筋電図の低下または皮膚温の上昇が認められた際には，滝が流れ落ちる映像および音声が再生されることで患者にフィードバックされる（図4）．

　医師または心理士が指導にあたるが，患者の主体的な取り組みを重視する．リラクセーション技法を習得する際には，その効果を客観的な指標により確認しながら進めることでモチベーションの向上につながる．最終的にはバイオフィードバック機器によるサポートがなくとも過緊張などの生理学的変化を自覚したうえでコントロールできるようになることを目標としている．

　なお，図2～4はキッセイコムテック株式会社より研究・治療支援リラクセーション機器として購入した NeXus-4 および対応ソフトウェア Bio Trace ＋（オランダ Mind Media 社製）を，販売企業より写真提供の同意を得たうえで使用している．

4　バイオフィードバックの展望について

　バイオフィードバックは1950年代から実験的な取り組みが行われており，行動医学的な治療法としての長い歴史を持つ．米国では AAPB（Association for Applied Psychophysiology and Biofeedback）などの学会や，BCIA（Biofeedback Certification International Alliance）などの認定組織が存在して盛んに臨床応用が行われている．本邦では日本バイオフィードバック学会などが中心となって研究が進められているが，実際にバイオフィードバックを受けることができる施設は限られている．現行の保険診療制度においては心身医学療法に含まれているため，機器の購入や技法の習得，時間的な制約に見合っただけの診療報酬が得られないといった問題がある．そのため多くの施設では自由診療という形を取らざるを得ないのが現状である．

　一方ではスマートフォンに搭載されたセンサーやアプリケーションの多様化，ウェアラブルデバイスの普及など，医療の枠組みを越えたところでバイオフィードバックの活用が進みつつある．スポーツ選手が心拍数や体温をリアルタイムで測定して，より効果的にトレーニングを行うなどの取り組みはすでに広く行われている．

　今後は測定された生理学的指標を適切に解釈し，心身の健康増進に役立てるための医学的なアドバイスを行うことが求められるようになると思われる．膨大な生体情報に振り回されることなく，適切な行動変容につなげていくための指導を行うとともに，さらなるエビデンスの蓄積を進めていくことが必要と考える．

JCOPY 498-04829

文献

1）Mark SS. 斉藤　巌, 他監訳. バイオフィードバック　実践のためのガイドブック. 東京: 新興医学出版社; p.5-8. 1992
2）神原憲治, 志田有子. In: 竹林直紀, 編. バイオフィードバックとリラクセーション法. 京都: 金芳堂; p.33-40. 2011
3）端詰勝敬. 心療内科におけるバイオフィードバック療法の実際. バイオフィードバック研究. 35: 65-8. 2008
4）日本頭痛学会診療向上委員会, 編. 片頭痛の認知行動療法マニュアル（治療者用）. 2021. https://www.jhsnet.net/pdf/koudou_manual.pdf

〈都田 淳　端詰勝敬〉

f 行動変容のステージモデル

ここで
学ぶこと

- 行動変容のステージモデル（トランスセオレティカル・モデル）の構成概念には，（1）行動変容の5原則ステージ，（2）行動変容の10プロセス，（3）意思決定バランス，および（4）行動変容のためのセルフエフィカシー（自己効力感），が存在する．
- 介入では，ステージに応じたアプローチ，すなわちステージ・マッチド・アプローチを行うことで効果を高める．
- 初期のステージ者に対しては，特に，行動実践によるプロズ（恩恵感）に注目させ，またセルフエフィカシーを強化する．

Keyword

行動変容，ステージモデル，トランスセオレティカル・モデル，プロセス，意思決定バランス，セルフエフィカシー

1 トランスセオレティカル・モデルの概要

近年，トランスセオレティカル・モデル（通理論モデル，または多理論統合モデル: transtheoretical model: TTM）と名付けられた行動変容モデルは，保健医療の分野で脚光を浴びている[1-3]．TTMは，個人を対象として，人の行動を説明し，しかも行動を変容させることを目的に開発された複合モデルである．TTMでは，ステージモデルとして知られてきたように，推奨された行動に関わるレディネス（準備状態）や実践の程度に応じて5段階のステージが存在し，人はステージを進行，または逆戻りすると考えられている．TTMは，ステージを移動させるために，それらのステージに応じて強調する介入内容，つまり働きかける内容を変えていく必要性を唱えている[4]．

TTMには，核となる構成概念が4つ存在する．それらの構成概念とは，（1）行動変容の5原則ステージ（前熟考，熟考，準備，実行，および維持ステージ），（2）行動変容の10プロセス（行動変容を促進するために使用する方略），（3）意思決定バランス〔行動を行う負担（コンズ）に対する恩恵（プロズ）の重みづけ〕，および（4）行動変容のためのセルフエフィカシー（「できる」という見込み感）である．図1は，核となるTTM構成概念の全体を示しており，それぞれの変容ステージに伴って関係性が異なる．

a. 行動変容ステージ

行動変容を行っている人は，一連の5ステージ（前熟考，熟考，準備，実行および維持ステージ）を通って移動する[2,5]．これらステージの判定は，推奨する健康行動の内容，またそ

JCOPY 498-04829

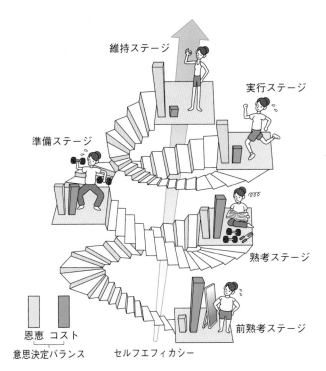

維持ステージ

実行ステージ

準備ステージ

熟考ステージ

前熟考ステージ

恩恵　コスト

意思決定バランス　　　　セルフエフィカシー

■ 図1　トランスセオレティカル・モデルの 4 構成概念
変容ステージ, 変容プロセス, 意思決定バランス, セルフエフィカシー
(竹中晃二, 編. ストレスマネジメント―「これまで」と「これから」
―. 東京: ゆまに書房; 2005. p.163 より引用)

れぞれの行動の強度によって異なる. 運動実践を例にとると,「週に 3 回, 1 回 20 分以上の
息が上がる運動を行う」と「1 日に総計して 30 分以上の中強度身体活動を週のうちにほとん
どの日で行う」では, 同じ人によって所属するステージが異なる.

　前熟考ステージに属す人は, 現在も推奨行動を行っておらず, また予見できる将来（6 カ月
以内）に行おうとする意図がない状態である. このステージに属す人は, その行動を行ってい
ないことについて必ずしもリスクが高いとみておらず, 仮にそうであったとしても, その状態
を変える必要性を感じていない. 熟考ステージに属す人は, 予見できる将来（これから 6 カ
月以内）に推奨行動を行う意図がある. このステージに属す人は, 自分がその行動を続けてい
くと将来どのようになるかを考え始めている. 準備ステージに属す人は, 近い将来（通常, こ
れから 1 カ月以内に), 推奨行動を実践する意図を持っている, またすでに不定期であるが始
めている. このステージに属す人は, その行動変容に役立つように, 実際の方略について考え
始めている. 実行ステージに属す人は, すでに推奨行動を行ってきたが, その期間は 6 カ月
に満たない. このステージに属す人は, その行動を行って得られる恩恵がすぐさま目に見えて
現れないために, 行動が逆戻る（停止）危険性が最も高い. 維持ステージに属す人は, 長期に
わたって（少なくとも 6 カ月以上）, 推奨行動を実施してきた. このステージ者は, 行動を行
うことによる恩恵を認識し始めている. しかし, まだ停止してしまう危険性があり, 問題行
動, すなわちもとの状態に戻ってしまう誘惑が待ち受けている.

	プロセス	定義および介入例
認知的方略	意識の高揚	新しい情報を探し，問題行動に関する理解やフィードバックを得るための努力 介入例: 簡単な知識を与えたり，健康雑誌を読むことを勧める
	ドラマティック・リリーフ	変化を起こすことに関する情報的様相で，しばしば問題行動に関係して激しい感情的経験を伴う 介入例: 運動不足でいたために重篤な疾患にかかった人について考えさせる
	自己再評価	問題行動に関してその人が見積もる感情的および認知的な価値の再評価 介入例: 運動不足のままでいくと将来どうなっていくのか，また運動を行うことで自分の生活がどのように変わるのかをイメージさせる
	環境的再評価	問題行動がどのように物理的，社会的環境に影響を与えているのかをその人が考えたり，評価したりすること 介入例: その人が運動不足になることによって生じる家族や友人への影響を考えさせる
	社会的解放	代替行動をとったり，問題行動のないライフスタイルの促進が社会でどのように進んでいるのかをその人が気づいたり，利用の可能性を探ったり，受容すること 介入例: メタボリックシンドロームに対する世間の見方，ウォーキングサークルや散歩道などを紹介する
行動的方略	反対条件づけ	問題行動への代替行動を行うこと 介入例: 近い距離ならばクルマではなく，歩いていくように勧める．通勤時においてエスカレータ利用の代わりに階段利用を勧める
	援助関係	問題行動を変容させる試みの最中に気遣ってくれる他者の援助を信頼し，受諾し，使用すること 介入例: 一緒に行ってくれる人を探す．ママさんバレーを行っている間，子どもを預かってもらえる人を考えさせる
	強化マネジメント	問題行動を制御したり，維持したりする際に随伴する内容を変化すること 介入例: ウォーキング習慣が1カ月続いたら自分に報酬を与える．ウォーキング活動を妨げるバリアを取り除く
	自己解放	問題行動を変容させるために行う．その人の選択や言質のこと 介入例: 家族や同僚に宣言させる．冷蔵庫に目標歩数を掲げさせる
	刺激統制	行動を生じさせるきっかけや合図を作る 介入例: 玄関の目立つところにウォーキングシューズをおかせる．トレーニングウェアを飾らせる

b. 行動変容プロセス

　10プロセスは，つぎの2つのカテゴリーにグループ分けされる．経験的プロセスは，人々が自身の経験を基にして情報を得る方略である．一方，行動的プロセスは，情報がまわりの環境から生じている方略である．このプロセスについては，簡単な要約および介入例を表1に示した[1].

c. 意思決定バランス

　意思決定理論[6]では，人々がどのくらい，行動の恩恵感に比べて負担感を強く見積もるのかを評価し，4つの負担要因（自身にとっての喪失，他者にとっての喪失，自身からの反対意見，他者からの反対意見）と4つの恩恵要因（自身にとっての利得，他者にとっての利得，自身からの是認，他者からの是認）を示している．しかしながら，TTMでは，単に，行動の恩恵に関連する内容（プロズ）と負担に関連する内容（コンズ）の2要因だけを使用し，そ

れらを「意思決定のバランス」とよんでいる．初期のステージでは，コンズが大きく，プロズがわずかしか感じられないが，ステージが進むとそれらの関係は逆転する．

d. 行動変容のセルフエフィカシー

行動変容のためのセルフエフィカシーは，Bandura[7] の社会的認知理論から援用されており，一般に，人が成功裡に行動を実施したり，また行動を妨げる要因に対処できると感じる程度を指している．この構成概念は，2つの構成要素，すなわち自信と誘惑として測定されている．自信は，人が，継続してきた行動を逆戻りすることなしに行い続けることが「できる」と感じる程度を指している．一方，誘惑は，推奨行動を一時停止してしまう状況，あるいは維持できない状況に遭遇した時に「楽をしたい」，「辛いことをしたくない」という衝動に駆られることであり，TTM では両者のセルフエフィカシーを想定している．前者の自信セルフエフィカシーは，推奨行動の実践課題に固有のセルフエフィカシー，すなわち「課題セルフエフィカシー」を意味し，後者はバリア要因に抗っても実施し続けることができるという「バリア・セルフエフィカシー」に相当すると思われる[8-10]．課題セルフエフィカシーは行動の開始時に，一方，バリア・セルフエフィカシーは習慣が形成され始めてから関係してくると考えられる．

2　TTM 構成概念間の関係

人がそれぞれの行動変容ステージを直線的に，また成功裡に前進していく理想的な状況の中で（本来は螺旋状に前進），行動変容プロセス，意思決定のバランス，およびセルフエフィカシーのそれぞれがどのように関わりを持っているかを知ることは，対象者のステージに適合した働きかけを行う際に役立つ．以下に，それぞれの構成概念間の関係について解説を行う．

a. 行動変容プロセスと行動変容ステージ

Prochaska and DiClemente[2] は，人のステージとそのステージにおいて固有に使用されるプロセスを見つけ出した．この関係は，介入をテイラー化（個別化）するために，すなわちステージ・マッチド介入を行うためにきわめて重要である．

前熟考ステージに属す人は，他のステージに属す人と比べて，ごくわずかしか変容プロセスを使用しない．このステージに属す人は，問題が存在するという事実に抵抗を示したり，否定したりするという特徴を持つ．前熟考ステージの人は，その問題行動についての一般的情報を得ること（意識の高揚），親しい友人や家族から無条件の激励を受けること（援助関係），および問題行動についての情報をより多く受け取ること（社会的解放）から認知的，感情的に反応する．これらのプロセスは，行動実践についての社会的規範，すなわち世間で話題となっている推奨行動の必要性についての一般的な考え方（例えば，メタボリックシンドロームと運動の関係など）をわかりやすく示すことで実践される．

熟考ステージに属す人は，彼らが準備ステージに移るために，意識の高揚，自己再評価，およびドラマティック・リリーフを多く使用する傾向がある．そのため，熟考ステージにいる人に対して行う介入とは，たとえば現在の状態が生活習慣病の発症，ひいては生命に影響を与えていることを気づかせることである．その上で，推奨行動の実践について言質（公約）させる

ことは，他人からの激励を最大限に引き出すことができる．社会的解放では，社会的プレッシャーが問題行動を変化させる方法となり，推奨された行動の実践が社会でどの程度意識して進められているかを知らせることで実践される．

準備ステージに属す人にとっては，自己再評価を行うこと，そして他者の援助を求めさせることが最もよい方略となる．このステージの対象者は，行動変容を起こす準備がすでにできており，強化マネジメント（報酬）のように，行動的プロセスと関連する方法について考えさせたり，議論を始めるときである．

実行ステージにおいて，自己解放，刺激統制，強化マネジメント，および反対条件づけは，行動プロセスにおいて最も頻繁に使用される方略である．使用される方略のタイプは，推奨される行動を行いやすいように環境を変えること，行動維持の確約を示す誓約書，および推奨行動を成功裡に継続させるために行わせるスタンプ・商品の獲得，また自己報酬システムが含まれる．

維持ステージに属す人は，少なくとも 6 カ月以上の間，成功裡に行動を継続している．推奨行動を行わないで楽をしたいという誘惑は未だ存在するものの，行動を行ってきた期間が増加してきたので，概して，推奨行動を行わないで済ますという誘惑は弱く，その発生頻度も少ない．

b. 意思決定バランス，セルフエフィカシーと行動変容ステージ

不健康行動を停止したり，獲得すべき行動を開始する初期のステージ（前熟考，熟考，および準備ステージ）では，恩恵（プロズ）に比べて，損失（コンズ）の感覚についての見積もりがきわめて優勢になっている．ステージが進んでいくと，この関係は，実行ステージと維持ステージで恩恵が高くなって行き，損失が低く見積もられる．そのため，初期ステージでは，損失よりはむしろ将来得られる恩恵に注目させることがステージ進行に効果がある．準備ステージに属す者は，恩恵と損失を同等に見積もる傾向がある．しかしながら，健康行動の恩恵は，ステージが進むにつれて上昇し，損失が低下して両者が交差する．

セルフエフィカシー（自信）は，ステージが上位に移動して行くにつれて増加していく．そのため，初期ステージでは，1）遂行行動の達成，2）言語的説得，3）代理的体験，および 4）生理的・感情的喚起，の 4 情報源を使用して，セルフエフィカシーを増強させる介入が必要となる．

3　TTM の強み

TTM は，かたや，健康行動を『説明』するモデルとして使用されてきた．一方で，このモデルが推奨行動における介入に適用される際には，まず対象とする人の変容ステージを見極め，その人を意図的につぎのステージに移行させることを目的として，ステージ移行期で共通してみられる変容プロセスを介入として使用することになる．また，特に初期ステージにおいては，行動実施のコンズよりもむしろ将来得られるプロズに注目させ，さらにセルフエフィカシーを強化するなど意図的な介入が行われる．これが，『介入』モデルとしての TTM の強みである．

JCOPY 498-04829

欧米で発展してきた TTM がわが国でも適用可能かどうかについては，今後さらに検討を重ねる必要がある．特に，プロセスの内容や評価尺度，およびそれらのステージに対する対応はいまだ十分な検討が行われているとはいえない．しかし，実践の場において，まずは TTM の全容について理解を深め，考え方を共有していくことが重要である．

文献

1) バーバンク PM, リーベ D. 竹中晃二, 監訳. 高齢者の運動と行動変容: トランスセオレティカル・モデルを用いた介入. 東京: ブックハウス・エイチディ; 2005 (Burbank PM, Riebe D. Promoting exercise and behavior change in older adults: Interventions with the Transtheoretical model. New York: Springer Publish Company Inc; 2002)

2) Prochaska JO, DiClemente C. Stages and processes of self-change on smoking: Towards an integrative model of change. J Consult Clin Psychol. 51: 390-5. 1983

3) 竹中晃二. トランスセオレティカル・モデル: TTM の概要. 心療内科. 8: 264-9. 2004

4) 竹中晃二. ストレスマネジメント―「これまで」と「これから」―. 東京: ゆまに書房; p.335. 2005

5) Prochaska JO, Norcross JC, DiClemente CC. Changing for good. New York: William Morrow and Company Inc; 1994

6) Janis IL, Mann L. Decision making: A psychological analysis of conflict, choice, and commitment. New York: Free Press; 1997

7) Bandura A. Self-efficacy: The exercise of control. New York: W.H. Freeman; 1997

8) 竹中晃二. 継続は力なり: 身体活動・運動アドヒアランスに果たすセルフエフィカシーの役割. 体育学研究. 47: 263-9. 2002

9) 竹中晃二, 上地広昭. 身体活動・運動関連研究におけるセルフエフィカシー測定尺度. 体育学研究. 47: 209-29. 2002

10) 竹中晃二, 上地広昭. 疾患患者を対象とした身体活動・運動関連セルフエフィカシー研究. 健康心理学研究. 16: 60-81. 2003

〈竹中晃二〉

a 禁煙

ここで
学ぶこと

- 喫煙は日本人の死亡する疾患の最大の原因である.
- 受動喫煙は完全に防がねばならないが，それはきわめて困難である.
- ニコチン依存は治療すべき疾患であり，禁煙治療は健康保険の適用がなされている.
- メール支援は禁煙の開始と継続に役立つ.
- 禁煙に同意しない喫煙者への対策として 4A＋A の手法が編み出された.

Keyword

受動喫煙有害性，禁煙治療，禁煙保険診療，メール支援，4A＋A

1 禁煙治療の変遷

禁煙治療は多くの疾病の予防と治療に欠かすことのできない重要な戦略であると考えられるようになっている[1]．社会でも喫煙場所の制限など，大きな変化がみられるが，その医学的基盤となっているのは受動喫煙の有害性に関する新しい知見である．透析患者や腎障害における喫煙有害性も明瞭になってきた.

長い間喫煙は趣味嗜好の類であり禁煙は自力で行うものと考えられてきたが，近年喫煙習慣の本質は医学的にはニコチン依存であることが明らかになり，薬物療法が発展した．メール支援や健康保険組合・職場での禁煙支援など，禁煙治療体制も急速に整いつつある．しかしながら精神疾患を有する喫煙者への禁煙支援など，現在の禁煙治療で十分な成果をあげることができていない部分も残る.

2 喫煙有害性

能動喫煙は虚血性心疾患をはじめとする循環器疾患の大きなリスク因子である．タバコ煙にふくまれるニコチンは交感神経系を刺激して末梢血管の収縮と血圧上昇，心拍数増加をきたす．タバコ煙には一酸化炭素が 4% 程度含まれていて血液中のヘモグロビンと強固に結合して慢性の酸素欠乏状態を作り出すほか，コレステロールの変性を促進し，血管内皮を傷害するとともに HDL コレステロールを減少させ，動脈硬化を促進する[2-4]．喫煙の有害性の大きさについては，喫煙は日本人の死亡疾患の最大の原因であり，高血圧，高血糖，運動不足，アルコールや塩分の過剰摂取などよりも大きなリスクであることが明示されている（図1）.

最近では能動喫煙のみならず受動喫煙もリスク因子であることが明確になってきた．環境タバコ煙（ETS）曝露によって非喫煙者の労作時心筋虚血状態は悪化することや，受動喫煙によ

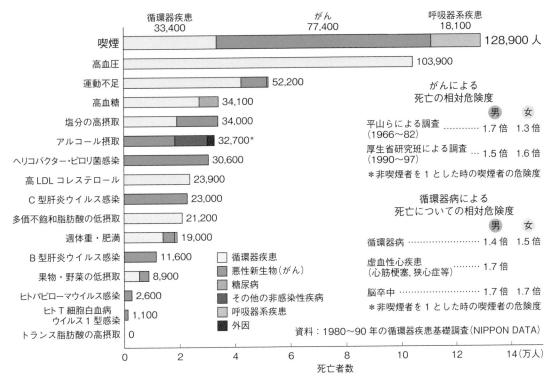

■ 図1　喫煙の害〔わが国におけるリスク要因別の関連死亡者数─男女計（平成 19 年）〕
(Ikeda N, et al. PLoS Med. 9: e1001160. 2012)
*アルコール摂取は，循環器疾患死亡 2,000 人，糖尿病死亡 100 人の予防効果が
推計値として報告されているが，図には含めていない.

る健康影響をまとめたレビューで，ごくわずかの受動喫煙によっても非喫煙者の心筋梗塞の死亡率が 1.3 倍以上に高まること，さらに受動喫煙をうける人のうち 1〜3% が受動喫煙が原因となった心筋梗塞で死亡することが示され[5]，地域ぐるみの禁煙化が世界の各地で実施されるようになった．2002 年に米国のヘレナで実施された屋内禁煙法による心筋梗塞の発生数の激減は，街ぐるみの禁煙化の有効性とともに，従来気づいていなかった受動喫煙の影響の大きさを示唆し，以後の世界各地の受動喫煙防止条例や禁煙法の制定を促進する結果となった[6]．換気扇の下での喫煙や屋外での喫煙でも受動喫煙は防ぎ得ない．屋外での喫煙の影響については，2010 年の調査で 17m 離れた場所でも受動喫煙が生じていることが示された．屋内はもとより，屋外での喫煙も厳しく規制される方向にあるのは当然であろう[7-9]．

3 禁煙治療

　ニコチンには依存性があり，たばこ依存を生じる主な原因となっている．喫煙者が禁煙に至るまでの道筋を Prochaska は TTM 理論にまとめた[10]．現在では医療機関での禁煙には薬物療法に「喫煙具を避ける」「行動パターンを変える」など行動療法を併用するのが普通である．
　日本では 2006 年 4 月から，禁煙治療にニコチン依存症管理料として健康保険が適用され

るようになった．医療機関の敷地内禁煙など5項目の条件を満たす医療機関は，届け出を経て禁煙治療を健康保険を利用して行うことができる[11]．患者要件としては，ニコチン依存症のスクリーニングテスト「Tobacco Dependence Screener」（TDS）が5点以上であることなどがある．禁煙治療に対する保険給付（「ニコチン依存症管理料」）は，外来患者を対象としており，入院してからの治療開始は自費診療となるなど，通常の保険診療とは異なる面がある．また一度保険適用の禁煙治療を受けたあとは，初回算定日から1年以上経過していなければ次回の算定はできないことになっている点も注意を要する．

　現在わが国で入手可能な禁煙補助薬としては，ニコチン代替療法剤とバレニクリンの2種類がある（表1）．禁煙支援では個々の症例の重症度（ニコチン依存度）と生活基盤環境に合わせて薬物療法を適切に行う．禁煙補助薬を使うと，禁煙成功率が約2～3倍高まるとされている．これらの薬物療法を含めた禁煙保険診療の成果は中医協調査として公開され，禁煙治療成績は12週間の保険診療終了時までに規定回数の受診（5回）をした場合にはおよそ7割程度と報告されている．

　なおバレニクリンに関しては，2021年6月より，製造販売元により出荷停止の措置がとられているため，入手困難である．

　以下に禁煙補助剤について説明する．

■ 表1　禁煙補助薬の主な副作用と対処法

	副作用	対処法
ニコチンパッチ	皮膚の発赤や痒み	貼る場所を毎日変えるよう指導．抗ヒスタミン剤やステロイドの外用剤を必要時投与．水疱形成など皮膚症状が強い場合は使用を中止し，他剤の使用や禁煙補助薬なしでの禁煙を検討．
	不眠	貼り替えている時間を確認し，朝起床時に貼り替えるように指導．それでも不眠がみられる場合は，朝貼って就寝前にはがすよう指導．
ニコチンガム	口腔内・咽頭刺激感，嘔気，口内炎，腹部不快感	かみ方を確認し，正しいかみ方を指導．症状が強い場合は，他剤の使用や禁煙補助薬なしでの禁煙を検討．
バレニクリン	嘔気	飲み始めの1～2週で最も多いことを説明．対処法としては飲水や食後服用を徹底させるとともに，必要に応じて標準的な制吐剤を処方するか，用量を減らすことを検討．
	頭痛，便秘，不眠，異夢，鼓腸	標準的な頭痛薬，便秘薬，睡眠薬を処方するか，用量を減らすことを検討．

（注1）ニコチンパッチおよびバレニクリンの副作用については，添付文書で5%以上の発現率の副作用を示した．ニコチンガムについては，5%以上の副作用がみられなかったため，3%以上の発現率の副作用を示した．なお，ニコチンガムの一般医薬品の添付文書では副作用の発現率が報告されていないので，ここでは医療用医薬品当時の添付文書を参考とした．

（注2）禁煙は治療の有無を問わず，不快，抑うつ気分，不眠，いらだたしさ，欲求不満，怒り，不安，集中困難，落ち着きのなさ，心拍数の減少，食欲増加，体重増加などを伴うことが報告されており，基礎疾患として有している精神疾患の悪化を伴うことがある．バレニクリンを使用して禁煙を試みた際にも，因果関係は明らかではないが，抑うつ気分，不安，焦燥，興奮，行動または思考の変化，精神障害，気分変動，攻撃的行動，敵意，自殺念慮および自殺が報告されている．また，本剤中止後もこれらの症状があらわれることがあるため，本剤を投与する際には患者の状態を十分に観察すること．また，これらの症状，行動があらわれた場合には本剤の服用を中止し，速やかに医師などに連絡するよう患者に指導する．

（禁煙治療のための標準手順書より抜粋）

JCOPY　498-04829

ニコチン代替療法剤には医師の処方箋が必要なニコチンパッチと，処方箋なしで薬局，薬店で購入できるニコチンパッチ（小さいサイズ）とニコチンガムがある．

ニコチン代替療法剤にはニコチンが含まれ，皮膚や口腔粘膜の接触面から徐々に体内に吸収されて禁煙に際して起こる離脱症状を軽減し禁煙を補助する仕組みである．海外では多くの剤形が発売されているが，日本国内ではニコチンガムとニコチンパッチの2種類の剤形だけが使用しうる．

妊娠中の使用は日本国内では認められていない．また心筋梗塞や脳梗塞などニコチンでリスクが増大する疾患に罹患した直後は使用に注意が必要である．もっとも多い副作用は貼付場所のかぶれや口内炎である．

飲み薬として$\alpha_4\beta_2$ニコチン受容体部分作動薬のバレニクリンが使用しうる．この薬剤は脳内のニコチン受容体と結合してニコチンの結合を妨げると同時に少量のドパミンを放出させる．これにより禁煙に伴う離脱症状やタバコに対する欲求を軽減する．ニコチンを含まないことから，従来ニコチンパッチなどニコチン製剤の使いにくかった虚血性心疾患患者の禁煙治療に使いやすいとされる．その作用機序からニコチン製剤とは併用しない．妊娠中や授乳中にも使用可能であるが，腎臓から排出されることから，腎機能の悪い人は注意する必要がある．もっとも多い副作用は嘔気であり，頭痛や便秘，不眠や異夢もみられる．また眠気を生じる場合があるとして2011年7月には運転者への投与は注意すべきとされている．

4 禁煙継続支援

禁煙治療が普及するにつれて，禁煙保険診療期間終了後の再喫煙が問題となってきた．禁煙後の再喫煙はまれな事象ではなく普遍的な逸脱の1つであり，記憶に起因する心理的依存は禁煙後も長期にわたり出現し再喫煙を引き起こす．1口だけとの気持ちに負けて喫煙した人の多くは，短期間のうちに元通りの喫煙者に戻る．長期に禁煙を継続するためには，医療現場での禁煙支援に加えて家族職場地域などからのソーシャルサポートを利用することが重要であり，日本国内でもインターネット禁煙マラソンなど，医療者の労力を軽減した形での長期禁煙支援プログラムが開発され，再喫煙防止効果が示唆されていることから，積極的な利用を推奨されたい[12]．

長期の禁煙継続に役立つとされるのが「禁煙のメリットに気づくこと」と「喫煙したくなったときの応急措置」である．禁煙メリットに関しては健康面以外でのメリットにも目を向ける必要がある．「孫が寄ってきてくれるようになった」「仕事の能率があがるようになった」などはしばしばあげられる健康面以外の禁煙メリットである．喫煙したくなったときの応急措置としては，従来から「禁煙の行動療法（日常生活の工夫）」として用いられてきたさまざまな方法—水やあつい茶を飲む，からだを動かす，歯ブラシを活用する，などを習得しておく．

禁煙経験者のコミュニティを治療に利用する（インターネット禁煙マラソンなど）ことにより，禁煙メリットや喫煙デメリットが禁煙経験者の体験談として伝えられることは大きな利点

である[13]．なおインターネットやメール支援の有効性については「個別化された情報が」「頻繁に届く」プログラムの有用性が高いことが検証された．

5 うつを有する喫煙者への禁煙支援の留意点

　精神疾患を有する喫煙者への禁煙支援は長期にわたる場合が多く，現状の禁煙保険診療の枠内では終了しづらい事例が多い．今後の保険診療体制の改善が求められる．喫煙は脳内のドパミン回路に作用することから，禁煙開始時にうつをはじめとするさまざまな精神疾患の悪化がみられることが知られている．心療内科や精神科など専門家との連携は必須である．受診者全員にSDSをはじめとするうつのチェックシートを実施することや，うつの既往を有する喫煙者には禁煙治療開始前に心療内科や精神科の受診を必須とするなど工夫している医療機関も多い．

6 体重増加

　喫煙者が禁煙しない理由としてしばしば語られるのが禁煙後の体重増加である．禁煙後の体重増加は概ね禁煙して3カ月以内にみられ，禁煙した元喫煙者の2/3が体重増加をきたすといわれている．体重増加の原因としては以下の3つが挙げられる．1）ニコチン切れ症状としての食欲増加や口寂しさ，味覚の改善からくる摂食量増加，2）禁煙に伴う消化管機能回復による吸収量増加，3）ニコチンが関与していた代謝経路の変化．禁煙に際してのニコチンパッチの使用は禁煙後の体重増加を抑制する．内服薬のバレニクリンには体重抑制作用は認められないが，しばしば生じる副作用の嘔気が食欲を抑制することがみられる．禁煙に伴う体重増加は，禁煙後比較的短期間で元に復する傾向が強いといわれるが，体重増加を理由に再喫煙しても体重は予想のようには減少しないのが普通であり，再喫煙をとめて禁煙の継続を促していただきたい．

7 女性と子どもへの禁煙支援

　女性の禁煙は男性より困難といわれる．一般的に女性は喫煙本数が少なく，禁煙治療の現場を訪問しにくいが，喫煙本数が少なくても強いニコチン渇望や気分の落ち込みを経験する事例が多い．保険適用が困難であっても禁煙補助剤の使用を推奨されるべきである．

　中高生の喫煙は過去10年で激減した．子どもたちの間で喫煙が「かっこいい」行為でなくなってきたことはさまざまな調査で判明している．しかし依然として18歳から22歳にかけての喫煙開始は多く，その多くの事例で本数は少ないものの禁煙が困難という現象が観察される．筆者は子どもたちや大学生を対象とする禁煙治療を実施してきたが，禁煙成果は成人と大差ないものの途中脱落や家族知人の影響による再喫煙などが多い．その中で，奈良県が実施する「未成年者禁煙相談支援事業」は喫煙した児童生徒を保健所がコーディネーターとなって禁煙治療につなぐ社会システムであり，世界的にみても高い成果をあげている[14, 15]．

8 禁煙に同意しない喫煙者へのアプローチ

　禁煙を勧めても同意しない喫煙者には，多くの場合禁煙に関する誤解や不安が存在する．禁煙を勧めても同意しない喫煙者に対する一般的なアプローチ方法は下記とされている．

- （1）一般的な喫煙の有害性についての知識の提供
- （2）その人に関連の深い事項についての情報（家族がいる場合には家族への受動喫煙の影響など）
- （3）禁煙方法：とくに禁煙治療薬とその効果について説明することは重要とされている．
- （4）禁煙メリット：健康や疾患への影響のほか，禁煙した人たちがしばしばあげるものに精神的な安心感や家族に喜ばれたことなどが挙げられている．

　さらに最近では，禁煙に同意しないどころか反論してくるような一見前熟考期にあると思われる喫煙者への対応として 4A＋A が開発された．これは Accept，Admire，Ask，Advice，に Arrange を加えたもので，ごく短時間で相手の気持ちを禁煙にむける動機づけ法としてすぐれた特性を持つ[16]．

むすび

　禁煙の普及には，タバコ価格値上げや受動喫煙防止（環境の禁煙化），社会全体への禁煙についての知識の普及（教育）が必要とされる．患者の治療に従事する医療者の役割として禁煙支援が実施されることを願ってやまない．なお禁煙支援について学ぶメーリングリストが「禁煙健康ネット KK」にて無料で提供されている（禁煙マラソンホームページから申し込み）．積極的に利用されたい[17]．

文献
1) Treating Tobacco Use and Dependence: 2008 Update
http://www.surgeongeneral.gov/tobacco/treating_tobacco_use08.pdf
2) Morgado PB, Chen HC, Patel V, et al. The acute effect of smoking on retinal blood flow in subjects with and without diabetes. Ophthalmology. 101: 1220–6. 1994
3) Marshall G, Garg SK, Jackson WE, et al. Factors influencing the onset and progression of diabetic retinopathy in subjects with insulin dependent diabetes mellitus. Ophthalamology. 100: 1133–9. 1993
4) Moss SE, Klein R, Klein BE. Association of cigarette smoking with diabetic retinopathy. Diabetes Care. 14: 119–26. 1991
5) Health effects of exposure to environmental tobacco smoke: Final draft for scientific, public, and SRP review. Office of Environmental Health Hazard Assessment. California Environmental Protection Agency,1997.
http://oehha.ca.gov/air/environmental_tobacco/finalets.html
6) Meyers DG, Neuberger JS, He J. Cardiovascular effect of bans on smoking in public places: a systematic review and meta-analysis. J Am Coll Cardiol. 54:1249–55, 2009
7) 上島弘嗣. 特別報告: 1980 年循環器疾患基礎調査の追跡研究（NIPPON DATA）. 日循環協誌. 31: 231–7. 1997
8) Katakura M, Naka M, Kondo T, et al. Development, worsening, and improvement of diabetic microangiopathy in older people: six-year prospective study of patients under intensive diabetes control. J Am Geriatr Soc. 55: 541–7. 2007
9) Saito K, Sone H, Kawai K, et al. Risk imparted by various parameters of smoking in Japanese men with type 2 diabetes from the Tsukuba Kawai Diabetes Registry. Diabetes Care. 30: 1286–8, 2007
10) Prochaska JO, Velicer WF. The transtheoretical model of health behavior change. Am J Health Promot. 12: 38–48.

1997
11）禁煙治療のための標準手順書.
12）橋本栄理子. インターネットを利用した禁煙支援プログラム. 日本保健医療行動学会年報. 16: 68. 2001
13）髙橋裕子. ポジテイブ禁煙. 東京: 東京法規出版; 2009
14）髙橋裕子. 女性心身医学. 大阪: 永井書店; p.352-61. 2006
15）髙橋裕子. 禁煙支援ハンドブック. 東京: じほう; 2001
16）髙橋裕子, たばこ対策研究会. 職場のたばこ対策. 東京: 東京法規出版; p.59-61. 2014
17）http://kinen-marathon.jp

〈髙橋裕子〉

b 肥満・糖尿病

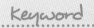

- 肥満，糖尿病は，高脂肪・高カロリー食の増加，運動不足といった生活習慣（ライフスタイル）がその発症と進展に深く関与している．
- 欧米ではライフスタイル改善法（lifestyle modification）が，肥満・糖尿病治療の確立された治療となっている．
- 不適切な行動を望ましい健康行動へと改善していくには，行動や認知の変容に焦点を当てた行動療法や認知行動療法が効果的な治療法である．
- 肥満・糖尿病患者では，減量によって代謝面のみならず，QOL の大きな改善が期待できるので，ライフスタイルの改善の目標は減量に置くのがよい．
- 本章では，減量を目的として，行動療法・認知行動療法の行動・認知変容技法を学ぶ．

Keyword

生活習慣病，行動療法，認知行動療法，lifestyle modification

1 生活習慣病としての肥満・糖尿病

　肥満，糖尿病は，高血圧，高脂血症，高尿酸血症などとともに，不健康な生活習慣（ライフスタイル）がその発症原因に深く関与している．生活習慣には，食事，運動，睡眠，喫煙，飲酒，休養といった生活様式のみならず，対人関係を含むその人の生き方や価値観をも含んだ行動様式も含まれる．不健康な生活習慣は上記疾患を発症，進展させる大きな要因となるため，生活習慣への積極的な介入は疾患の予防のみならずその進展阻止にも効果を発揮する．

　欧米では 1960 年代よりこうしたライフスタイルへの介入による生活習慣病の発症予防および進展阻止のエビデンスが積み重ねられてきた．現在では薬物療法と並んで，生活習慣の改善法（lifestyle modification）が生活習慣病の重要な治療として位置づけられるようになった[1]．この介入に用いられた方法が，行動科学や認知科学の発展に伴って開発された行動療法や認知行動療法である．不適切な行動を望ましい健康行動に改善していくには，行動や認知の変容を目的とした行動療法，認知行動療法は適した治療法である．行動療法と認知行動療法はその歴史的背景は異なるが，ライフスタイルの改善に用いる場合は，ほぼ同一内容を示しており，両者をとくに区別する意義は乏しい．したがって，以下では両者はとくに区別せずに認知行動療法として述べる．

　さて，これらの生活習慣病の予防と進展阻止に共通した対策の第一は，体重のコントロールである．5〜10% の減量で糖尿病や高脂血症のリスクは大幅に改善する[2]．体重過多がみられる生活習慣病では減量が最優先される治療であり，以下，減量治療を中心に，その治療導入と

認知行動療法に基づいた行動変容技法について解説する.

2 減量治療への導入

減量を必要とする肥満や糖尿病患者がみな減量に関心を持っているわけではない. また減量が必要だとわかっていても, 実際にそれを実行するのは容易ではない. 性急に栄養指導を含む助言を行っても空振りに終わるだけである. まず信頼関係を築き, 次に治療の主体を患者に委ねていくアプローチをとる. そのためには, 患者の日常生活についての情報を収集し, 心理社会的背景を理解する. 変えたくない心境, 変えられない理由を傾聴する. 患者の話が不合理なものであっても否定するのではなく, いったん受け止め, その上で困ったことやうまくいかなかったことを聞き出す. 生活習慣の改善は, いきなり 180 度変えることではなく, 少しずつ変える方法があることを提示する. このように患者との信頼関係の構築に重点を置きながら, 患者の治療へのモチベーションを高めていく[3].

3 行動変容のための治療技法

体重は, 遺伝や年齢などの生理的要因や, その時代・地域の文化的社会的要因も関係するが, これらは個人の力では変えられない. しかし, 食生活や身体活動, ものの考え方といった個人的要因は変えることが可能である. 肥満や糖尿病における減量治療は, 体重の減少のみを目的とするのではなく, ライフスタイル全体の修正・変更にも焦点を当てる. それによって, 減量のみならず体重の再増加を阻止し, 疾患の進展, 増悪を防止することが可能となる. 肥満の認知行動療法では通常複数の治療技法が用いられる[1]. これらの治療技法は治療の進展に合わせて組み込まれており, パッケージ化され, 高度に構造化されている. 以下, その主たる治療技法について述べる[4].

a. セルフ・モニタリング

セルフ・モニタリングは認知行動療法の最も基本的かつ不可欠なスキルであり, 人が自分の行動や考え方を検証し, 変えていくのに役に立つ. そもそも肥満患者は, 自分の食行動が不適切であることに気づいていないか, 気づいてもそれに向かい合っていない. そのため, 減量治療では, 毎日の食事内容, 身体活動, 体重の記録を行い, 視覚化することで, 自身の行動を浮かび上がらせ, これまで意識されていなかった不適切な行動に光を当てる. セルフ・モニタリングの頻度が多いほど減量成績がよいという確固としたエビデンスがある. 治療者は自らがセルフ・モニタリングの重要性と効果を認識した上で, 患者にその説明を十分に行い導入すべきである.

1) 食事・身体活動記録

食事記録は面倒だと感じる人も多いので, 簡便に記入できるものを含めた種々の形式のものを用意しておくとよい. 図1は, 食事・身体活動日誌の記録の1例である. 1日の正確なカロリー計算のためには, 口に入れた飲食物のすべてをその重量や個数とともに, 食後直ちに記入するのが基本である. 摂取時の状況や空腹感, 感情なども記入してもらう. 摂取に関連した要

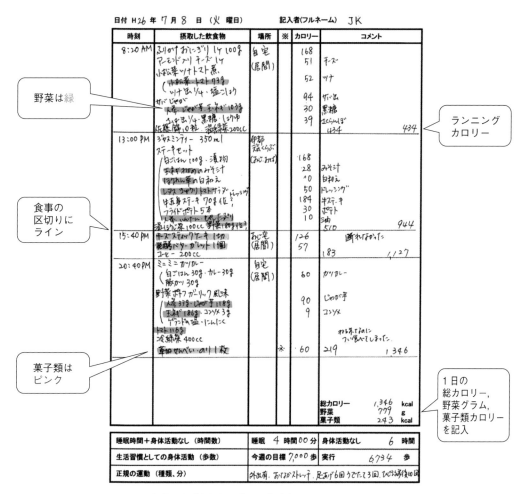

野菜は緑

食事の
区切りに
ライン

菓子類は
ピンク

ランニング
カロリー

1日の
総カロリー,
野菜グラム,
菓子類カロリー
を記入

■ 図1　食事・身体活動日誌の記録例

因の把握と修正が容易となるからである．多くの患者は実際の摂取量よりも低目に記入する傾向があるので，その評価にあたっては注意が必要である．記入上の工夫として，食事毎に線を引いて区切りを入れることで，1日の食事回数が一目瞭然となる．また野菜を緑，菓子類をピンクのマーカーで塗るようにすると，視覚的に食事のバランス，片寄りがよくわかる．

　身体活動についても，1日の活動状況を記録する．万歩計の歩数や，ある程度負荷のかかった運動の時間，じっとしている時間を記入する（図1下欄）．肥満患者の場合，最初から運動を勧めても実行は容易ではない．最初は食事への介入を中心にし，身体活動のレベルアップはある程度減量が進んだ段階で開始するのがよい．その場合も，特別な運動を行うのではなく，普段の生活の中で身体をこまめに動かし，歩数を徐々に上げていく工夫をしながら身体活動を高めていくのが長続きするコツである．

2）体重記録

　減量治療におけるセルフ・モニタリングは，食事と身体活動を中心に行われてきた経緯があるが，最近では体重の自己測定の重要性が強調されている．米国国立衛生研究所（National Institutes of Health：NIH）の肥満ガイドラインでも，体重のセルフ・モニタリングを推奨

している[1]．測定回数については未だはっきりしたエビデンスはないが，多いほど治療成績はよいという報告が多数である．したがって，体重は，少なくとも週に1回，可能であれば毎日測定し，表に記録する．同時にグラフにもプロットしていくと，体重の変化が視覚化されて治療意欲が高まる．本邦では1日4回測定してグラフに記入する「グラフ化体重日記」がしばしば利用されている．そこでは，体重の日内変動，週間変動の波形や規則性から，患者の食行動を含むライフスタイルの状況および問題点を把握することができる．測定回数が頻回だと，うつや食事の脱抑制，身体的不満を助長すると報告されたこともあったが，最近の研究では治療を求める肥満成人については，そのような心理的な悪影響は否定されている[5]．

b. 刺激統制法

　行動が特定の先行刺激や手がかりによって惹起する場合，その行動は刺激統制下にあるという．したがって，肥満につながる行動を生起させている刺激を除去し，適応行動が生じやすい刺激を整えるといった『環境調整』が行動変容に有効となる．減量治療では，まず，偶発的摂食を誘発する刺激や高リスク状況を明らかにする．その後，食べたくなる刺激を減らし，避ける方法を計画し，実行する．食品に関する例を表1に掲げた．

　摂食に関連する食品以外のきっかけには，会食への誘い，休暇，旅行，冠婚葬祭その他特別なイベント，食べるようにという心理的圧力などがある．この場合，事前にどのような状況（食事の時間と場所，食事の種類，参加するメンバー，イベントの進行等々）になるのかを想定しその対策を立てておく．このように，食べ過ぎを起こす刺激を一貫して避けるといった刺激統制戦略を行うことは，減量治療に有効な手法である．

c. 反応妨害／習慣拮抗法

　これは，衝動的な欲求が生じたときに，すぐにその欲求を満たすのではなく，ちょっと我慢したり，欲求と両立しない行動や別の行動に置き換えることで，処理可能なレベルに低下させる方法である．肥満や糖尿病患者では，三度の食事以外の時間でも，食欲求のままに食べてしまうことがある．しかし，食べたい欲求が起きても，一時的なことが多いので，まず習慣的間食，生理的間食，心理的間食を区別し，「ちょっと待て，本当に食べたいのか？」と自問する

■ 表1　刺激統制（環境調整）の具体例

- 余分な菓子類を買わない．
- 買いだめをしない．
- 菓子を家に持ち込まない．
- もらった菓子は人にあげる．
- 少なめに袋から小皿にとり，残りは封をする．
- すぐ手が届くところに食べ物を置かない．
- 残り物はすぐに冷蔵庫にしまう．
- 買い物リストにしたがって買う．
- コンビニに寄らない．
- お腹が空いた状態で買い物に行かない．
- 間食は時間・量・内容を決めてそのときだけ摂る．
- 間食しそうな場所は避ける，近づかない．
- 料理を小さい皿で盛り，決して大盛りにしない．

JCOPY 498-04829

くせをつけるようにする.

　第1に習慣的間食とは，食欲と無関係にお茶の時間と称して，おやつを摂るような場合である．また"ながら食い"や"ダラダラ食い"の多くは習慣的なものである．生理的間食は，生理的な空腹感（お腹が空いた，減ったという感覚）に基づく間食である．多くの場合，食べたい衝動は時間が経過すると弱まるという性質を利用して対処できる.

　例えば，食べたくなったら，食行動と相容れないことを見つけ，取り入れるようにしたり，何か別のことに取り組む．読書や音楽を聴いたりするよりも体を動かす（軽い運動，外出，シャワーを浴びる，歯を磨く，友達に電話する，ガムを噛むなど）ことが効果的である．その場合も，嫌いなことより楽しいことや簡単にできることが長続きする．それでも食べたくなったら，低カロリーの物を用意しておき，それを口にする.

　心理的間食とは，退屈，抑うつ，不安，イライラといったマイナス気分が引き金となって生じる間食である．この場合も，食べることと両立しない行動を取ることで，食べないでやり過ごすことができるようになる．後述のマインドフルネスも有効である．いずれも場合もできそうなことを実行して，自分に一番効果的なやり方を見つけるとよい.

d. 問題解決技法

　減量を目的とするすべての患者は，自分が直面する日々の問題に対処し，解決する方法を習得する必要がある．例えば，ストレスで食べ過ぎてしまう場合，取り掛かりとして，そのエピソードを明らかにし，その問題解決を図る練習をするのがよい．それを通じて，問題解決の基本原則を会得できるからである．最初は解決不能と思われても，整然と取り組めば対処可能になってくるものだと，説明する必要がある．通常，「問題の同定→解決法の列挙と選択→計画と実施→成果の評価」というステップを踏む.

　基本はあくまで患者主導であり，患者自身が試行錯誤しながらも，自らより適切な解決法を立案し実行していくことである[6]．さらに重要なのは，個別の問題の解決もさることながら，実践例を通じて問題解決のスキルを獲得することである．その獲得は練習に伴って進歩するものであり，その他の日々の困難な問題に応用できるまで高めていくことができると伝える.

e. 随伴性マネジメント

　不適切な行動から適切な行動への変容を強化するために，その過程で起こるさまざまな反応や出来事を管理操作する方法をいう．「オペラント強化」ともいう．欧米では肥満治療の継続を目的に，エントリー時にデポジットとして一定の金額を預け，出席率や目標達成に応じて返却するという方法がよくとられ，その有効性が認められている．しかし，日本ではそうしたやり方に抵抗感がある人が多いので，あまり行われていない．もっぱら治療者や周囲からの言語的賞賛あるいは表彰などの「社会的強化」，自分でスコア化し，その点数に対し報酬に置き換えるなどの「自己強化」が用いられている.

f. 認知再構成

　不適切な考えや，物事の受け止め方（認知）を学習された習慣とみなし，行動変容の妨げになっている場合は，その思考の歪みの修正（再構成）に取り組む．減量についての否定的思

考，非現実的目標や不確かな信念は，体重維持のときの失敗要因になりやすい．二分的思考，選択的抽出，過度の一般化などはよくみられる思考パターンである．それぞれの状況，そのときの自分の気持ち，考え，行動を記録し，その結果どうなったか，別の考え方はできないか考える，という手順で認知の修正を図る．この方法は治療者が押しつけ的にならないよう注意が必要であり，また十分具体的イメージを持ってそれらを理解できるように本人のペースを尊重することが肝要である．

g．ソーシャルサポート

　ソーシャルサポートの強い枠組みは，減量を容易にする．すなわち，家族，友達，あるいは職場の同僚からのポジティブな援助や関心はモチベーションの維持と積極的な強化を助ける．ただ実際には協力してもらっているつもりが，足を引っ張っている場合もあるので，真に協力してくれそうな人を見つけることが努力を長続きするコツになる．例えば，一緒に早朝ウォーキングをする，一緒に減量する，努力を見守り，減量が進んでいるとき褒め，うまくいかないときはなぐさめるなど．

h．再発防止訓練

　これまでの失敗や挫折から再発を予測し，その対処法を前もって準備しておく．前述の認知再構成がよく用いられる．「体重は減ったけどリバウンドしそう」といった否定的な考え・予測や，「意志が弱いからうまくいかない」といった不適切または不適応になりやすい考えがあれば，現実的に適応できる，前向きな言動に変える．例えば，「これまでは自己流で短期間で減量してすぐリバウンドしたが，今度は時間をかけて食生活を改善したので大丈夫だ」とか，「できたこともあるから意志は関係ない．意志の前に方法あり」というように．また，ささいなつまずき（ちょっとした過食や体重の増加）を取り返しのつかない失敗と考えると，それまでの努力をすべて止めて元の木阿弥になってしまうという二分思考パターンに陥らないようにする．

　体重の維持に入るときには，減量期の経験をもとに自分が陥りやすいパターンへの対処法を記した「体重維持プラン」を作成するとよい．治療を通して気づいたこと，新たに得た習慣や考えについて，1）体重維持の決意，2）続けるべきよい食事習慣，3）よい身体活動習慣，4）危険な点，5）よい考えなどをまとめてもらう[7]．

　また，再増加の徴候がみられる事態になりそうなときの対処法，例えば「体重が4週連続して増加するか，2kg以上増加したら，食事日誌を再開する」と決めておく．減量後の体重増加阻止が肥満治療の最大の問題であることを考えると，この再発防止訓練は必須である．さらに，最近の研究は，自己体重測定の頻度が毎月より毎週，毎日と多くなるほど減量のみならず，体重の再増加の防止にも有効であることを示唆している[8]．減量治療終了後はリバウンド防止のために，少なくとも週1回の定期的な体重測定と記録を続けるべきである．

i．マインドフルネス

　マインドフルネスは，「今この瞬間に意図的に，価値判断をすることなく，注意を向けることによって得られる気づき」である．Kristeller[9, 10]は，マインドフルネスを過食症や肥満治

療に導入し，Mindfulness-Based Eating Awareness Training（MB-EAT，マインドフルネス食観トレーニング）を開発した．MB-EAT を実践する食べ方が，マインドフル・イーティングである．MB-EAT では，今この瞬間の自分の"身体感覚"（味覚をはじめとした五感や空腹感・満腹感といった身体感覚）に，意識的に注意を向ける．そして，一口ずつ，噛むごとに変化していく食べ物の味を感じ，胃の膨らみの変化への気づきを促す．このようなプロセスを通して，情動や外的刺激に対して直ちに反応して摂食するというパターンから，意志の力ではなく自然に食べ過ぎを防ぎ，より満足を得る食べ方が可能になる．これは従来の認知行動療法では焦点が当てられなかった機序であり，減量のみならずリバウンド防止に資することが期待されている．

むすび

　ライフスタイルの改善を目的とした認知行動療法では，以上にあげたような治療技法を構造化されたプログラムに組み込んで，系統的に行う．しかし，個々の技法の中にはセルフ・モニタリングのように，外来でも比較的簡単に実行できるものもある．したがって，適宜用いることで一定の効果が期待できる．肥満・糖尿病患者に対する認知行動療法は，心身両面から患者のライフスタイルの修正をめざす治療法であり，その減量の効果は，身体的・心理的のみならず QOL も大きな改善をもたらす．

文献

1）National Institutes of Health/National Heart, Lung, and Blood Institute. Clinical guidelines on the identification, evaluation, and treatment of overweight and obesity in adults. Obes Res. 6: 51S-210S. 1998
2）Vidal J. Updated review on the benefits of weight loss. Int J Obes Relat Metab Disord. 26 Suppl 4: S25-8. 2002
3）野崎剛弘, 須藤信行. 2 型糖尿病の心身医療. 心身医. 53: 20-8. 2013
4）野崎剛弘, 澤本良子, 須藤信行. 肥満の認知行動療法. 日本臨牀. 71: 329-34. 2013
5）Zheng Y, Klem ML, Sereika SM, et al. Self-weighing in weight management: A systematic literature review. Obesity. 23: 256-65. 2015
6）野崎剛弘, 須藤信行. 生活習慣病の認知／行動療法. 心身医. 51: 1088-97. 2011
7）Cooper Z, Fairburn CG, Hawker DM. 体重の維持. In: Cooper Z, et al. editors. 肥満の認知行動療法. 臨床家のための実践ガイド. 小牧　元, 監訳. 東京: 金剛出版; p.236-74. 2006
8）Linde JA, Jeffery RW, French SA, et al. Self-weighing in weight gain prevention and weight loss trials. Ann Behav Med. 30: 210-6. 2005
9）Kristeller J, Wolever RQ, Sheets V. Mindfulness-based eating awareness training（MB-EAT）for binge eating: a randomized clinical trial. Mindfulness. 5: 282-97. 2014
10）Kristeller J, Bowman A. (小牧　元, 大森美香, 監訳). マインドフル・イーティング　過食から自由になる心理学. 東京: 日本評論社; 2020

〈野崎剛弘　小牧　元〉

c　身体活動・運動

- 効果的な対策を講じるためには目標となる身体活動・運動を理解する必要がある．日本では 3METs 以上の強さの身体活動・運動を週あたり 23METs・時以上行うことが推奨されている．これは，1 日 8,000 歩以上，あるいは 1 日 60 分以上身体を動かすことに相当する．
- 身体活動・運動指導ではステージモデルが広く活用されている．各ステージの特徴に応じた指導を行うと効果的である．
- 指導には目標設定，セルフモニタリング，刺激統制法，強化マネジメント法，脱落防止法などの行動変容技法が活用できる．
- 近年，社会生態学モデルが注目されている．個人的な要因のみならず，組織要因，地域要因，政策要因に対する働きかけも必要である．

Keyword

ステージモデル，目標設定，セルフモニタリング，刺激統制法，強化マネジメント法，脱落防止法，社会生態学モデル

1　どのくらい身体活動を行えばよいのか

a.　身体活動のガイドライン

　安静にしている状態より多くのエネルギーを消費するすべての動きのことを身体活動といい，身体活動は運動と生活活動から構成される．健康づくりのための行動変容では「運動」のみならず，生活活動も含めた「身体活動」の増加が目標となる[1]．

　身体活動の推奨値は海外のガイドラインと日本のガイドラインでやや異なっている．WHO（世界保健機関）は健常な成人に対して，①週 150〜300 分の中強度身体活動（3〜5.9METs），あるいは，②週 75〜150 分の高強度身体活動（6METs 以上），あるいは，相当する①と②の組み合わせを推奨している[2]．また，これ以上の身体活動を実施することで更なる効果が期待できるとしている．なお，METs（Metabolic Equivalents）は身体活動の強さを表す単位で，その活動を行ったときに安静座位（1MET）の何倍のエネルギーを消費するかを示している．身体活動の強度の表現にはコンセンサスがあり，低強度（light intensity：1.6 METs 以上〜3 METs 未満），中強度（moderate intensity：3METs 以上 6METs 未満），高強度（vigorous intensity：6 METs 以上）に分けられる．通常の歩行（時速 4km くらい）の活動強度は 3METs 程度であり，ガイドラインではこれ以上の強度の身体活動が推奨されてきたが，近年では，立ち仕事程度の，軽強度の身体活動の効果も注目されている[3]．

　日本のガイドラインも同様に中強度以上の身体活動を推奨しており，18〜64 歳の身体活動

量として1週間あたり23METs・時以上が求められている[1]. 歩行程度の活動ならば毎日60分程度，歩数に換算すると毎日8,000歩以上におおよそ相当する．なお，これらのガイドラインは主に有酸素運動を念頭においているが，その他の運動の種類として，筋力を増強するレジスタンス運動や，柔軟運動などがある．これらの運動には身体機能の維持・向上，けがの防止など，有酸素運動とは異なる効果が期待できる．

b. 座位行動について

座位または臥位による 1.5 METs 以下のすべての覚醒行動を座位行動と呼ぶ．近年，座位時間が長いことの弊害を示すエビデンスが蓄積されており，長時間の座りっぱなしを避けることが推奨される[2,4].

2 行動変容理論の応用

a. ステージモデルの応用

身体活動支援ではステージモデルが広く活用されている．**表1**に各ステージの定義を示す．以下，各ステージに対するアプローチを解説する．

1）前熟考期

前熟考期では，自身の身体的不活動という問題点に向き合っておらず，身体活動量を増やそうという意志がない．問題を認めることは，心理的な葛藤につながる．そのため，問題を否定したり，合理化したり，責任転嫁したり，内在化したりすることによって，問題から目をそむけて自分自身を「防衛」している．たとえば，「結構，体を動かしている」「大した問題ではない」などと問題を否定したり，「こんなに忙しいのに運動できるはずはない」と合理化したり，「家族が協力しないからだ」と責任転嫁したりする．あるいは，「私にはできない」といった具合に否定的な感情に内在化させてしまう．したがって，前熟考期の対象者への働きかけの目標は，行動を変えることではなく，このような「防衛」に気付かせ，問題を直視する態度に改められるように支援することである．正確な知識を増やすこと，上に述べたようなよくない考え方が好ましい結果につながらないことに気づかせるなどの工夫が必要である．

2）熟考期

熟考期の者は自分自身の抱えている問題点を認識し，身体活動量を増やしたいという気持ちはあるが，行動を変える自信がない〔自己効力感（セルフエフィカシー）が低い〕．このステージの目標は行動変容の必要性を強く感じ，動機と自信を高めながら，何らかの取り組みを

■ 表1　身体活動のステージ

ステージ	定義
前熟考期	身体活動・運動を実施していないし，実施するつもりもない
熟考期	身体活動・運動を実施していないが，6カ月以内に実施しようと考えている
準備期	身体活動・運動を実施しているが十分な運動量・活動量ではない
実行期	定期的な身体活動・運動を実施しているが，始めてから6カ月は経過していない
維持期	定期的な身体活動・運動を実施していて，始めてから6カ月以上が経過している

始めることである．そのための準備として，身体活動を行うことのメリット（例：健康効果，体重が減る，健康になる，友達ができる，スタイルがよくなる，自分に自信がもてる，楽しい，ストレス解消になる）やデメリット（例：時間がなくなる，筋肉痛になる，汗をかくのが嫌だ，お金がかかる）について話し合ったり，文字に書き出してみるとよい．この際，現状のままで行動変容しなければどうなるのか，行動変容したならばどうなるのか，どのようなメリット・デメリットがあるのか，どんな自分になれるのかをできるだけ具体的に想像してみる．その上で，実現可能な小さな目標から運動を始めるように促すとよい．日常生活における歩行時間の増加や，自宅で手軽にできるレジスタンス運動，柔軟運動などは最初に始める行動として取り掛かりやすい．

3）準備期

準備期では行動変容が起こりつつある．このステージの目標は次第に身体活動量を高めて，十分な身体活動・運動量に到達することである．いつ，どこで，どのような運動が行えるのか，どのように運動すればよいのかといった，現実的で具体的な実施方法に関する情報が役に立つ．また，目標設定とセルフモニタリングを行いながら段階的に身体活動量を増やし，自分に合った身体活動の実施方法を確立していくとよい．実行期とともに，各種の行動変容技法が活用しやすいステージでもある．各種の行動変容技法の詳細については次項で述べる．

4）実行期

実行期では十分な身体活動が行われているが，習慣になっているとはいい難い．そのため，実行期での目標は長期にわたり運動を継続し，「習慣」として確立することである．このステージでは，刺激統制法，強化マネジメント法を用いて運動習慣を強化していく，あるいは脱落防止法を用いて運動習慣の中断を予防する，といった方法が役に立つ．準備期と同様に各種の行動変容技法が活用しやすいステージである．各種の行動変容技法の詳細については次項で述べる．

5）維持期

維持期では，身体活動・運動が習慣として確立されている．しかし，このステージにおいても前熟考期や熟考期への逆戻りが起こる可能性がある．もともとのステージモデルでは，さらに長期間習慣を継続し，逆戻りの誘惑や脅威がなくなった状態を完了期と表現している．そのような状態が維持期の者の目標である．不活動な状態にならないための方法として，脱落予防法の考え方が役に立つ．脱落の原因となる出来事を予測してそれに備えたり，一時的なつまずき（lapse）に陥ったときに前向きの気持ちを持ち，対応できるように心構えを整えておくとよい．また，運動の種類を増やしたり，仲間を増やす，あるいは自分自身が不活動な人のサポート役的な立場になることによって，より強い習慣が確立できる．

b．行動変容技法の活用

身体活動支援の場面でよく用いられている行動変容技法について述べる．

1）目標設定

これから実践する身体活動を具体的な目標として定める．文字にすることで，曖昧さがなくなるので実際に書き出してみるのがよい．目標は具体的な行動目標（いつ，どこで，何を，どれくらいするのか）にする．例えば，「毎日 30 分間運動する」といった目標では何を行うの

JCOPY 498-04829

かが明確でない．「歩くように心がける」では達成されたかどうかを，後で判定することが難しい．具体的な目標とは達成度が評価可能な目標であり，何をするかが明確な「予定」のようなものである．例えば，「平日は朝6時から45分間，近所の公園まで犬の散歩を行う」といった具合である．また，目標を設定する際は「したいこと」でかつ「できそう」なことであるかどうかを考えるとよい．できそうな小さな目標から始め，それを達成する（成功する）ことで自己効力感を高め，次第に最終的に達成すべき習慣を身につけていく．達成度に応じて適宜目標を見直すことも重要である．

2) セルフモニタリング

　自らの身体活動を観察し，記録する方法である．自分自身の身体活動を客観的に把握し（自己観察），成功体験を自覚し，あるいは改善点に気づき（自己評価），運動を継続する励み（自己強化）にする．専用の記録用紙を用意して保健指導を行う場合もあるが，カレンダー，手帳などを活用してもよい．歩数計，加速度計，リストバンド活動量計，活動量が記録できるスマートフォンアプリ等を利用する場合もある．セルフモニタリングを続けることそのものが一種の行動変容であるから，実施にあたっては何に記録するのか，いつ記録するのか，記録表はどこに掲示（保管）するのかなどを決めておくとよい．

3) 刺激統制法

　身体活動を実施する刺激（きっかけ）を増やす，あるいは実施したくなくなる刺激を減らすことで，身体活動を行いやすい状況を作る方法である．歩きやすい靴を履く，運動に関係するもの（例：運動着，運動靴，トレーニングメニュー）を目に付く場所に置いておく，活動的な友達と付き合う，運動する時間を決める，決まったテレビ番組の間は運動すると決めておく，などが具体的な活用事例である．

4) 強化マネジメント法

　強化には正の強化（報酬を与える）と負の強化（不快刺激を除去する）がある．例えば，好きな音楽を聴きながら運動する，1日の身体活動目標を達成したら手帳に○を付ける，運動をした日には褒めてもらえるように頼んでおく，楽しいと感じられる運動を行う，1日の歩数を目立つ場所に記録する，気の合う友達と運動する，などが具体的な活用事例である．

5) 脱落防止法

　実施している身体活動習慣からの脱落を予防するために，脱落に至る各段階で対策を講じる方法である．運動を開始しても，3〜6カ月以内に およそ50% が脱落するとする報告がある[5]．脱落前には誘因（きっかけ）があり，一次的な自己効力感の低下が脱落につながる．怪我，ストレス，天候不順，転職などはよく知られる誘因の例である．習慣が中断する危険な状況（例：仕事が忙しくなる）を予測して，そのような状況を作らないようにすること，危険な状況になったとしてもそれに対する対処方法を考えておくこと（例：運動する時間帯を工夫する），仮に一時的な中断が生じてしまった場合でも否定的な受け止め方をせずに前向きな捉え方ができるように練習しておくこと（例：もうだめだと考えるのではなく，これですべて無駄になったわけではないと考えるようにする），習慣の再開方法を考えておくこと（例：計画を修正して可能な方法で再開する），などが含まれる．例えば，運動教室の終了時も危険な状況であるから，教室開催中から，教室終了後にはどう運動を継続するか備えておくとよい．

3　地域環境と身体活動

　2000 年頃より，社会生態学モデル（Social Ecological Model）とよばれる考え方が注目されている（図1）[6]．このモデルによると人々の行動に影響する要因は多階層的（multiple level）である．すなわち，個人内要因（性，年齢，遺伝的要因，生理的要因，心理的要因など），個人間要因（家族，友人，指導者など），組織要因（学校，職場など），地域要因（経済状況，都市構造，自然環境），政策要因（法律，政策など）が階層的に身体活動に影響している．従来の行動心理学は主に個人内要因，個人間要因のみに注目していたが，社会生態学モデルは個人の外側にある要因にも注目している．重要なポイントは，効果的な介入を実施するためには多階層的な全ての要因への働きかけが必要と考えている点で，集団全体（ポピュレーション）レベルでの行動変容を促進する戦略の理論的な基礎として注目されている．

　身体活動においては特に地域環境に関する研究が盛んであり，人口密度，土地利用形態の特徴（住居地域，商業地域，文教地域などの混在），道路の接続性，交通安全，治安，景観，運動場所へのアクセスなどが住民の身体活動に関連する要因とされている．歩行に関連する地域環境の特徴は walkability と表現されている．今後は都市交通分野，都市計画分野などとの連携により環境面からのアプローチも用いて身体活動の推進を図ることが期待されている[7]．

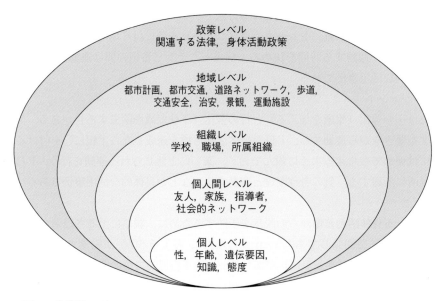

■図1　生態学モデル

文献
1）厚生労働省．健康づくりのための身体活動基準 2013. 平成 25 年 3 月．https://www.mhlw.go.jp/stf/houdou/2r9852000002xple-att/2r9852000002xpqt.pdf
2）World Health Organisation. WHO guidelines on physical activity and sedentary behariour, Geneva: World Health Organization; 2020
3）Amagasa S, Machida M, Inoue S, et al. Is objectively measured light-intensity physical activity associated with

health outcomes after adjustment for moderate-to-vigorous physical activity in adults? A systematic review. Int J Behav Nutr Phys Act, 15: 65. 2018

4) Biswas A, Oh PI, Faulkner GE, et al. Sedentary time and its association with risk for disease incidence, mortality, and hospitalization in adults: a systematic review and meta-analysis. Ann Intern Med. 162: 123-32. 2015

5) Dishman R, Sallis J. Determinants and interventions for physical activity and exercise. In: Bouchard C, Shepard R, Stephens T, editors. Physical activity, fitness and health: International preceding and consensus statement. Champaign, Il: Human Kinetics; p.214-38. 1994

7) Sallis JF, Owen N. Ecological model of health behavior. In: Glanz K, Rimer BK, Viswanath K, editors. Health Behavior and Health Education. 5th ed. San Francisco: Jossey-Bass; p.41-64. 2015

8) 井上　茂, 下光輝一. 生活習慣病と環境要因―身体活動に影響する環境要因とその整備. 医学のあゆみ. 236: 75-80. 2011

〈井上 茂　涌井佐和子〉

d 不眠症に対する認知行動療法

ここで学ぶこと

- 睡眠問題は日本人の約3割が有し，心身健康と双方向性に影響する．
- 不眠症の認知行動療法は薬物に優先する第一選択治療で，効果量が大きい．
- 睡眠障害で最も多い不眠症は，睡眠問題（入眠困難，維持困難，早朝覚醒，熟眠困難）があり，それにより日中のQOLが低下している状態である．
- 不眠に対する認知行動療法は，弛緩法，刺激統制法，睡眠制限法，認知療法，睡眠健康教育から構成される．
- 多忙な臨床でも教材を活用した簡易指導で効果が期待できる．医師は全患者の睡眠状態を把握し適切な情報を提供したい．

Keyword
....

不眠症，刺激統制法，睡眠制限法，睡眠健康教育

1 睡眠と健康

睡眠学の進歩により，①良質な睡眠は心身の健康に不可欠である，②脳の体内時計が睡眠と覚醒のリズムを調節している，③概日リズムは1日のうちで大きな2サイクル，睡眠中は約90分のサイクルを有する，④光，メラトニン，深部体温の変化，食事や運動に影響される，などの知見が得られている．睡眠は単なる脳の休息ではなく，身体機能の回復や情報処理などの積極的な生命活動の営みである．睡眠障害は多くの精神疾患で生じるが，睡眠不足自体がうつ病などの独立した危険因子である可能性が高い．また睡眠不足は，肥満，高血圧，耐糖能障害，循環器疾患，メタボリックシンドロームの危険因子でもある．さらに健常人でも睡眠の良否は主観的健康感や生活の質に強く影響する．

日本人の睡眠時間は韓国に次いで短く，どの年代でも約3割が睡眠問題を有している．乳幼児期の睡眠問題（夜泣きや寝渋り）も同様に高率で，児の発達成長だけでなく父母の心身健康を阻害する[1]．睡眠問題は保健医療上の重要な課題であり，睡眠問題の是正には夜間の光やシフト勤務への対応など社会環境への働きかけも必要だが，個人レベルでは認知行動療法や睡眠健康教育で改善が期待できる．不眠症に対する認知行動療法（Cognitive Behavior Therapy for Insomnia: CBT-I）は種々の睡眠障害の中で最も頻度の高い不眠症（不眠障害）の治療法として開発され[2]併存疾患や薬物使用の有無にかかわらず早期から導入することが推奨されている．

2 睡眠問題の課題

　睡眠問題を有する人の中には，睡眠不足との認識がない人，寝酒あるいは朝寝や昼寝などの逆効果となる自己対処法を行っている人などが多い．健康日本 21 を機にメディアによる情報提供も増え，一般人の関心も高まった．しかし正しい睡眠健康教育の普及は不十分であり，厚生労働省は「健康づくりのための睡眠指針 2014」（表 1）で知識のさらなる啓発をめざしている．子どもについては，幼児期以降における睡眠の重要性の認識は進んだが，乳児の睡眠問題は自然経過と容認されがちで具体的対応は乏しい．また，睡眠薬服用が成人の 20 人に 1 人に達するなど，わが国の睡眠薬使用量は近年増加の一途で，特に高齢者における薬の持越し作用は転倒の一要因ともなっている．2013 年に発表された「睡眠薬の適正使用と休薬のためのガイドライン」は安易で漫然とした睡眠薬投与に注意を喚起している．CBT-I は，睡眠薬離脱においても有用である．しかし本法の先進国である欧米でも普及が進まないことが重要な課題で，その解決のために段階的ケアとしての自己治療や情報技術の活用が提唱されている．

■ 表 1　健康づくりのための睡眠指針

1.　良い睡眠で，からだもこころも健康に
2.　適度の運動，しっかり朝食，眠りと目覚めのメリハリを
3.　良い睡眠は，生活習慣予防につながります
4.　睡眠による休養感は，こころの健康に重要です
5.　年齢や季節に応じて，昼間の眠気で困らない程度の睡眠を
6.　良い睡眠のためには，環境づくりも重要です
7.　若年世代は夜更かしを避けて，体内時計のリズムを保つ
8.　勤労世代の疲労回復・能率アップに，毎日十分な睡眠を
9.　熟年世代は朝晩メリハリ，昼間に適度な運動で良い睡眠
10.　眠くなってから寝床に入り，起きる時刻は遅らせない
11.　いつもと違う睡眠には，要注意
12.　眠れない，その苦しみをかかえずに，専門家に相談を

3 不眠症と睡眠の評価

　睡眠障害国際分類は第 3 版（ICSD-3）の改訂で「Insomnia」の下位分類を廃止し，持続期間により慢性（3 カ月以上）か短期（3 カ月未満）かに単純化し，精神疾患の診断・統計マニュアル（DSM-5）に近づけた（表 2）[3]．不眠症の診断は入眠困難，維持困難，早朝覚醒や熟眠困難などの睡眠問題があるだけでなく，夜間の睡眠困難により，疲労（倦怠感），注意・集中・記憶力低下，意欲低下，気分変調などの日中の QOL の低下を本人が感じていることである．日本人の 6～10% が不眠症に罹患しているとされる．一過性の不眠は誰にでも起こりうるが，不眠症はそれが様々な理由でうまく修復されずに慢性化した状態と考えられている．慢性化の基準としては，週 3 日以上の睡眠問題が 3 カ月以上続くことが目安となる．睡眠の良否は心身健康と強く相関しており，CBT-I は併存疾患の有無にかかわらず適用することができるため，最近は不眠症自体を他疾患の併存症とみなし，当初から CBT-I による睡眠改善を図ることが推奨されている．

　医療機関受診時に自ら睡眠問題を訴えない患者も多いし，逆に眠れていないとの思い込みか

■ 表2 不眠症の診断基準

	DSM-5 * 不眠障害	ICSD-3 ** 慢性不眠症
A. 睡眠困難 / 訴え	入眠困難，維持困難（頻回覚醒あるいは再入眠困難），早期覚醒	
B. 関連する結果	臨床的に明らかな苦痛や機能低下 （社会・職業・学習・学術・行動など）	不眠で生じる以下の症状が一つ以上 1. 倦怠感 2. 注意，集中力，記憶力の低下 3. 社会・職業・家庭・学術機能の低下 4. 気分の動揺 / いらつき 5. 日中の眠気 6. 行動の問題（過活動，衝動性，攻撃性） 7. 意欲，活力，自発性の減衰 8. 過失や事故を起こしやすい 9. 睡眠不足についての不安
C. 頻度	A と B が週に 3 日以上生じる	
D. 期間	A と B が 3 カ月以上続く	
E. 適切な機会	睡眠のための適切な機会や環境があるにもかかわらず，生じている	
F. 他の状態との関係	睡眠困難が他の睡眠疾患，併存する精神疾患や身体疾患では説明がつかず，薬物の生理的影響によらない	

* American Psyciatric Association. Diagnostic and Statistical Manual of Mental Disorders. 5th ed. 2013
** American Academy of Sleep Medicine. International Classification of Sleep Disorders. 3rd ed. 2014

■ 表3 睡眠アセスメント用の質問票の例

1. 現在の眠りをどう思いますか？
   a. 満足   b. まあまあ   c. どちらともいえない   d. やや不満   e. 不満
   睡眠に満足できない方（c〜e）は以下の質問にお答えください．
2. 睡眠についての次のような問題がありますか（いくつでも）
   a. 寝つきが悪い   b. 熟睡できない   c. 睡眠時間の確保   d. 足がむずむずする
   e. 夜中に目が覚めると寝付けない   f. 足が痙攣   g. 目覚めが早すぎる
   f. その他（   ）
3. よく眠れないことで，日常の生活に何か不自由がありますか
   a. ない   b. ときに   c. ある   d. 大いにある
4. 平均的な睡眠時間はどれくらいですか？（昼寝を含む）   平日は約（   ）時間
   休日は約（   ）時間

   ①就床時刻   （ ： ）時頃 ・ まちまち
   ②寝付く時刻 （ ： ）時頃 ・ まちまち
   ③目覚める時刻 （ ： ）時頃 ・ まちまち
   ④起床時刻 （ ： ）時頃 ・ まちまち
   ⑤夜間に目が覚める（覚醒）回数 （   ）回
   ⑥夜中に目覚めている時間の合計 （   ）時間

> * 入眠潜時（sleep onset latency）
> ＝①－②（時間）
> ** 睡眠効率（sleep efficiency）
> ＝実質睡眠時間÷臥床時間 （%）
> ＝（③－②－⑥）÷（③－①）（%）

5. 睡眠の質はいかがですか
   ①目覚めの気分 1. よい   2. まあまあ   3. どちらとも言えない   4. よくはない   5. 悪い
   ②熟睡感   1. 十分   2. まあまあ   3. どちらとも言えない   4. 十分でない   5. ない
   ③昼間の眠気 1. ない   2. 少し(時に)   3. どちらとも言えない   4. しばしば   5. いつも(ひどい)
   ④昼寝やうたた寝 1. ある   2. たまに   3. ない
       → 時間は（   ）分くらい ・ 週に（   ）日くらい
6. 睡眠薬の使用は   a. 使ったことはない   b. 以前使ったが今は止めた   c. ときどき   d. 常に
7. 眠るための飲酒は   a. ない   b. ときどき   c. 常に

JCOPY 498-04829

ら不眠の苦痛を訴える患者もいる．医療機関受診や健診時は睡眠障害のスクリーニングと教育の好機なので，全員に睡眠状態を確認し，問題がある場合は，他の睡眠障害や精神疾患を念頭におきながら入眠潜時や睡眠効率（実睡眠時間／就床時間％）を把握するとともに，日中の活動性や気分の評価をすることが望まれる（表3）．

4 不眠に対する認知行動療法

　CBT-Iは，不眠を学習された不適応的習慣とみなし，それを維持している要因に接近する精神（心理）療法である（図1）．CBT-Iは1960年代から研究が始まり，1970年代から本格的に治療法の開発と効果検証が行われてきた．無作為試験の成績が多数蓄積された1990年後半には，米国睡眠学会（AASM）や米国国立衛生研究所（NIH）は，CBT-Iを薬物療法に優先する第一選択治療に位置づけるに至った[4,5]．2008年にはAASMは年齢，性別，併存疾患の有無を問わず初期段階で行動技法を最低1つは取り入れるよう勧告する[6]など，評価はさらに高まった．治療には70～80％の患者が反応し，半数が臨床的に寛解し維持が良好で，効果量は睡眠の質が1.2（0.94～1.14），入眠潜時が0.9（0.41～1.05），中途覚醒時間0.8（0.25～0.83）と高い[7]．日本睡眠学会もCBT-Iを推奨し，普及啓発にむけたワークショップを積極的に実施している．

5 CBT-Iの行動技法と適用 （表4）

　本法を構成する行動技法は，患者の不眠の維持要因に働きかける方法として開発された[8]．

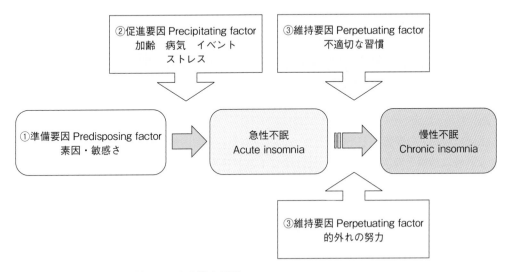

■ 図1　慢性不眠（不眠症）への発展機序仮説
　　多数の要因が慢性化に関与するが，時間経過に従って③維持要因の比重が高まる．
　　CBT-Iは維持要因とされる「不適切な習慣」と「的外れの努力」を修正しようとする．
　　（Stepanski EJ. Behavioral therapy for insomnia. In: Kryger MH, Roth T, Dement W,
　　editors. Principles and Practice of Sleep Medicine. 3rd ed. Philadelphia: WB Saunders;
　　p.647-56. 2000[8] より作成）

■表4　行動技法と具体例

行動技法 （根拠となった不眠者の仮説）	具体例
1. リラクゼーション relaxation （夜だけでなく昼も緊張が強い）	・身体的方法（漸進的筋弛緩法，バイオフィードバック，呼吸法） ・認知的方法（イメージ訓練，瞑想） ・マインドフルネス ・その他：入浴，ストレッチ，リラックスタイム，音や光の調整など
2. 刺激統制法 stimulus control （寝室と睡眠との刺激結合が弱い．眠れずに臥床が癖に）	・眠くなってから寝室に行く ・寝室は睡眠と性行為だけに使う ・入眠潜時や中途覚醒時間が 10 分以上あれば起きて別室で過ごす ・眠れなくても朝は定刻に起きる ・日中の仮眠を避ける（例外：午後 2 時前後の 30 分以内は可）
3. 睡眠制限法 sleep restriction （睡眠効率が低い，眠れずに就床している時間が長い）	・実質的な睡眠時間の比率を高める ・眠れないなら，就床時刻を後ろにずらす ・眠れなくても決まった時刻に起きる ・無理に眠ろうとしない ・日中はいつもどおりに活動する ・改善したら，就床時刻を 15 分ずつ早くする
4. 認知療法 cognitive therapy （不適切な考え・思い込み・こだわりが強い）	不適切な考えを適切な考えに置き換える（認知再構成） ・8 時間睡眠が絶対必要　　→睡眠は量より質．6 時間の熟睡でよい ・不眠だと気分が悪く動けない→翌日は眠れる．活動には影響しない ・すぐ寝つき朝まで熟睡したい→個人差がある．昼眠くなければ平気 ・自分ではどうしようもない　→習慣と環境調整で改善できる　など
5. 睡眠健康教育 sleep hygiene education （知識不足，誤解，逆効果な自己努力）	・起床時刻を一定に（1 時間の誤差範囲に）　・朝の光を浴びる ・朝食を食べ，午前中は活発に活動　　　　・外で光を浴び，体を動かす ・コーヒーは 1 日に 2 杯まで　　　　　　　・昼寝は午後 3 時までに 30 分以内 ・寝る前 1 時間はリラックスタイム　　　　・食事や運動は 2 時間前までに ・夕食後は照明を暗く　　　　　　　　　　・眠るための飲酒はしない ・ぬるめのお風呂にゆっくり入浴

　臨床観察から不眠の維持要因とされた仮説は次の 6 種であった．①不眠者は緊張が高く覚醒状態にある，②不眠を補うために朝寝や昼寝をする，③寝室と睡眠との刺激−反応結合が弱い，④睡眠効率が低い，⑤不適切な認知・こだわりが強い，⑥眠ろうとする努力で逆に覚醒する．

a）弛緩法（relaxation）

　　上記の仮説①を根拠に 1960 年代から開発された．入眠困難と中途覚醒に効果があるが本格的な訓練は技術と時間を要する．最近はマインドフルネスが重視されている．一般には入浴や，光・音などの環境調整などの健康教育の中で提案されることが多い．

b）刺激統制法（stimulus control）

　　仮説③に基づき 1970 年代に考案された方法で，寝室が睡眠の条件刺激となることが目的である．確実な効果が期待できるが，本人の強い意志がないと厳密な実践は難しい．

c）睡眠制限法（sleep restriction）

　　仮説②と④から 1989 年に報告された．睡眠効率を高めるために就床時刻を遅くする．一般医が指導しやすい実用的な方法である．特に睡眠が前進する高齢者に適している．

d）認知療法（cognitive therapy）

　　仮説⑤⑥から，不適応的な認知を修正する認知再構成法が考案された．単独の効果は不明だ

JCOPY 498-04829

「ぐっすり眠る」ための習慣づくりに取り組んでみませんか。早ければ 1 〜 2 週間で効果がある方も。

ステップ 1　できそうなことを具体的に決める

下記の行動が「できている」か「できそう」か「できない」かを考えて、当てはまる欄に○を。
「頑張れば 7 〜 8 割できそう」に○がついた項目から、実行すること（3 〜 4 つ）を決めます。

目標行動の具体例	できている	頑張れば 7〜8割できそう	できそうも ない
決まった時刻に起きる（差を 1h 以内）			
眠くなってから床に就く			
寝床は眠るためだけに使う			
朝目覚めたらさっさと起きる			
午後 3 時までに短い仮眠（15 〜 30 分）			
寝る前 1 時間はリラックスタイムに			
朝食を食べる			
外で太陽の光を浴びる（1 時間程度）			
夕方までにウォーキングなど運動する			
パソコンやスマホは 2 時間前までに終える			
夜、ぬるめの入浴（＜40℃）をゆっくりと			
悩みごと・難しい話は明日に回す			
寝酒はやめて晩酌にする			
最低 6 時間の就床時間を確保する			

ステップ 2　決めた行動を目標欄に記入して、4 週間記録しながら実行する

目標を記入　　日にち⇒	例 4/5	1週目							2週目						
	○														
	△														
	×														
就床時刻　　　　　　　（時）	12：30														
寝ついた時刻　　　　　（時）	12：50														
夜中に目覚めた回数　　（回）	1														
〃目覚めていた時間の合計（分）	30														
目が覚めた時刻（朝の目ざめ）（時）	6：20														
起床（床から出た）時刻　（時）	7：00														
熟睡感（最も良い 5 点　最も悪い 0 点）	3														
寝るために使った薬、お酒など	ウイスキー2														

［記録のしかた］　　実行できた日は ○、　半分できた日は △、できなかった日は ×を記入。

足達　淑子　　　直接指導以外の無断転載・引用を禁じます。

が，対象患者は多く臨床では一般教育として必須要素である．

e）睡眠健康教育（sleep hygiene education）

　睡眠に影響する生活習慣（食事，運動，飲酒）と環境（光，音，温湿度，寝具）を改善するための教育である．個々の習慣改善の効果は不明な点が多いが治療の基本であり，介入研究では対照群に行われることが多い．

　実臨床では個々の患者の睡眠と生活習慣をふまえ，「改善すれば効果が期待できる行動」の中から，本人が「努力すれば実行できそうなこと」を具体的に特定し，一定期間繰り返し実践させる必要がある．表5は非対面プログラム[9, 10]用に作成したワークシートの一部である．選んだ行動目標の実践の有無を睡眠日誌とともに自己監視させることで一定の成果が期待できる．

　CBT-Iは効果が明らかであるにもかかわらず，睡眠の専門家以外には周知されていない．他疾患で加療中の不眠患者がCBT-Iに基づく指導を受ける機会も乏しい．自己学習できる教材と患者に応じた具体的な助言があれば，短時間の指導で習慣と睡眠が数週間で改善し，睡眠薬から離脱できる例も少なくない．CBT-Iは効果が長期に維持し，負の副反応が少ないという利点もある．CBT-Iは全ての医師が習得したい指導スキルと考える．

文献

1 ）Mindell JA, Kurn B, Lewin DS,et al. Behavioral treatment of bedtime problems and night waking in infants and young children.Sleep. 29: 1263–76. 2006

2 ）足達淑子, 山上敏子. 慢性不眠の行動療法とその効果. 精神神経誌. 104: 513–28. 2002

3 ）Buysee D, Harvey AG. Insomnia: Recent development and future direction. In: Kryger MH, Roth T, Dement W. Editors. Principles and Practice of Sleep Medicine 6th Ed. Philadelphia: WB Saunders. p.757–60. 2017

4 ）Morin CM, Hauri PJ, Espie CA, et al. Nonpharmacologic treatment of chronic insomnia. Sleep. 22: 1134–56. 1999

5 ）Insomnia: Assessment and management in primary care. National Heart, Lung, and Blood Institute Working Group on Insomnia. Am Fam Physician. 59: 3029–38. 1999

6 ）Schtte–Rodin S, Broch L, Bysse D, et al. Clinical guideline for the evaluation and management of chronic insomnia in adults. J Clin Sleep Med. 15: 487–504. 2008

7 ）Morin CM. Psychological and behavioral treatments for insomnia. In: Kryger MH, Roth T, Dement W, editors. Principles and Practice of Sleep Medicine. 5th ed. Philadelphia: WB Saunders; p.866–83. 2011

8 ）Stepanski EJ. Behavioral therapy for insomnia. In: Kryger MH, Roth T, Dement W, editors. Principles and Practice of Sleep Medicine. 3rd ed. Philadelphia: WB Saunders; p.647–56. 2000

9 ）Adachi Y, Sato C, Kunitsuka K, et al. A brief behavior therapy administered by correspondence improve sleep and sleep–related behavior in poor sleepers. Sleep Biol Rhythm. 6: 16–21. 2008

10 ）足達淑子, 国柄后子, 谷山佳津子, 他. 職域の非対面の行動療法プログラムにおける目標行動設定とセルフモニタリング. 産衛誌. 52: 276–84. 2010

〈足達淑子〉

e タイプA行動

ここで
学ぶこと

- A型行動パターンと，その構成要因である敵意性 hostility や怒り anger の構成概念と冠動脈疾患の罹患との関連，および，A型行動パターンの変容を目的とした介入研究について学習する．

Keyword
....

A型行動パターン，敵意性，怒り，循環器疾患

1 A型行動パターンの概要

A型行動パターン Type A Behavior Pattern（TABP）は，1950年代に米国カリフォルニア州の循環器専門医である Friedman M と Rosenman RH により，白人の中産階級男性冠動脈疾患患者の行動観察から提唱された一群の行動様式で，広義には冠動脈疾患親和性行動様式 Coronary Prone Behavior Pattern の範疇に属する[1]．彼らはこの後，様々な研究論文や著作を通じて，TABP の構成概念や心理・行動科学的および生理学的特性，他の冠危険因子との関連，あるいは冠動脈疾患危険因子としての有意性を主張することになる．

TABP の構成概念として，目標へ向かって駆り立てるような行動 achievement striving や何事も急ぐ傾向 time urgency がある．動作が速く，2つ以上の目的を持つ所作を同時に行うなどがみられ，いわゆる "仕事中毒" という評価を受けやすい．また，敵意性が顕れやすく，精神的に過敏で，競争心が強く，攻撃性や怒りがみられる[2]．

このような行動特性は観察集団の固有の文化や環境要因としての社会状況などに影響されると考えられるが，Friedman らが TABP を見出した集団以外にも同様の行動様式が存在するかは，外的妥当性という観点から注目された．そのため様々な観察研究が，異なる集団で行われた．日本でも，保坂らは，人間ドックの受診者を対象に，当時の日本人の仕事への価値観を反映した，workaholic とラベルされる独自の冠動脈疾患親和性行動様式を報告している[3]．

2 TABP の判定

TABP の判定は，構造化面接 structured interview における反応の評価が基本とされる．訓練された面接員が 10～20 分をかけて実施した構造化面接を録画し，訓練を受けた評価者が判定するもので，Type A Videotaped Clinical Interview（VCI）あるいは Videotaped Structured Interview とも表記される．しかしながらこの方法は人的時間的な負担が大きいため，面接法による判定結果をゴールドスタンダードとして用いて，質問紙による評価法が開

発された．Jenkins Activity Survey（JAS），Bortner's Self-Rating Scale や，子ども用の Matthews Youth Test for Health などがあり，日本人における信頼性や妥当性の検討も行われた[4]．米国の集団における構造化面接法と JAS の一致率は 67% とされる．

3 　冠動脈疾患危険因子としての有意性

　TABP の冠動脈疾患の予見性が，産業労働者を対象とした Western Collaborative Group Study[5] や地域住民を対象とした Framingham Study[6] などの，米国における前向きコホート研究で支持されるにいたった．注意すべきは，これらの観察研究において有意な結果を得たのはホワイトカラーの男性集団であったことである．その後，米国内でも TABP の冠動脈疾患危険因子としての有意性に懐疑的な結果も徐々に報告され，2000 年代に入ると欧州や日本のコホート研究からも否定的な報告が続いた．

　それを受けて，既存の研究結果を再解析し，TABP の構成要因の中でも敵意性や怒りとラベルされる因子が，TABP 全体よりも冠動脈疾患罹患との関連がより強いことが見出された[7]．敵意性については，欧米では Minnesota Multiphasic Personality Inventory（MMPI）をもとに作成された Cook-Medley Hostility Scale などを用いて研究が行われ，冠動脈疾患との有意な関連が報告された．近年はアフリカ系やアジア系を含む集団においても脳卒中と敵意性の有意な関係が報告されている．

　怒りの表出については，怒りを相手への理解で乗り越え，問題解決へ向かう constructive anger expression，自分への非難に対する弁明と怒りの自己正当化を伴う destructive anger justification，怨恨を保持し続け，繰り返し怒りが増悪する destructive anger rumination などの類型が観察された．カナダにおけるコホート研究にて，循環器疾患の発症との関連では，男性では constructive anger expression は予防的であるのに対し，destructive anger justification は男女で発症を増加させるとの報告がある[8]．

4 　TABP への介入

　TABP への介入研究は，何らかの手法により TABP を変容し，その結果として冠動脈疾患が予防可能なことを示すのが目的である．この研究は因果関連と行動変容の可能性の両者について強い証拠をも提供する．

　初発予防を目的とする一次予防の研究は，健康集団における虚血性心疾患の罹患率から推計すると数千人の対象者を必要とすることや，このような大規模集団へ構造化面接を用いた場合の負担の大きさなどにより報告がほとんどない．

　それに対し，一次予防に比べれば比較的少数の対象者で実施可能な，再発予防を目的とした，TABP の変容と冠動脈疾患の二次予防研究が行われてきた．代表的な介入研究が Friedman らによる Recurrent Coronary Prevention Project Study[9] である．

　介入試験結果を解釈するためには対象者の記述が重要である．図 1 に対象者の割り付け過程を示す．1,013 名の対象者は米国サンフランシスコ湾岸地域に居住する罹患後半年以上の心筋梗塞患者で，企業や組合の幹部，出版社，地域の新聞や雑誌，ラジオやテレビ局，心臓専門

医や内科医の協力のもとに募集された．対象者は 65 歳未満で，今まで喫煙経験がないか禁煙 6 カ月以上（喫煙者は含まれていない），糖尿病がなく，ほとんどが白人男性の中規模企業従業員であった．

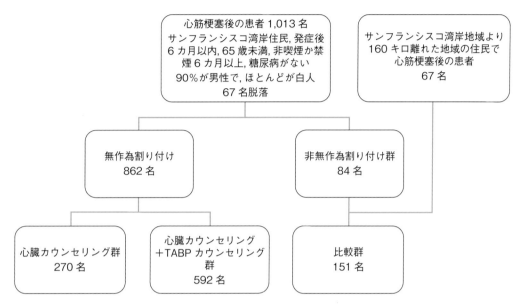

■ 図 1　Recurrent Coronary Prevention Project の対象者の割り付け
（Friedman M, et al. Am Heart J. 112: 653-65. 1986[9]）

■ 表 1　行動的介入の概要 Recurrent Coronary Prevention Project Study

弛緩法の修得
　　A．漸進的筋弛緩法
　　B．精神的弛緩法
行動の修得
　　A．過剰な喚起反応の認知と修正
　　B．自己観察と自己評価法の訓練
　　C．環境再構築
　　　　1．過剰な日常活動の除去
　　　　2．仕事および社会生活の環境の修正
　　D．認知と感情に関する学修
　　　　1．想定，帰属と信念の修正
　　　　2．個人の資質の同定と妥当な評価
　　　　3．新規に現実的な視点で内的に構成された価値，目標および基準の確立
　　　　4．自己教示法と自己管理法
　　　　　　a．ロールプレイ
　　　　　　b．Type B 者の行動の重点的観察
　　　　　　c．自己強化
　　　　　　d．2 つ以上の思考と活動を同時に行うことの回避
　　　　　　e．攻撃行動を自己表現 assertiveness に置換
　　　　5．価値あるものを見出す
　　　　　　a．旧友人との関係の再生
　　　　　　b．新たな趣味の獲得
　　　　　　c．苛立ちや敵意性を穏やかな感情へ置換

（Friedman M, et al. Circulation. 66: 83-92. 1982[10]）

介入プロトコールに基づき，心筋梗塞のリハビリテーションに必要な医学的知識および運動や食事などの生活習慣の変容についての内容からなる心臓カウンセリングのみの群と，それに加えて TABP の変容を目的としたカウンセリングをうける群の 2 群への無作為化割り付けが 862 名について行われた．無作為化割り付けの対象にならなかった残りの 84 名にサンフランシスコ湾岸地域から 160 キロ離れた S 市地域から募集された 67 名を加えて比較群とした．遠隔地の S 市の住民も比較群へ加えた理由として，この研究以前に，Friedman らが湾岸地域において TABP と冠動脈疾患の関係についての情報を発信してきたことが研究対象者へ何らかの影響を与えることを考慮したためとされる．

　TABP カウンセリングは段階的筋弛緩法 progressive muscle relaxation などの弛緩法と行動科学的手法の学習より構成された（表 1）．後者には，過剰反応の認知と対応，自己モニタリング法，環境再構築および自己の行動様式についての認知的・感情的側面からの学習が含

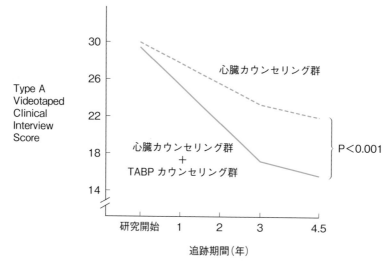

■ 図 2　追跡期間中のビデオテープに記録された構造化面接の評価による
　　　　　Type A Behavior Pattern Score の推移
　　　　（Friedman M, et al. Am Heart J. 112: 653-65. 1986[9])）

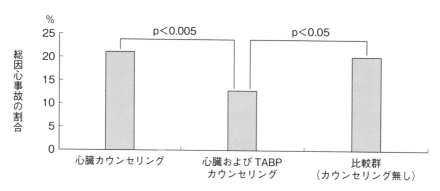

■ 図 3　Recurrent Coronary Prevention Project における 4.5 年追跡期
　　　　間中の総因心事故の累積発生割合
　　　　（Friedman M, et al. Am Heart J. 112: 653-65. 1986[9])）

JCOPY 498-04829

まれた.

　研究開始後4年半の追跡が行われ，141名の冠動脈疾患の再発（心筋梗塞の再発あるいは虚血性心臓死）が確認された．TABPカウンセリングを追加実施した群では，心臓カウンセリングのみの群に比べVCIにより評価したTABPがより改善した（図2）．さらに，冠動脈疾患の再発は，治療企図解析（ITT解析）にて，TABPカウンセリング群は12.9%で，心臓カウンセリングのみの群（21.2%）や比較群（20.2%）に比べ，有意に低かった（図3）.

　この研究の後，欧米では，同様の手法で心臓リハビリテーションにおけるTABPへの介入の有効性が報告されている.

5　敵意性や怒りへの介入

　敵意性への介入には選択的セロトニン再取り込み阻害薬なども検討されたが，行動科学的アプローチが主流で，多くは再発予防を目的としている.

　Davidsonらの介入研究[11]では発症6カ月以内の急性心筋梗塞と不安定狭心症の男性患者で，ストレス面接法や自記式質問票で怒りや敵意性が高いと診断された22名の男性を対象に，年齢と敵意性を対応させて無作為に以下の2群に割り付けた．1つは怒りへの対処と敵意性の変容を目的とした8セッションの認知行動療法（表2）を実施する群で，もう1つは行わない対照群である．介入終了時と2カ月後の追跡時に敵意性と怒りを評価した．対照群に比べ，

■表2　敵意性の変容のための治療

セッション1	導入
セッション2〜3	闘争的行動の監視と是正
セッション4〜5	冷笑的思考の監視と是正
セッション6〜7	怒り感情の監視と是正
セッション8	これまでのまとめと再発防止

(Davidson K, et al. Int J Behav Med. 6: 268-78. 1999[11])

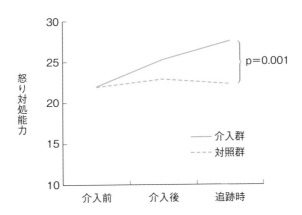

■図4　怒りと敵意性の変容

怒り対処能力: Constructive Anger Behavior-Verbal component instrument（値が高いほど他者の怒りに対処できる）
(Davidson K, et al. Int J Behav Med. 6: 268-78. 1999[11])

認知行動療法を受けた群では，他者の怒りへの対処が望ましい方向へ変化し（図4），それに伴い主要な冠動脈危険因子である血圧も低下した．

6 今後の課題

　冠動脈疾患親和性行動様式への介入は，21世紀に入ると，TABPや怒り，敵意性への単独での介入から，食事や身体活動とともに，包括的心臓リハビリテーションの一部として実施されるようになった．少なくても冠動脈疾患の再発予防に関しては，欧米人男性を中心にした集団では，その有効性がある程度認められたと思われる．

　一方，従来の多くの観察研究および介入研究の対象者は欧米の白人，男性，ホワイトカラー，そして非喫煙者が主であり，それ以外の，日本人集団などの，地域や社会経済構造が異なる集団での知見は不足している．

　TABPを含む冠動脈疾患親和性行動様式は，個人の心理行動科学的特性と社会環境の相互作用のなかで発現するため，同じ集団内でも社会経済環境の変化などに伴いその表現型が変化する可能性が高く，今後も継続的な観察と研究が必要である．

文献
1 ）Friedman M, Rosenman RH, Byers S. Serum lipids and conjunctival circulation after fat ingestion in men exhbiting type-A behavior pattern. Circulation. 29: 874-86. 1964
2 ）Blumenthal JA, Williams RB Jr, Kong Y, et al. Type A behavior pattern and coronary atherosclerosis. Circulation. 58: 634-9. 1978
3 ）Hosaka T, Tagawa R. The Japanese characteristic of type A behavior pattern. Tokai J Exp Clin Med. 12: 287-303. 1987
4 ）山崎勝之，菊野春雄. 幼児の Type A 特性と分類基準 日本語版 MYTH 検査を用いて. タイプ A. 3: 89-93. 1992
5 ）Rosenman RH, Brand RJ, Sholtz RI, et al. Multivariate prediction of coronary heart disease during 8.5 year follow-up in the Western Collaborative Group Study. Am J Cardiol. 37: 903-10. 1976
6 ）Haynes SG, Feinleib M, Kannel WB. The relationship of psychosocial factors to coronary heart disease in the Framingham Study. III. Eight-year incidence of coronary heart disease. Am J Epidemiol. 111: 37-58. 1980
7 ）Williams RB Jr, Haney TL, Lee KL, et al. Type A behavior, hostility, and coronary atherosclerosis. Psychosom Med. 42: 539-49. 1980
8 ）Davidson KW, Mostofsky E. Anger expression and risk of coronary heart disease: evidence from the Nova Scotia Health Survey. Am Heart J. 159: 199-206. 2010
9 ）Friedman M, Thoresen CE, Gill JJ, et al. Alteration of type A behavior and its effect on cardiac recurrences in post myocardial infarction patients: summary results of the recurrent coronary prevention project. Am Heart J. 112: 653-65. 1986
10 ）Friedman M, Thoresen CE, Gill JJ, et al. Feasibility of altering type A behavior pattern after myocardial infarction. Recurrent Coronary Prevention Project Study: methods, baseline results and preliminary findings. Circulation. 66: 83-92. 1982
11 ）Davidson K, Macgregor MW, Stuhr J, et al. Increasing constructive anger verbal behavior decreases resting blood pressure: a secondary analysis of a randomized controlled hostility intervention. Int J Behav Med. 6: 268-78. 1999

〈萱場一則〉

JCOPY 498-04829

f 摂食障害

ここで学ぶこと

- 摂食障害とは，食行動異常とそれに伴う認知や情動の障害を主徴とした疾患である．
- 摂食障害は主に神経性やせ症・神経性過食症のことを指す．
- 摂食障害の治療として，心理教育・身体管理（栄養療法）・精神療法などを行う．
- 神経性やせ症に対して，入院加療で「行動制限を用いた認知行動療法」を施行することがある．
- 摂食障害に対する外来治療での認知行動療法（CBT-E）はエビエンスが示されている．

Keyword

摂食障害，神経性やせ症，神経性過食症，行動制限を用いた認知行動療法，認知行動療法，CBT-E

1 摂食障害とは

摂食障害は食行動異常とそれに伴う認知や情動の障害を主徴とした疾患である．摂食障害の病型には，大きく分けて，神経性やせ症（摂食制限型と過食排出型），神経性過食症，回避・制限性食物摂取症，むちゃ食い障害，などがある．よくみられる病型は，神経性やせ症と神経性過食症である．様々な身体合併症や精神科併存症をきたしうる疾患で，一部難治性で遷延化・慢性化してしまう例もみられる．また死亡率が約5％と高い疾患である[1]．

2 摂食障害の診断

神経性やせ症と神経性過食症のDSM-5[2]の診断基準を簡略化した説明を下に示す．詳細はDSM-5精神疾患の分類と診断の手引[2]を参考にしていただきたい．

a. 神経性やせ症

ボディイメージのゆがみがみられ，明らかな低体重・低栄養状態にもかかわらず，患者はその重篤さを否認し，家族などが患者を心配することがある．患者の自己評価は体型・体重に大いに依存しており，体重増加を極端に恐れたり，さらにやせようとしたりする．排出行為がなく食事摂取量を著しく減らすタイプを「摂食制限型」に下位分類する．一方で過食し，嘔吐や緩下剤・利尿薬の不適切な使用により体重増加しないようにするタイプを「過食排出型」に下

位分類する.

　過食（予想される食事より多い量を摂取すること）がみられる疾患である．過食による体重増加を打ち消すための代償行動（嘔吐や緩下剤の不適切な使用など）がみられる．自己評価は体重や体型に依存している．正常体重のことも多く，周囲には気付かれにくいことも特徴にあげられる.

3　摂食障害の治療

　摂食障害治療では，心身両面からのアプローチが必要で，患者各々の病気に対する認識段階に合わせた対応が必要である．治療開始後，すぐ認知行動療法などの精神療法が導入できることは少ない．摂食障害患者は，未治療では病識が乏しいことが多く，患者-治療者関係を築くのが困難なこともある．治療中断も稀ではなく，特に神経性やせ症では身体合併症（例えば低血糖昏睡，肺炎，電解質異常，体動困難など）の治療が優先となる状態であることもある．また希死念慮が強い状態や，情動コントロール困難な状態（例えば「どうでもいい」といった投げやりな態度）であることもあり，治療に拒否的なこともある．そのため，まずは身体合併症を治療し心身の状態を整えて（規則正しい食事摂取・睡眠のリズムを整える・排便状態を整えて）から，また十分に治療意欲を高めた上でやっと認知行動療法などの心理的介入をするとよい．また，患者本人が困っていることに焦点を当ててその解決のために相談すると治療が進みやすいことをよく経験する.

　上記のように，良好な患者-治療者関係を築きながら，疾患教育や身体管理（輸液・経鼻栄養・中心静脈栄養を含む），栄養指導，精神療法，薬物療法を外来あるいは必要に応じて入院治療を行っていく．摂食障害の精神療法の目的は，体型や体重に対する過剰な関心や歪んだ信念や価値観の修正，摂食行動や体重の正常化および安定の重要性についての理解，そして摂食行動異常の根底にある様々な問題，例えば自己同一性，自己評価，家族内の課題，対人関係，ストレス対処法などの改善を含む．これらの目的のために，支持的精神療法，対人関係療法，家族療法，行動療法，認知行動療法などを行う.

　具体的に食事例や間食を取り入れることなどを相談することもよいだろう．また，目標体重（通学・就労できる体重として70～75％標準体重，生理が戻りそうな体重として80～85％標準体重）などを設定して，それを目指していくことも有効である．摂食障害患者は自己効力感が低いため，努めて評価できる点は積極的に評価し頑張りを認め，敬意を示す．「全か無か」だけでなく「少し手を抜く」といった選択肢もあることを提案し，自分の気持ちをなるべく表現してもらい，「いい子」過ぎない対人交流をめざしてそのスキルを身につけてもらう．患者本人の主体性を大事にし，小さな目標をかかげそれを乗り越えることで自信をつけてもらうように導く.

　家族の理解や協力が治療をすすめる大きな推進力となりうるため，家族教育や家族療法的な関わりも重要である．患者に無理をさせないような働きかけや環境調整も必要なこともあるため，環境にも注意を払う.

治療の初期では身体的・精神的に安定することを目標とするが，最終的には本人らしい生き方ができ，もっと楽に社会適応できることを目標とする．

4　摂食障害の治療における行動医学の実践

a. 摂食障害の外来治療での認知行動療法（CBT-E）を中心として

　摂食障害の外来治療での認知行動療法には，神経性やせ症と神経性過食症に適応できる CBT-E（enhanced cognitive behavior therapy）や低強度の治療法で神経性過食症に適応するガイデッドセルフヘルプなどがある[3]．National Institute for Health and Care Excellence（NICE）ガイドライン2020[4] での摂食障害治療における認知行動療法の位置付けとしては，CBT-E は成人の神経性やせ症に対する第一選択の治療法であり，成人の神経性過食症に対してはガイデッドセルフヘルプが第一選択肢，CBT-E が第二選択の治療法である．これらの治療法は有効性のエビデンスは多数報告されている．

　我が国では，2018年より神経性過食症に対する認知行動療法が保険収載された（16回まで）．「摂食障害に対する認知行動療法 CBT-E 簡易マニュアル」[5] に従って認知行動療法を実施する必要があり，そのための CBT-E 研修会を受け一定の技能を習得することが求められる．

　ここからは CBT-E を概説する[3,6,7]．英国オックスフォード大学の Fairburn　CG らは，摂食障害回復の妨げになり病状を持続させている要因を特定し，認知行動療法を改良して，その維持因子の治療を中核とした CBT-E を2008年に発表した[8]．この治療では，摂食障害に固有で中心的な精神病理は，"体型や体重へのこだわりとそれらのコントロール"にあり，それ以外の摂食障害の症状の多くは，この精神病理に由来する二次的な現象と考える．この維持因子を患者と治療者が共同で取り除き，患者自身が病気をコントロールできるようになることを目指す．

　BMI 15〜17.5kg/m^2 の神経性やせ症に対しては42セッション（体重増加のプログラムが必要になる），神経性過食症に対しては20セッション施行する．1回50分で，ステージ1では週に2回のセッションであるが，ステージが進むごとに間隔が開いていく．ステージ1〜2では治療関係の確立，疾患教育，規則正しい食生活の確立（患者にセルフモニタリング用紙に記入してもらい共有），ケースフォーミュレーション（病態概念図 図1）の共有，セッションの時のみの体重測定などを行う．こうしてまずは認知を取り扱う前に，食行動異常や低体重の是正から取りかかる．ステージ3以降に摂食障害症状の維持因子に取り組む．主に摂食障害の中核の精神病理である前述した「体重や体型およびそれをコントロールすることへの過大評価」を取り扱う．ステージ4では変化の維持を確実にし，症状のぶり返しに対して患者自身が立ち直れるよう支援する．

b. 神経性やせ症に対する入院治療

　摂食障害の入院治療は，その治療者もしくは治療施設によって治療方針が異なることが多いが，病棟でできる治療の枠組み・キャパシティなどの違いによるものと考える．2010年頃までは摂食障害を専門にしている治療施設では「行動制限を用いた認知行動療法」を施行するこ

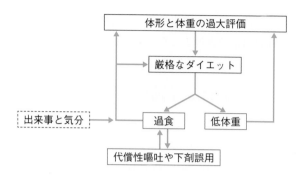

■ 図 1　摂食障害のケースフォーミュレーション
（Fairburn CG. Cognitive behavior therapy and eating disorders.
New York: Guilford Press; 2008[8]）より作成）

とが多かった[9, 10]．「行動制限を用いた認知行動療法」とは，患者と家族の同意に基づき，治療開始時に「行動」を制限することで外部からの刺激を統制し，体重が増えるに従って，徐々に制限を解除，患者自身が判断して行動していく部分を増やしていくオペラント的な枠組みの治療である．

　現在もその考え方を基盤とすることが多いが，摂食障害の専門家でなくとも精神科病棟でも安全に身体管理が行えるような包括的治療プログラムが開発されたり，内科病棟で比較的短期的な入院治療を重ねていって目標体重に近づいていくといった治療施設により様々な工夫がなされている．ここでは，精神科での入院治療として浜松医科大学精神科神経科の方式と心療内科での入院治療として筆者の所属する国府台病院心療内科で行っている治療について概説する．

［浜松医大式包括的入院診療プログラム］[11]

　クリティカルパスで統一した入院治療の枠組みで神経性やせ症の方の体重増加をめざしていくもので，身体治療プログラム（特にリフィーディング症候群に対応した検査・薬物療法）と精神療法プログラムからなる包括的入院診療プログラムである．BMI 16 を目標に，経口摂取または経口摂取の全量摂取が困難であれば，経鼻経管栄養に切り替えて栄養管理をして体重増加をしていく．その間，行動制限が決められており，BMI が増えていくにつれて行動範囲拡大や報酬体験が得られるようにプログラムされている．また，摂食障害を外在化することにより患者との対立を避け，心理士・栄養士や看護師とともにチームで関わり疾患教育や精神療法を進めていく．このプログラムの利点は，摂食障害治療の専門家でなくとも，一般精神科臨床の実績があればこのプログラムに沿ったやり方で身体管理も精神療法もすすめていくことができることであり，病棟の看護師としても患者に対する対応が統一しているのでわかりやすい．

［国府台病院心療内科入院治療］

　内科病棟では，急性期病院では特に入院日数の短縮化が求められるようになったため，以前のような社会復帰が可能な体重まで増加させる長期間の入院は困難となっている．また，入院が長期にわたると家族や社会との距離が開いてしまうといったデメリットもある．そのため，国府台病院心療内科では，例えば「プラス 3kg の体重増加」といった比較的短期間で達成しやすい目標体重を設定し，簡単な行動制限表（表 1）を用いて体重増加させ，退院後の外来治

体重	清潔・入浴	行動範囲
プラス 0kg	入浴 2 回 / 週	自室内
プラス 1kg	入浴 3 回 / 週	病棟内
プラス 2kg	入浴 5 回 / 週	家族と院内散歩可
プラス 3kg	制限なし	院内自由 / 退院可

療経過で体重増加がみられなければ再入院として，退院時よりプラス 2〜3kg の体重増加の入院加療を重ねていくといった治療がなされることが多い．

　同院では比較的重症の方や慢性化した患者，まずは身体合併症の管理が優先される患者などが多いため，統一した入院治療の枠組みでは管理せず，その患者の身体合併症や重症度・治療意欲に応じて，患者に合った患者が同意できる範囲での治療を行うことが多い．入院で自分自身や病気と正面から向き合うことができ，治療者と一緒に自分を客観視しながら自身の課題に取り組むという心身の成長過程が得られる．同院でも他職種の関わり（看護師，心理士，栄養士，薬剤師，ソーシャルワーカー，理学療法士など），病棟内の集団療法プログラム（芸術療法的グループ，認知療法的グループ，疾患教育的グループなど）が行われている．

　最近は，先に述べた CBT-E の概念の基づく入院 CBT-E を施行することも多い．同院常勤医 2 名は CBT-E 開発者の一人である Cooper Z 教授のスーパービジョンを修了しており，未修了者もスーパービジョンを積極的に受講するシステムを運用している．具体的にはケースフォーミュレーション（図 1）を患者と共に作成，入院中の体重経過・摂取カロリー（図 2）も患者と共有して，入院中に体重が増えた場合の気持ちの変化や，あるいは体重が増加しない場合はその因子（持続要因）を明確にして，それを変化させていく．記録された摂取カロリーから推察して，体重増加量が乏しい場合は，食事量の破棄や嘔吐の存在を疑い患者と相談する．その持続要因の見立てには工夫がいる．確定診断（摂食障害の病型の確定）や併存する精

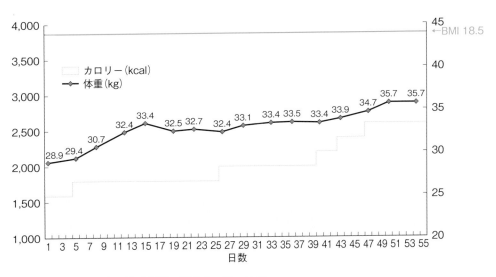

■ 図 2　入院治療中の体重経過・摂取カロリーの例

神疾患（例えばうつ病，不安症，自閉スペクトラム症など）を把握するだけでなく，その背景にある本人の心理社会的背景や認知・行動のパターンを把握することも重要である．我々の施設では，CBT-E を行う際に，以下の点にも注意を向けている．幼少時期や思春期の外傷的体験が後の認知行動パターンを大きく左右することもあり，そのために感情調節困難となりその対処行動としての食行動異常がみられることも多い．挫折感や不安を打ち消し，安心感を得るための食行動異常のこともある．それらの悪循環のパターンを認識し，繰り返さないための工夫について話し合い，患者がこれまでのルールを破れるように行動パターンを変化させていく．治療者としては，ネガティブな感情と食行動をリンクさせずに，常に計画したように摂取することを支持し続ける．そして，挫折した自分を認め受け入れ，誰かに助けを求め，できないながらも良しとして現実的に対応することを支持する．この過程では治療開始時に作成したケースフォーミュレーションを患者と治療者が共同で修正しながら利用する．この過程で患者は自分の行動を客観視できるようになる．治療者は患者が治療継続していることを支持し，できたことがあれば褒めて共に喜ぶ．患者が自己決定した入院治療で目標を成し遂げたことを治療者が評価することで，患者の自己効力感が上がる．

最後に

　摂食障害の治療において，身体的側面と心理的側面の両方のアプローチが必須であり，その対応には専門的な技量を要する．その中でも認知行動療法は適応を適切に判断すれば治療効果が示されている治療法であり，今後それらを習得した摂食障害の治療者が増えることを期待する．

文献

1 ）Demmler JC, Brophy ST, Marchant A, et al. Shining the light on eating disorders, incidence, prognosis and profiling of patients in primary and secondary care: national data linkage study. Br J Psychiatry. 216: 105–12. 2020

2 ）American Psychiatric Association. Desk Reference to the Diagnostic Criteria from DSM-5. (髙橋三郎, 大野　裕, 監訳. DSM-5 精神疾患の分類と診断の手引. 東京: 医学書院; p.163-5. 2014

3 ）河合啓介. 摂食障害の認知行動療法. 臨床精神医学. 50: 47–54. 2021

4 ）National Institute for Health and Care Excellence (NICE): Eating disorders: recognition and treatment. https://www.nice.org.uk/guidance/ng69

5 ）安藤哲也, 河合啓介, 須藤信幸, 他. 摂食障害に対する認知行動療法 CBT-E 簡易マニュアル. http://www.edportal.jp/pdf/cbt_manual.pdf

6 ）河合啓介. 各種精神症状・疾患への対応　摂食障害. 臨床と研究. 97: 1083–8. 2020

7 ）フェアバーン, C.G. 切池信男, 監訳. 摂食障害の認知行動療法. 東京: 医学書院; 2010

8 ）Fairburn C G. Cognitive behavior therapy and eating disorders. New York: Guilford Press; 2008

9 ）瀧井正人. 神経性無食欲症に対する行動制限を用いた入院治療. 精神科治療学. 27: 1421-8. 2012

10 ）河合啓介. 行動制限を用いた認知行動療法. 臨床精神医学. 42: 621-6. 2013

11 ）栗田大輔, 竹林淳和. 精神科でできる神経性やせ症の身体治療　浜松医大式入院治療プログラムの有用性と課題. 精神科治療学. 33: 1419-23. 2018

〈田村奈穂　河合啓介〉

g うつ病

- DSM-5 ではうつ病は抑うつ障害群に分類される．うつ病の診断基準を満たさない正常から疾病に至るまでの広範囲の精神状態をうつ状態とよぶ．
- うつ病患者の自殺率は高く，一般身体疾患や頑固な不眠があるうつ病患者では，さらにリスクが高まる．
- うつ病の治療は，薬物療法と心理療法（支持的心理療法および心理教育）の2つが重要である．
- 認知行動療法は，認知の偏りを修正するうつ病の精神療法として用いられる．
- 生活習慣（食生活，運動，喫煙）はうつ病と関連すると考えられているが，臨床応用には，さらなる研究が必要である．

Keyword

うつ病，DSM-5，うつ状態，自殺，選択的セロトニン再取り込み阻害薬，認知行動療法，生活習慣

1 うつ病の疫学

　日本の気分障害（うつ病を含む）の総患者数は120万人となり，前回2011年調査の95万人から大幅に増加している[1,2]．うつ病患者の医療受診率は2割程度と推察されており，さらに多くの潜在的うつ病患者が存在すると考えられている．

　うつ病の過去1年の有病率は一般住民では2%程度であるが，生涯有病率では6%程度とされており，さらにその数倍が潜在的うつ状態を有していると考えられている．性別や年代によってうつ病の有病率には違いがあり，女性の方が男性よりも1.5から4倍ほど頻度が高く，若年者に多いとされている．ただし最近は職域のストレスなどから中高年でうつ病を発症する例も増えている[3,4]．

2 うつ病の診断 (表1)

　うつ病は中心的な精神症状に，抑うつ気分と興味の減退の2つがあり，抑うつ状態により生きるエネルギーが低下した病気とされる．抑うつ気分は健常人でも一時的に体験することがあるが，うつ病の場合はその程度が激しく期間も長い．気分が沈むため，今まで普通にできていた仕事，学業，家事などの日常生活に支障が生じる．もう1つの興味の減退は，今まで興味を持ち取り組んだ事柄に関心を示せなくなることで，抑うつ気分と同様に，日常生活に支障がでる．他の精神症状として，自分を責めたり，思考力が鈍ったり，死にたいと思うことが多

■表1　うつ病の診断基準のA項目

DSM-5 診断基準 9 項目のうち 5 項目以上が同じ 2 週間の間に存在（1 or 2 の必須項目を 1 つ以上含む）

1. 抑うつの気分.
2. すべての活動への興味, 喜びの著しい減退.
3. 著しい体重減少, あるいは体重増加.
4. 不眠または睡眠過多.
5. 精神運動性の焦燥または制止.
6. 易疲労性, または気力の減退.
7. 無価値感, または過剰であるか不適切な罪責感.
8. 思考力や集中力の減退, または決断困難.
9. 反復的な自殺念慮.

い[4].

　青年では気分は悲しいというよりは, むしろいらいらしたものである場合がある. 高齢者では心気, 興奮, 激越, 妄想などの症状が出現しやすく, さらに記憶障害が加わり, 痴呆の初期症状と間違えられる場合がある. 抑うつと関連する記憶障害や薬剤の反応性が診断の手掛かりとなる. 患者がうつ症状を認めなかったり "ばかばかしい" などと精神疾患の存在をはぐらかす場合は, 重症の場合がある[3].

　"希望がないと思っている状態" も, うつ病の中核症状や自殺の予測症状として大切であるため, 質問紙などを使い確認するとよい. 質問紙は面接との整合性, 診断の妥当性向上などに有用である. 代表的な質問紙として, Primary Health Questionnaire-9（欧米で推奨されている）, Beck Depression Inventory（臨床や研究で汎用されている）, Center for Epidemiologic Studies Depression Scale（疫学研究で汎用されている）, Zung Self-Rating Depression Scale（古くから使われ, 一般集団からハイリスク集団まで汎用される）などがある[4].

　うつ病の原因は脳の機能異常が主であると考えられており, 脳内セロトニン, ノルアドレナリン, ドーパミンの分泌異常などが注目されている. 脳は全身機能の調整を司っているため, うつ病になると各臓器の活動のバランスも悪くなる. したがって精神症状だけでなく, 食欲低下・不眠・疲労・頭痛など様々な身体症状も訴える[4].

3　うつ病と近縁疾患

　Diagnostic and Statistical Manual of Mental Disorders, Fifth Edition（DSM-5）ではうつ病は抑うつ障害群に分類される. この障害群には, うつ病以外に重篤気分調節症, 持続性抑うつ障害, 月経前不快気分障害, 物質・医薬品誘発性抑うつ障害, 他の医学的疾患による抑うつ障害, 他の特定される抑うつ障害, そして特定不能の抑うつ障害が含まれる[2]. DSM-IV とは違い, この「抑うつ障害群」の章は, 「双極性障害および関連障害群」とは別の独立な疾患として扱われている. これらの疾患に共通する特徴は, 悲しく, 虚ろな, あるいは易怒的な気分が存在し, 身体的および認知的な変化も伴って, 個人が機能するうえでの資質に重大な影響を及ぼすことである. 一方うつ病の診断基準を満たさない正常から疾病に至るまでの広範囲の精神状態をうつ状態とよぶ[5].

4 身体疾患とうつ病

　身体疾患では甲状腺機能低下症，副腎機能低下症，下垂体機能不全，脳血管障害，認知症の初期，睡眠時無呼吸症候群などがうつ症状を呈することが多く，除外診断が必要である[6]．これらの身体疾患がある場合，自律神経調整不全，視床下部-下垂体-副腎皮質ホルモンのフィードバック不全，免疫機能の異常，血管内炎症反応などの生理学的変化が起こりやすくなる可能性がある．またあらゆる身体疾患は進行すれば生活パターンの変化を余儀なくされ，生活習慣病としてのうつ状態になり得るため注意が必要である[7]．消化器症状として下痢，便秘，腹痛など過敏性腸症候群を思わせる症状が，うつ病においても起こることがある．発汗過多や呼吸窮迫症状などの自律神経症状は，パニック発作や過換気症候群の症状でもあるので注意をする[3,4]．

5 自殺のリスク

　うつ病患者の自殺率は高く，一般身体疾患を有すうつ病患者ではさらに高まるといわれている．特に慢性，不治，疼痛性の身体疾患でうつ病を合併している場合は，一層自殺の可能性に注意する．また頑固な不眠を訴える患者や精神疾患の家族歴も自殺のリスクが高まるので注意する[8]．

6 睡眠の異常

　睡眠の異常はDSM-5では睡眠-覚醒障害群に含まれる．この中でうつ病と関連するのは，主に不眠障害，過眠障害，概日リズム睡眠-覚醒障害群などである．日本人は世界的にも睡眠時間が短いと指摘されており[9]，睡眠異常がうつ病発見のヒントになることが多いので，診療科にかかわらず必ず診察時に睡眠状況を質問する．なおうつ病では不眠症状を訴えることが多い．入眠困難だけでなく中途覚醒や早朝覚醒をきたすため，朝に不快感が生じて気分が最悪となる．睡眠が十分にとれないため，昼間の過度の眠気や傾眠傾向を示すことが多い．

7 治療の基本

　うつ病の治療は，薬物療法と心理療法（支持的心理療法および心理教育）の2つが重要である．近年注目されている認知行動療法に関しては別項目で説明する．
　薬物療法は抗うつ薬が中心で，不安感や焦燥感が強いときは抗不安薬や睡眠薬を併用する．以前は三環系・四環系抗うつ薬が主役であったが，現在はSSRI/SNRI/NaSSAが第一選択薬となっている（表2）．抗不安薬や睡眠薬は補助的な役割しかないため，単独での処方は基本的に控えるのが望ましい．一時的に抗不安薬や睡眠薬を処方する際は，ベンゾジアゼピン系の薬剤を用いる場合もあるが，依存症や離脱症状に注意する必要がある[4,10]．
　心理療法を行う治療者の基本的態度として，うつ病は「長期間にわたってサポートすべき疾患」であり，温かく見守られているという安心感を与えることが重要である[4]．自殺願望のあ

■表2 抗うつ薬の種類

タイプ	一般名
selective serotonin reuptake inhibitors（SSRI） 選択的セロトニン再取り込み阻害薬	フルボキサミンマレイン酸塩 パロキセチン塩酸塩水和物 塩酸セルトラリン エスシタロプラムシュウ酸塩
selective serotonin reuptake inhibitor and a serotonin receptor modulator セロトニン再取り込み阻害・セロトニン受容体調節剤	ボルチオキセチン臭化水素酸塩
serotonin and noradrenaline reuptake inhibitor（SNRI） セロトニン・ノルアドレナリン再取り込み阻害薬	ミルナシプラン塩酸塩 デュロキセチン塩酸塩 ベンラファキシン塩酸塩
tricyclic antidepressants（TCA） 三環系抗うつ薬	イミプラミン塩酸塩 クロミプラミン塩酸塩 ロフェプラミン塩酸塩 アミトリプチリン塩酸塩 ノルトリプチリン塩酸塩 アモキサピン
tetracyclic antidepressant 四環系抗うつ薬	マプロチリン塩酸塩 ミアンセリン塩酸塩 セチプチリンマレイン酸塩
noradrenergic and specific serotonergic antidepressant（NaSSA） ノルアドレナリン作動性・特異的セロトニン作動性抗うつ薬	ミルタザピン
その他	トラゾドン塩酸塩 スルピリド

＊ボルチオキセチン臭化水素酸塩は SSRI に分類される場合もある

る患者の場合は，十分な時間をとり誠実に患者の訴えに傾聴する必要がある．また，次回の診察に来ることを約束させ，できるだけ患者にとって近い関係にある人に同席してもらうことも有益である．

　過労が一因の場合は十分な休養をとることが重要であり，できれば 2，3 カ月以上の休養期間を確保したい．休みの期間には幅を持たせ，本人に余裕をもたせることが大切となる．治療が落ち着くまでは，退職や離婚，引っ越しなど重大な問題は即決せずに，少し先延ばしにするようアドバイスする[4]．

　家族や社会のサポート体制についても確認する．うつ病は時間がかかっても回復する病気であることを患者に伝え，家族や周囲の人もそれを信じることが大切となる．治療が必要な病気であることを理解してもらったうえで，患者の負担を減らし，患者を責めたり，励ましたりしないような対応を心掛けてもらう[4]．薬物療法や心理療法（認知行動療法も含む）での難治例や自殺企図が切迫している症例では修正型電気けいれん療法の施行を検討する．

8　認知行動療法

　認知行動療法とは，認知の偏りを修正し問題解決を手助けすることで精神疾患の治療を目的とした構造化された精神療法である．米国の Beck がうつ病に対する精神療法として 1970 年

JCOPY 498-04829

代に開発したものであり，うつ病以外でも，日常のストレス対処，夫婦問題，司法や教育場面の問題などその適用範囲は拡大している[11]．

認知行動療法では，「自動思考」とよばれる，自動的に沸き起こってくる思考やイメージに焦点を当てて治療を進めていく．治療の流れは，①患者が直面している問題の洗い出しと治療方針の決定，②自動思考に焦点をあてた認知の歪みの修正，③スキーマの取り扱いとなり，1回の面接時間は30分以上で，原則として20回程度行うことが望ましい[11]．

9 うつ病と生活習慣

a. 食生活

食事（サプリメントを含む）の中でうつ病を改善すると考えられているのはセイヨウオトギリソウ，アデノシルメチオニン，葉酸，ビタミン B6，ビタミン B12，ω-3 脂肪酸などである[12]．セントジョンズワート以外は重篤な副作用の可能性が少なく，海外では推奨される場合もあるが，国内での医学的根拠は乏しい．食事の種類としては地中海式の食事が推奨されるが[13]，日本人は欧米人に比べ魚の摂取量が多く，乳製品や肉類の摂取は少ないため，地中海式の食事で栄養不足に陥るリスクを考慮する必要がある。

b. 運動

うつ病の治療として運動療法が注目されている．心理学的には否定的な思考や非機能的思考の中断に繋がり，集団での運動は社会的な活動という側面も持つ[14]．薬理学的には運動はストレスやうつ反応を調節するモノアミンニューロトランスミッターのレベルを上昇させ，さらにエンドルフィンの放出にも繋がる．最大酸素摂取量の 50～80% の強さが適切だとされている．しかし，リフレッシュ効果を期待するなら，数分の運動でもよく，運動が習慣化することの方が大切である．

c. 喫煙

喫煙は多くの精神疾患と関連が深いといわれており，喫煙とうつ病には明らかな関連性があると考えられている．因果関係については両方向性と考えられており，喫煙でうつ病発生のリスクが上昇するという研究もあれば，うつ病の治療に喫煙が役立つとする研究も存在する．臨床的にはうつ病の患者に喫煙を勧めないことはもちろん，すでに喫煙歴のある患者に禁煙を本人の同意のうえで慎重に勧めるべきである．

俗に「新型うつ病」が最近注目されているが，これは医学的には非定型の特徴を伴ううつ病とよぶのが正しく，気分の反応性を特徴とする．最近の研究では対人関係の過敏さが，より重要だとする見解もある．食欲が亢進して，甘いものや炭水化物を渇望する場合がある．これらは若者で増えているといわれる非定型うつ病の特徴である．大うつ病の基準を満たす者のなかで，①気分の反応性（必須症状），②体重増加，または食欲増加，③過眠，④手足のだるさ，⑤対人関係の敏感さから①＋②～⑤の 2 項目以上を満たす場合は非定型うつ病と診断される．

文献

1 ）厚生労働省. 平成 23 年 患者調査（傷病分類編）. 傷病別年次推移表（S59-H23）. 東京: 厚生労働省大臣官房統計情報部; 2012

2 ）厚生労働統計協会. 平成 29 年 患者調査 上巻（全国編）東京: 厚生労働省政策統括官（統計・情報政策, 政策評価担当）; 2019

3 ）American Psychiatric Association. DSM-IV-TR 精神疾患の診断・統計マニュアル 新訂版. 東京: 医学書院; p.339-412. 2004

4 ）中尾睦宏, 伊藤弘人, 編. 樋口輝彦, 監修. 日常診療におけるうつ病治療指針〜うつ病を見逃さない〜. 東京: 医薬ジャーナル社; p.1-183. 2012

5 ）American Psychiatric Association. DSM-5 精神疾患の診断・統計マニュアル. 東京: 医学書院; p.115-86. 2014

6 ）竹内武昭. うつ病の除外診断と併存疾患. 心身医学. 60: 44-9. 2020

7 ）Takeuchi T, Nakao M, Kachi Y, et al. Association of metabolic syndrome with atypical features of depression in Japanese people. Psychiatr Clin Neurosci. 67: 532-9. 2013

8 ）Holma KM, Melartin TK, Holma IA, et al. Family history of psychiatric disorders and the outcome of psychiatric patients with DSM-IV major depressive disorder. J Affect Disord. 131: 251-9. 2011

9 ）Society at a Glance 2014, OECD Social Indicators. Paris: OECD publishing; p.339-412. 2014

10 ）日本うつ病学会 気分障害の治療ガイドライン作成委員会. 日本うつ病学会治療ガイドライン II 大うつ病性障害 2016. 日本うつ病学会ホームページ資料; p.1-82. 2016

11 ）厚生労働科学研究費補助金こころの健康科学研究事業. In: 慶應義塾大学認知行動療法研究会, 編.「精神療法の実施方法と有効性に関する研究」うつ病の認知療法・認知行動療法 治療者用マニュアル. p.1-27. 2010

12 ）Sarris J, Logan A, Akbaraly T, et al. Nutritional medicine as mainstream in psychiatry. Lancet Psychiatry. 2: 271-4. 2015

13 ）Lassale C, Batty GD, Baghdadli A, et al. Healthy dietary indices and risk of depressive outcomes: A systematic review and meta-analysis of observational studies. Mol Psychiatry. 24: 965-6. 2018

14 ）Cooney GM, Dwan K, Greig CA, et al. Exercise for depression. Cochrane Database Syst Rev. 12: CD004366. 2013

〈竹内武昭　中尾睦宏〉

h　不安症

ここで
学ぶこと

- 不安症とは，本来は危険な状態にある可能性を知らせる重要な警告の役割をはたすはずの不安が，現実的な根拠を欠いていたり強度が著しく強まったりして，生活上に支障をきたしてくる精神疾患である．
- 不安症は，最悪の事態への破局的な認知，不安感情と関連する身体反応，不安を一過性に下げるが，実は悪循環につながる安全行動とよばれる行動，注意のバイアスから，問題が維持されていることが多い．
- 不安症治療の第一選択としては，SSRI（選択的セロトニン再取み阻害薬）による薬物療法と認知行動療法が推奨されている．
- 不安症（不安症群）には，様々な精神疾患がある．認知行動療法では病態モデルとして疾患ごとに症状を維持している認知的，行動的因子の悪循環を同定して，維持因子の連鎖を中断させて，なくしていくことを目指している．

Keyword

不安症，心身相関，正常な不安と病的な不安，安全行動，認知行動療法

1　不安とは

　不安（anxiety）とは生きている以上誰もが抱える基本的な感情であり，自らが危険な状態にある可能性を知らせる重要な警告の役割をはたす．不安とよく似た言葉に恐怖（fear）があるが，これは不安が「free floating」とも表現されるように明確な対象を持たずに浮遊しているような感情であるのに対して，恐怖の方はクモ恐怖や高所恐怖のような限局性恐怖症（specific phobia）のように，対象がよりはっきりとしていて具体的なものであるときに用いられる．

　不安や恐怖は動悸や呼吸困難，発汗，筋緊張などの身体反応を伴うことが多いのも特徴である．このような身体反応は自律神経系の交感神経系の興奮によるもので，危険を察知し不安や恐怖を感じた際にその脅威と戦ったり，あるいは逃げたりするための身体的な準備状態（fight-or-flight response）を作り出しており，本来は適応的な機制である．しかしパニック症（panic disorder）では，パニック発作とよばれる急性の不安発作が生じ，これといった危険は存在しないのにもかかわらず突然の強い不安や恐怖感とともに，心悸亢進や呼吸困難，発汗，震えなどの身体症状に襲われる．以上のように，不安は心と体がつながっているという心身相関の現象が見えやすい状態である．

　正常な不安と病的な不安は連続線上にあると考えられ明確な区別ができないことも多い．不安や恐怖が日常的で正常なレベルを超え病的なものと判断されるのは，特にその強度が著しく

■ 表1　病的な不安の特徴

1. 非機能的な認知（dysfunctional cognition）
   ある状況に対して，危険を過大評価してしまうことを含む誤った思い込みを持っている
2. 機能が障害されていること（impaired functioning）
   不安によって，脅威に対して効果的，適応的に対処することや，より全体的に日常の社会的，職業的な機能を阻まれている
3. 持続性（persistence）
   実際に生じるかどうかにかかわらず，差し迫った脅威の可能性を考えてしまうので，何年にもわたって日常的に強い不安を経験している
4. 誤った警報（false alarms）
   脅威の手掛かりがなかったり，またはとても小さかったりするのにもかかわらず，パニック発作が生じたり強い恐怖が生じる
5. 刺激過敏性（stimulus hypersensitivity）
   広範な刺激や状況において，無害と思われるわずかな脅威に対しても恐怖が生じる

（Clark DA, Beck AT. 2011 より [1]）

苦痛をもたらし，さらに日常の生活や学業，就労などに支障を来すに至った場合である．Clark DA と Beck AT によれば，病的な不安では表1のような特徴が表れるという [1]．

2　不安症と関連疾患の病態モデル～認知行動療法の観点から～

精神疾患の世界的な診断基準・診断分類である DSM-5 では，DSM-Ⅳ-TR で不安障害に分類されていた疾患を3つに分け，不安症群（不安障害群，anxiety disorder），強迫症および関連症群（強迫性障害および関連障害群），心的外傷およびストレス因関連障害群として独立させた．ここでは，DSM-5 で不安症に分類されるパニック症，社交不安症，全般不安症の3つの疾患と，強迫症，心的外傷後ストレス障害を，認知行動療法の病態モデルから解説する．認知行動療法では，不安症状が生じ維持されている悪循環を，認知的な要因と行動的な要因からモデル化しており，心理学的研究や臨床研究においてその妥当性を科学的に検証している．

a. パニック症（パニック障害 panic disorder）

パニック症はいわば「身体感覚恐怖（症）」といえるだろう．「パニック発作」とよばれる突然の心拍上昇，発汗，呼吸困難などの様々な身体的感覚に襲われ，それらの感覚が死につながる破局的なものだと誤って解釈する（catastrophic misinterpretations）ことがパニック症の認知の特徴である．これら身体感覚や強い恐怖心などを含む発作に繰り返し襲われる．また，その発作を引き起こすと考えられる公共交通機関（電車やバス，航空機など）や駐車場，市場などの広い場所，劇場などの囲まれた場所等に行くことを恐れ，そのような場所を避けるよう行動することにより，広場恐怖症（agoraphobia）を合併する例も少なくない．

b. 社交不安症（社交不安障害 social anxiety disorder: SAD）

社交不安症患者は「変な自己イメージ恐怖（症）」ともいえ，会話など人と交流をする時や人前で何かをする場面で，他者から「変な人だ」などと否定的に評価されていると考えて不安が強くなり，そのような場面を避けるようになる．教育現場や社会的な問題として取り上げら

れることの多い不登校やひきこもりなどの状態にある人々のなかには，社交不安症に罹患している人々が少なからずいると考えられる．治療は次項に詳述するが，ネガティブに歪んだ自己イメージを受け止めるとともに，現実的なイメージも用意し，社交場面での回避や安全行動（safety behavior）をやめていくことを目指すことになる．

c. 全般不安症（全般性不安障害 generalized anxiety disorder：GAD）

全般不安症の症状は「やめられない心配の恐怖（症）」とでもいえるもので，現実性の乏しいことがらをあれこれ心配（worry）し，考え込んでしまうことをやめられないことに苦しんでいる．このため頭痛，不眠，食欲不振，疲れやすいなどの様々な身体症状を伴ったり，集中困難に陥ったりする．Adrian Wells は，全般不安症の患者は心配に対して苦しめられている一方で，「心配することによって問題を避けることができる」などの肯定的な信念を持っており，心配を継続させてしまうことを示した．このため，患者には心配することのメリット・デメリットを分析してもらい，時間を無駄にしたり，気分をつらくしたりするだけであるような心配はやめることを促していく．

d. 強迫症（強迫性障害 obsessive-compulsive disorder：OCD）

強迫症は「責任（responsibility）の恐怖（症）」ともいえる状態である．自分が何かしらの反応（response）したこと，あるいはしなかったことによって，火事や事件，病気など，大変なこと（大惨事）になってしまうという認知の確信度が高く，惨事が起きた場合に生じる自分の責任（responsibility）を恐れている疾患であるといえる．反応の中には，洗浄や確認などの強迫行為のように目に見えるわかりやすいものがある一方，強迫観念を頭の中で打ち消そうとしたり，中和したりしようとするような mental act も含まれるので注意が必要である．Paul M Salkovskis は強迫症患者のこのような認知を inflated responsibility とよんでいる．例えば洗浄強迫は「自分が手を洗ったり何度も消毒したりするなどの反応をしなければ，自分の責任で，汚染がどんどん広がってしまい人々が病気になる」などという認知があり，確認強迫は「自分が火の元や玄関の鍵を何度も確認するという反応をしなければ，自分の責任で，家

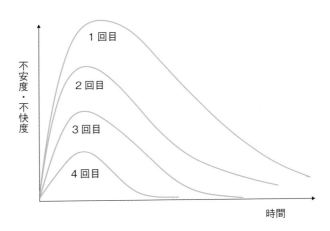

■ 図1　曝露反応妨害法による不安の低減

族や近所が火事や泥棒に見舞われ，多大な被害を及ぼしてしまう」などと考えている．過大評価されている責任についての認知再構成は，代表的な治療技法である曝露反応妨害法（exposure and response prevention）と組み合わされる．曝露反応妨害法は，不安を伴う強迫観念を引き起こす刺激に曝露させ，強迫行為という反応をやめさせるという方法である．図1に示したように，反応をせずに曝露を継続すると馴化（habituation）が生じて不安の強さは時間経過とともに低減してゆき，このような練習を繰り返すたびに不安が一層小さくなっていく．

e. 心的外傷後ストレス障害（posttraumatic stress disorder：PTSD）

心的外傷後ストレス障害は，「過去の記憶恐怖（症）」ともいえる状態である．死に直面するような危険な事故，災害，犯罪などの過去のトラウマ記憶を，様々な感覚を伴ったまま，現在もありありと侵入的に体験する．患者にとって，トラウマ記憶を思い出すことは，トラウマを再体験するのと同じように危険であるという認知があるために，その出来事を思い出すような場所や人や様々な事柄に過度に敏感になり，避けようとする．Edona B Foa による持続エクスポージャー（曝露）療法（prolonged exposure therapy）では，患者にトラウマティックな出来事について繰り返し詳細に語ってもらい，出来事の記憶に曝露させる．これにより，記憶の処理・整理が進み，出来事を思い出すこと自体は危険ではないということを体験し，恐怖が和らいでいく．

3　不安症の治療の実際

不安症の推奨治療は選択的セロトニン再取り込み阻害薬（selective serotonin reuptake inhibitors：SSRI）をはじめとした薬物療法と認知行動療法である．近年の研究では不安症の認知行動療法の効果は薬物療法の効果を凌ぐ傾向があることが報告されている[2]．ここでは，社交不安症の代表的な認知行動モデルとして Clark & Wells モデル（1995）を示し，モデルに基づく介入技法について解説する[3]．

a. 社交不安症の認知行動モデル

図2は Clark & Wells（1995）による社交不安症の認知行動モデルである．社交不安症の患者は，例えば見知らぬ人に道を尋ねる，などの対人場面（①）において，「そんなこともわからないなんて，バカな奴だと思われるのではないか」などと，自分の振る舞いや見かけを相手が否定的に評価するのではないかと考えて（②），他者が自分を見ているときのように自分自身を眺めて検閲しようと自己に注目を向けるようになる．この自己注目によって，感知してしまう，些細な顔のこわばり，赤面，手や声の震えなどに基づき，「自分は今，挙動不審である」などのネガティブな自己イメージを構成し（③），このイメージこそが他者に見られている自分であると思い込む．この思い込みによっていっそう他者からの否定的評価を恐れたり，さらにこわばりや震えなどの身体反応が強まる（④）．そして，自分の不安な様子を他者に見られないようにと顔を伏せたり，他者からの否定的な反応を見たくないので目をそらしたり，早口で話をして一刻も早く交流を終わらせようとするなどのいわゆる安全行動をする（⑤）．

JCOPY 498-04829

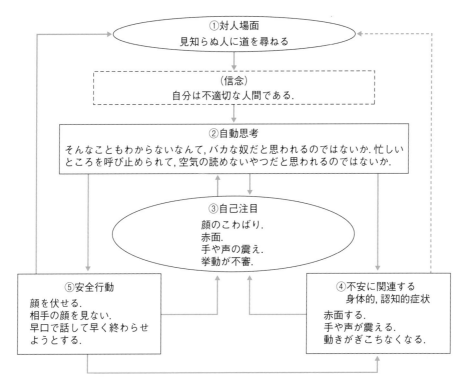

■ 図2　Clark & Wells モデル（1995）による社交不安症の悪循環を筆者らが改変

このようなプロセスをたどることによって患者は他者の現実の反応や評価を知ることができなくなり，ますます否定的な思い込みを強めたり，各種の安全行動によって他者によそよそしい印象を与えたりして本当に否定的な評価を得るようになってしまったり，自己イメージをより悪いものにしてしまうという悪循環となる．

b. 治療的介入

　患者と協同して図2のような患者の個別のモデルを作成し，社交不安を維持している要因について心理教育（psychoeducation）を行う．そのうえで，以下のような技法に関するセッションを実施する．

①注意トレーニング：自己に注目し過ぎている注意のバイアスに気づき，注意を自在に切り替えられるよう練習をして，他者のニュートラルな，あるいは，ポジティブな反応にも気が付くようにする．

②ビデオフィードバック：例えば会議で発表をしているところなどを撮影し，イメージ上の自分とビデオに映った自分とを客観的に比較して，ネガティブに歪んだ自己イメージを現実的なビデオイメージにより再構成していく．

③行動実験：自らの存在や振る舞いによって，他者からの拒絶や嘲笑など恐れているような事態が実際に生じるかどうかを行動を通して確かめる．例えば図2の例のように，「バカな奴だと思われるのではないか」という恐れから人に質問をすることを避けている場合，図書館の真正面で「図書館はどこですか」と通行人に尋ねてみる実験を行う．その際，顔を伏せ

る，相手を見ないなどの安全行動や自己注目をせず，しっかりと相手の表情や反応を観察して，自分の恐れていたことが本当に生じるか否かを検証する.

④社会調査：自分が恐れている事態，例えば「人前で震えること」や「赤面すること」などに対して，他者はどのようにとらえているか，果たして自分と同様に悪いものとして評価しているかどうかを，患者の周囲の人や，一般人にインタビューして確かめる.

4　不安症の治療の重要性

　不安症の基準を満たすほどの症状を抱えているにもかかわらず，「小心者」や「引っ込み思案」など性格の問題としてとらえ，未治療のまま数年を経過しているケースが見られることがある. そのようなケースでは症状を重症化させていたり，うつ病や物質関連性障害などの他の精神疾患の合併を引き起こしていたり，あるいは不登校や引きこもりのような社会的不適応に結びつくことがあるため注意が必要である. また，他の精神疾患に不安症が合併している場合は難治例となることが多いことも報告されており，主診断が他の疾患であるケースにおいても，背景に不安症がある場合には，見落とさずに治療を行うことが重要である. この章で解説された不安症に対する認知行動療法においては，自らの不安に回避することなく向き合い，現実的な考え方を取り戻しながら，生きていく上で逃れることのできない不安との付き合い方を学んでいくことになり，治療は自己成長に結び付く機会にもなると考えられる.

文献
1) Clark DA, Beck AT. Anxiety: A Common but Multifaceted Condition. In: Clark DA, Beck AT, editors. A Cognitive Therapy and Anxiety Disorders. Science and Practice. New York: Guilford Press; p.3–30. 2011
2) Roshanaei-Moghaddam B, Pauly MC, Atkins DC, et al. Relative effects of CBT and pharmacotherapy in depression versus anxiety: is medication somewhat better for depression, and CBT somewhat better for anxiety? Depress Anxiety. 28: 560–7. 2011
3) Clark DM, Wells A. The cognitive model of social phobia. In: Heimberg RG, et al, editors. Social Phobia: Diagnosis, Assessment, and Treatment. New York: Guilford Press; p.69–93. 1995

〈高梨利恵子　清水栄司〉

i　慢性痛

- 慢性痛は，日本でも 2,300 万人を超える有症者が存在するとされ，医療経済学的にも問題となっている．
- 慢性痛臨床における治療対象として，痛み行動が注目されるようになり，個々の症例での社会的報酬を理解した治療的環境の設定が有用である．
- 慢性痛に対する認知行動療法の有用性は国際的にもエビデンスが確立してきており，日本における臨床応用が注目されている．

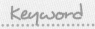

慢性痛，痛み行動，社会的報酬，認知行動療法

1　痛みの定義と慢性痛の定義

　痛みに対する集学的な研究を目指す国際疼痛学会では，1979 年の痛みの定義を 2020 年に改訂し，「痛みとは実際の組織損傷もしくは組織損傷が起こりうる状態に付随する，あるいはそれに似た，感覚かつ情動の不快な体験」と定義した．付記も提示され，生物学的要因のみならず，心理社会的要因の重要性や，人生における痛みの概念の学習が明記されている．

　慢性痛は，Bonica が 1987 年に「治療に要すると期待される時間の枠組みを超えて持続する痛み，あるいは進行性の非がん性疾患に関する痛み」と定義しており，慢性痛についての疫学調査では，痛みの持続を 3 カ月あるいは 6 カ月以上とすることが多い．わが国におけるインターネットによる疫学調査（2009～2010 年）では，20 歳以上の男女で 3 カ月以上の痛みを有する割合は 22% 程度であることが知られており[1]，推計慢性痛保有者は 2300 万人を超えるとされている．慢性痛保有者では，医療機関を転々とするドクターショッピングとよばれる行動を示すこともあり，医療経済学的にも問題となっている．

2　慢性痛の分類

　慢性痛は発生機序からの分類が知られており，侵害受容性疼痛（炎症や組織の損傷によって生じた発痛物質により末梢の侵害受容器が持続的に刺激されて起こる痛み，例として，関節リウマチ，脊柱管狭窄症など），神経障害性疼痛（末梢から中枢の神経伝導路のいずれかの部位での損傷，傷害や機能障害によって起こる痛み，例として，糖尿病性神経障害，帯状疱疹後神経痛など），および痛覚変調性疼痛（痛みの発生に関わる脳の回路の変化で起きる痛みで体の組織や神経に損傷がなくても生じている痛み，心理社会的因子や精神疾患が強く関与する痛みも含まれる．例として持続性身体表現性疼痛障害や気分障害・不安障害・適応障害に合併する

痛みなど）の大きく 3 つに分類するものが知られている．しかし，臨床における病態はこれらが入り混じった状態であることが多く，侵害受容性疼痛や神経障害性疼痛あるいはその両者に抑うつ・不安などの心理社会的因子による修飾がある慢性痛として，病態を多面的に評価することが実用的である．この割合は家庭・職場・医療の環境によって経時的に変動することがあり，また，慢性痛に発がんや新たに発症した器質的疾患に伴う急性痛が合併する事態があることを念頭に置き，痛みの性状や部位の変化，合併症状について留意する必要がある．無用な検査を繰り返す必要はないが，慢性痛に対して NSAIDs や麻薬系の鎮痛薬を定期内服している場合には器質的疾患の発見が遅れる事態も想定されるため，処方を行っている担当医療機関で責任を持って，3～6 カ月程度で定期的な身体検索を適宜検討することが重要である．

3　慢性痛と学習理論

　　Fordyce は，痛みの存在を周囲に伝達する行動（言語的に痛みを訴える，苦しそうな表情や姿勢をとるなど）を「pain behavior（痛み行動）」と称した．損傷や病変が治癒してもそれが持続する場合には，その患者にとって報酬となる結果が随伴しているとして，オペラント学習モデルから難治性の慢性痛のメカニズムを説明し，痛みの学習理論を提唱した（1968）．この概念は，痛覚の生理学的機序や病理学的変化のみに注目しがちな痛み臨床に，画期的な行動医学的視点をもたらした．

　　一般に痛みの存在を示す行動は，内界および外界からの刺激によって反応する内受容性および外受容性の反応である運動反応と考えられるが，オペラント理論では，痛み行動は積極的に環境に働きかけて報酬を獲得するという機能を果たす場合があることを指摘している．人間は社会的動物であるために，社会的疎外感を覚える脳内機構が存在することが示されており，社会的疎外感を回避するために周囲の助け（ソーシャルサポート）を得る合理的なメカニズムであるとも考えられる．難治化した慢性痛では，適応的な行動で社会的報酬を得られない場合に，不適応的に社会的報酬を得るために痛み行動が持続・増大している場合があり，増大した痛み行動を治療対象にすることが重要な症例も存在する．

4　慢性痛と社会的報酬

　　学習理論では学習を促進するものを報酬（reward）とよぶが，慢性痛の臨床では，ヒトの痛み行動を強化する報酬には，社会的意義があることが観察され，痛み行動と社会的報酬の関係を理解することは治療的介入を検討する際に有用である．

　　難治化した慢性痛の臨床で観察されている社会的報酬には以下のものがある[2]．
①擁護的反応：患者にとって重要な人物からの注目・関心・擁護的関わり
　　　例）嫁姑問題では愚痴を一切聴かない仕事中毒の消化器内科医の夫が，腹痛を訴えると擁護的に熱心に対応してくれることが報酬となっている女性の慢性腹痛例
②現実回避：家庭または社会での現実生活への再適応の回避
　　　例）上司との衝突による不適応状態で発症したぎっくり腰（腰椎捻挫）後の非特異的腰痛
③葛藤回避：怒り・不満・罪悪感・自己否定感といった心理的苦痛の抑圧

例）性的虐待歴のため自己否定感が強く，必要以上の過活動や周囲への過干渉が抑えられない女性の慢性筋肉痛

④家族システムの維持: 他の家族成員間の葛藤の回避

例）両親が離婚問題で口論しているときに子の頭痛・腹痛が発症したところ，両親の離婚問題が棚上げとなり，症状が持続した思春期男性例

　現実の難治化した慢性痛では，社会的報酬が複数合併した上に，機能的痛みも合併していることがあり，器質的・機能的病態を基礎に，現在の心理社会的背景に伴い，どのような社会的報酬が合併しているかを検討することは，行動医学的治療環境を設定するうえで有用である.

5 　慢性痛と行動医学的対応

　慢性痛において，機能的な痛みへの対処を図りながら，合併する社会的報酬が痛み行動の持続に関与していると考えられても，痛み行動の基礎となっている患者の社会的疎外感を言語化できる患者−治療者の安定した治療関係の確立が第一に重要である．治療目標として，生活環境における不適応を痛み行動で補っている状態と対照的に，患者の現実的環境で望まれる適応行動がどのようなものであるかを具体的に検討し，適応行動が実現できない理由を分析することが有用である.

　痛み行動に対しては中立的対応を随伴させ，適応行動が増えるような環境設定を行うことが有用である．例えば，入院中の慢性痛患者における痛みへの対応として，「痛み増悪時にナースコールをしてナースが頓服薬を持参して対応する」といった指示は行わず，基本的には患者と主治医があらかじめ話し合っておき「定期的に必要十分な鎮痛薬を内服し，頓服薬は本人が管理し，セルフケアを行う」スタイルとする．生育歴や心理社会的背景に伴い，孤独感を覚えている症例では，擁護的反応を求めて身体的痛みの訴え（痛み行動）が増える場合があるが，孤独感などの不快情動を定期的なカウンセリングで言語的に表出できるように援助し，看護師は感情の言語化に対して情緒的に暖かく反応した上で，痛み行動については擁護的には反応せずに中立的な反応で強化しない環境設定が心身医学的治療環境として有用となる.

　多くの慢性痛難治例では，過剰適応や失感情症（自らの感情への気づきが欠如している特性）および自己主張困難が合併している．過剰適応により心身が疲弊していてもその苦しさを自ら感じて適切に自己主張することができずに，身体的な症状で環境に訴えようとするが，苦悩を適切に表現していないために解決に至っていない場合がある．心身医学的な治療環境で，自身の考えや感情に気づく訓練を設定し，適切なタイミングと方法で自己主張（アサーション）を行うことができるように，徐々にでも社会的技能を獲得するべく援助する.

6 　慢性痛の認知行動療法

　慢性痛の治療に対して国際的に有効性が報告されている方法の1つに認知行動療法がある[3,4]．認知行動療法とは，人間の感情や行動（外部から観察可能な活動や行為）が認知（考え方や受け取り方）の影響を受けると考え，不適応的な（状況や環境に対して不適切な）認知の癖を適応的な（状況や環境に対して適切な）ものに修正し不適応的な行動を減らし，適応的

な行動や対処スキルを増やすことに患者と協働的に取り組むことで心理的苦痛や問題行動（痛みや状況を悪化させるような行動）を治療する心理療法である．このとき，感情は修正不可能であるため修正しようとはせず，自然な感情を認めつつも認知や行動を変容することで二次的に感情を変化させることがポイントである．

認知行動療法は感情・認知・行動・社会的状況を治療対象としているため，うつや不安などの心理的障害に有用であることが知られているが，慢性痛に伴う生活障害に対する治療へ応用する試みがなされた．慢性の痛みをもつ患者の認知や行動，感情も痛みに影響するという痛みの認知行動モデルの視点で，患者の痛み体験を分析し，認知や行動を変容し，その結果として感情を変化させることで痛み治療を行う．

わが国の慢性痛の愁訴として最も多い腰痛に対しても，日本整形外科学会と日本腰痛学会の監修による腰痛診療ガイドライン 2019（改訂第 2 版）において，「腰痛の治療成績と遷延化には，心理社会的因子が強く関連する」と表記され，心理行動的アプローチとして認知行動療法が紹介されている．

しかし，認知行動療法は治療に対する動機づけが十分でなければ，治療や治療者への不満などを理由に治療を継続できずドロップアウトすることもある．認知行動療法を導入する前に十分な信頼関係（ラポール）形成と慢性痛の心理教育および治療に対する動機づけが重要である．

7 慢性痛の認知行動療法の実際

慢性痛の認知行動療法については，認知面に働きかける方法として，慢性痛に関する心理教育，認知再構成法，マインドフルネス，ACT（acceptance and commitment therapy）などがある．行動面に働きかける方法としては，リラクゼーション，ストレスマネジメント，行動活性化，ペーシング，問題解決技法，自己主張訓練，リハビリ・運動療法などがある．

一般的な認知行動療法の他に，慢性痛についてとくに重要であることは，「痛いから〜できない」「痛みをゼロにしないと何もできない」という認知に対して，「痛くてもできる範囲で〜する」という認知（痛みの受容）に変容していくために，段階を踏んで治療者がサポートしていくことが重要である．とくに，難治の慢性痛の症例においては，失感情症とともに，失体感症（体感についての気づきが欠如している状態）が合併していることがある．異常体感としての痛みには注目しやすいが，体感そのものには鈍感であるというアンバランスな状態のため，リハビリを全く行わないか（不動），あるいは，リハビリを行うにしても過度に休息を入れずに強迫的に行ってしまい（過活動），痛みを悪化させることがある．そのため，呼吸法などを利用してさまざまな体感や感情の変化も注目できるように訓練を続けるなかで，体感，感情，認知，環境の変化をバランスよく気づけるようになり，必要十分なリハビリが可能となっていく．

米国やオーストラリアなどでは，参加条件を十分に満たした慢性痛症例に対する 3 週間程度の集団認知行動療法（心理教育，作業療法・理学療法など）により，薬物乱用状態から脱却し生活・運動障害が改善できることが示されており，わが国の実態に合わせた適応が近年注目されている．

JCOPY 498-04829

痛みに対する過度に悲観的な認知を破局化（catastrophizing）とよび，痛み強度や痛みによる生活障害に影響を与えることが知られている．

文献
1）矢吹省司. わが国における慢性痛の実態は？ In: 小川節郎, 編. 患者さんを苦しめる慢性痛にアタック！. 東京: 日本医事新報社; p.11–6. 2014
2）細井昌子. 疼痛性障害. In: 久保千春, 編. 心身医学標準テキスト. 第3版. 東京: 医学書院; p.178–86. 2009
3）ジョン・D・オーティス. 伊豫雅臣, 清水栄司, 監訳. 慢性疼痛の治療: 治療者向けガイド—認知行動療法によるアプローチ—. 東京: 星和書店; p.1–123. 2007
4）柴田舞欧, 安野広三, 細井昌子. 慢性疼痛を持つ患者に対する認知行動へのアプローチ. Anet. 18: 23–7. 2014

〈細井昌子〉

j 緩和ケア

ここで
学ぶこと

- 緩和ケアは，終末期だけのものではなく，診断時から適用される．
- 苦痛には，身体的苦痛，精神的苦痛，社会的苦痛，スピリチュアルな苦痛の4種類が存在し，これらを合わせて全人的苦痛とよぶ．
- 評価法には，包括的アセスメントを用いる．

Keyword

全人的苦痛，身体的苦痛，精神的苦痛，社会的苦痛，スピリチュアルな苦痛，
サイコオンコロジー，包括的アセスメント

　わが国においては，急速な高齢化とともに，がんの罹患が増えており，現在，がんは死因の第1位となっている．このような状況の中，2002年に「緩和ケア診療加算」が認められ，2007年4月には「がん対策基本法」が施行されるとともに，同年6月には政府より「がん対策推進基本計画」が発表（執筆時点で2018年3月の「第3次がん対策推進基本計画」が最新）されるなど，近年，緩和ケア領域への注目が集まっている．本稿では，緩和ケアの定義および行動医学における位置づけに関して概観したい．

1 緩和ケアとは （表1）

　緩和ケアとは，WHO（世界保健機関）の2002年の定義[1]では，「生命を脅かす病に関連する問題に直面している患者とその家族のQOLを，痛みやその他の身体的・心理社会的・スピリチュアルな問題を早期に見出し的確に評価を行い対応することで，苦痛を予防し和らげることを通して向上させるアプローチである」と述べられている．さらに，従来，緩和ケアは「看取りの医療」とみなされることが多かったが，「身体症状や心理的苦悩」に焦点が当てられており，終末期だけではなく，必要な場合には，治療の初期段階から適用されると記載されており，患者のQOLを向上させるために，治療と並行して行われるべきものである[2]．

　また，日本緩和医療学会では，2014年に「市民に向けた緩和ケアの説明文」を発表し，そ

■ 表1　緩和ケアの定義

緩和ケアの定義（WHO, 2002）
「生命を脅かす病に関連する問題に直面している患者とその家族のQOLを，痛みやその他の身体的・心理社会的・スピリチュアルな問題を早期に見出し的確に評価を行い対応することで，苦痛を予防し和らげることを通して向上させるアプローチである」

一般市民向けの緩和ケアの説明文（日本緩和医療学会, 2014）
「緩和ケアとは，重い病を抱える患者やその家族一人一人の身体や心などの様々なつらさをやわらげ，より豊かな人生を送ることができるように支えていくケア」

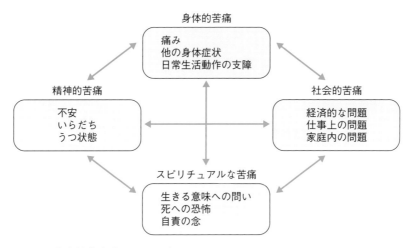

■ 図1　全人的苦痛（total pain）

こでは，「緩和ケアとは，重い病を抱える患者やその家族一人一人の身体や心などの様々なつらさをやわらげ，より豊かな人生を送ることができるように支えていくケア」と記載されている．

　ちなみに，患者が体験する苦しみの捉え方として，Cicely Saunders は，全人的苦痛[3] という概念を提唱し，現在まで広く受け入れられている．全人的苦痛とは，人に存在しうる，身体的苦痛，精神的苦痛，社会的苦痛，スピリチュアルな苦痛の4種類の苦痛を含む概念で，多くの場合は互いに影響しあって存在すると考えられている（図1）．

2　わが国の行政の動き

　前述のように，2002 年に緩和ケア診療加算が認められた．これは，身体症状緩和担当常勤医師と精神症状緩和担当常勤医師（いずれかが専従でいずれかが専任），専従常勤看護師から構成される（2008 年に要件として専任薬剤師が追加）緩和ケアチームが，入院患者に緩和ケアを施行した場合に算定されるもので，2022 年の診療報酬点数表では，1 日あたり 390 点が算定されるというものである（外来緩和ケア管理料は 290 点）．緩和ケアチームの構成要件からも明らかなように，身体的苦痛の緩和のみならず，精神心理的苦痛の緩和も重要視されている点が注目に値する．

　さらに，がん医療に対する世論の後押しもあり，2007 年 4 月に「がん対策基本法」が施行され，同年 6 月には政府より「がん対策推進基本計画」が発表された．「がん対策基本法」では，（1）がんに関する研究の推進と成果の普及および活用，（2）がん医療の均てん化の促進，（3）がん患者の意向を十分尊重したがん医療提供体制の整備，の 3 つが掲げられており，「がん対策推進基本計画」の中では，「治療初期段階からの緩和ケアの実施」が掲げられ，「身体的な苦痛に対する緩和ケアだけでなく，精神心理的な苦痛に対する心のケアなどを含めた全人的な緩和ケアを，患者の療養場所を問わず提供できる体制を整えていく」ということが記載されており，がん患者の心のケアにも重点が置かれている．さらに，2012 年 6 月に発表された

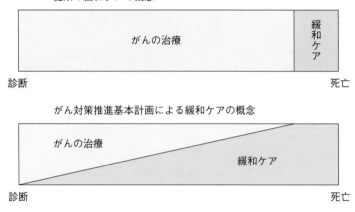

従来の緩和ケアの概念

| がんの治療 | 緩和ケア |

診断　　　　　　　　　　　　　　　　　　　　　　死亡

がん対策推進基本計画による緩和ケアの概念

がんの治療　　　　　　　　緩和ケア

診断　　　　　　　　　　　　　　　　　　　　　　死亡

■ 図2　緩和ケアの概念の変遷

「第2次がん対策推進基本計画」では，「診断時からの緩和ケア」の推進が掲げられ，緩和ケアの開始時期がさらに早期かつ明確に定義されている（図2）.

　ちなみに，このような法律ができた背景としては，がんに伴う疼痛や苦悩などの苦痛の緩和が従来不十分で，患者や家族の希望する場所で安心して生活することが難しいと考えられているためである. また，緩和ケアを行っている専門的な機関が少ないという点やオピオイドの消費量が他の先進国と比べて極端に少ないというデータから，疼痛対策が十分に行われていないと推測されているからである.

3　緩和ケアにおける行動医学の役割

　緩和ケアチームが提供すべきケアとして，身体症状マネジメント，精神症状マネジメント，患者の自己決定のサポート，周囲のサポート体制の評価，予後の評価，退院に向けたプランニングサポートが挙げられている. これらを実現するためには，学際的な視点からのアプローチが必要であり，行動医学とも密接に関連する.

　また，この中で，行動医学との関連が深いのは，精神症状のマネジメントを含むサイコオンコロジー（精神腫瘍学）と，疼痛を含む身体症状のマネジメントであろう. サイコオンコロジーとは，がん患者の「こころ」を扱う学問分野で，「がんとこころ」の関係を精神医学，心身医学，心理学だけでなく，社会学，行動学，内分泌免疫学，倫理学をはじめ学際的に扱う分野である. 特に，がんがこころに与える影響を扱うことによりクオリティオブライフの向上を目指すこと，およびこころや行動ががんに与える影響を扱うことにより，罹患を減らすことや生存を延ばすこと，の2つの目標が強調されている. 「こころのサポート」を必要としているがん患者は多く，大うつ病性障害が2～26%，適応障害が5～35%の割合が認められることが報告されている. また，がん患者では，自殺の危険度も高いことが報告されており，わが国の報告でも，がん患者の自殺の危険率が，一般人口の1.6倍から6倍と非常に高いことが示されている. また，がん患者における疼痛への心理社会的因子の影響も数多く報告されているように，がん患者における疼痛を主とする身体症状の学際的なアプローチの必要性も認められ

JCOPY 498-04829

ている.

このように，緩和ケアは，行動医学同様に学際的な学問・実践領域であるが，学際的な臨床チームによる専門的緩和ケアの効果も報告されている[4].これは，進行肺がん患者を対象としたランダム化比較試験で，専門的緩和ケアを提供する群と通常治療群との比較を行ったものである.当初の仮説通り，専門的緩和ケアを提供した群の方が，有意に，QOLの向上や，うつ症状の改善が認められたが，さらに，約3カ月間の生存期間の延長も認められることが報告され，行動医学と関連の深い心身医学的にも重要な知見が得られている.

4 緩和ケアにおける介入方法

実際の緩和ケアにおける介入方法に関しては，身体症状のマネジメントと精神症状のマネジメントが中心になるが，まずは，患者の状態を全人的に的確にアセスメントすることが重要である.そのための方法として，包括的アセスメントが推奨されている[5]（図3）.これは，解決しやすい問題を見落とさないよう身体症状，精神症状，社会経済的問題，心理的問題，実存的問題の順にアセスメントを行う方法である.

疼痛を中心とした身体症状への介入では，オピオイドを中心とした薬物療法が行われるが，疼痛に対する適応的な行動を取ることができるよう患者への心理教育や，認知行動療法などが用いられることもある.精神症状に対する介入は，抗うつ薬，抗不安薬，抗精神病薬などの向精神薬が用いられるが，適応障害や通常反応に対しては，必ずしも薬物療法の適応とはならず，心理教育や様々な心理療法が用いられることも多い.

むすびに

「がん対策基本法」や「がん対策推進基本計画」の施行など，今後もわが国における緩和ケア領域への社会的ニーズはさらに増していくことが予想され，行動医学の専門家も本領域への積極的な参加が求められていくと考えられる.

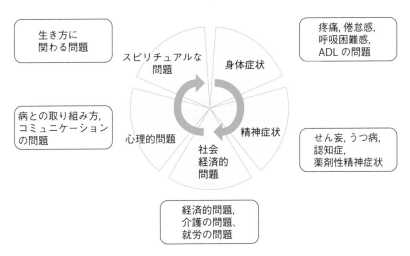

■ 図3　包括的アセスメント

3. 行動変容の応用 ── j. 緩和ケア　　211

緩和ケアは，非がん患者や高齢者にも対象を拡大しており，advance care planning などの意思決定支援も重要な領域となっている．

文献
1) World Health Organization: WHO Definition of Palliative Care
  http://www.who.int/cancer/palliative/definition/en/
2) 有賀悦子. 緩和ケアの歴史と展望. In: 日本緩和医療学会. 専門家をめざす人のための緩和医療学. 改訂第 2 版. 東京: 南江堂; p.2-11. 2019
3) 林　章敏, 余宮きのみ, 荒尾晴恵. 全人的苦痛とチーム医療. In: 日本緩和医療学会, 編. 専門家をめざす人のための緩和医療学. 東京: 南江堂; p.11-16. 2014
4) Temel JS, Greer JA, Muzikansky A, et al. Early palliative care for patients with metastatic non-small-cell lung cancer. N Engl J Med. 363: 733-42. 2010
5) 小川朝生. コンサルテーションとアセスメント. In: 内富庸介, 他編. 精神腫瘍学. 東京: 医学書院; p.52-64. 2011

〈吉内一浩〉

JCOPY 498-04829

k アルコール依存症の治療

ここで
学ぶこと

- 依存症は，自己治療仮説や信頼障害仮説という心理学的な理解も必要である．
- 依存症の治療には，動機づけ面接や変化のステージモデルが有効である．
- 家族支援には，CRAFT というトレーニングが有効である．
- 認知行動療法以外の方法も併用し，また医療以外との連携も重要である．

Keyword

アルコール依存症，信頼障害仮説，変化のステージモデル，動機付け面接法，CRAFT

1 アルコール依存症とは

　アルコール依存症は自己責任や意思が弱い病気であると誤解されやすい．医療者からも苦手意識を持たれやすい疾患である．このような状況の中，1985 年に心理学者カンティアンは，依存者が依存してしまう理由は苦痛をさける為であり，自分で自分の落ち込んだ気分を治そうとする，いわば「自己治療」なのではないかという自己治療仮説[1] を提唱した．国内でも，小林が依存症を信頼障害[2] として捉えることを提唱している．人を信頼できないので，即時的に気分を変えてくれる物質や行為を利用してしまうという仮説に立ち，依存症からへの回復のために，人を信頼できる，人と適切な距離を保って関われることを目指していく．人を信頼できるようになったとき，依存症という自己治療を手放すことがようやく出来るようになるのである．

　依存症治療の場合，家族等が強制入院を希望する場合もあるが，治療は基本的に本人の任意で行うもので，本人の治療意志が前提となる（例外となるのは，重度の認知症を合併しているなど，判断能力が顕著に低下している場合など限定的である）．治療は，入院と通院，または両方を組み合わせながら行っていく．まずは外来で治療を開始し，定期的に通院してもらい，面接を行う．薬物療法，自助グループへの参加も並行して行う．治療が上手く進まない場合は，途中から入院治療に切り替える場合もある．入院の場合は 2～3 カ月入院し，教育プログラムを受けて頂く．アルコール依存症は慢性疾患であるため，退院後も一定期間外来通院を継続する．否認の強い場合，「動機づけ面接法」[3] が有効である．また，認知行動療法として，「変化のステージモデル」[4] に基づいて治療を行っている．これらの技法を中心に治療を行っていく．入院での集団プログラムが，専門医療機関としての一番の特徴だが，家族相談に対応できるのも専門医療機関の強みである．家族が相談に来た場合，家族に依存症について理解してもらい，本人にどのように対応することが望ましいのかをアドバイスする．この家族介入がうまくいくと，本人の受診につながる．近年，依存症の家族に向けた支援の具体的な方法として「CRAFT」[5] が注目されている．

2 動機づけ面接法と変化のステージモデル

依存症者の回復は，順序を経て進んでいく．まず，依存症という病気の知識，一般論を学び，その上で，自己の飲酒問題を振り返り，自身が依存症であることに気づき，断酒の必要性を認めるという流れである．この流れの中で，支援者は，患者の否認を経験する．

否認にはさまざまなレベルがある．酔っているのに，飲酒を認めない．飲酒問題そのものを認めない．飲むこと自体ではなく，「たまたま飲みすぎただけ」と考えている．確かに飲酒問題はあったが，断酒は自分の自覚・意志次第と考えているなどである．ところが，否認をする時には，実は本人も問題を自覚している．つまり，否認をする人は，依存症の自覚，もしくは飲酒によって引き起こされた問題の自覚がある人なのである．しかし，飲酒問題を自ら認めてしまうと，断酒しなければならなくなる．さらに，問題に自身で気づいているからこそ，他人に問題を指摘されると，強く否定するのである．この「気づいているけど認めたくない」と言うのが，否認をする理由である．「否認」と言われると，「直面化」「底つき」という言葉が浮かぶ支援者もいるかもしれない．直面化とは，本人へ現実の問題を突き付けて認めさせること，底つきとは飲酒運転で検挙されたり，離婚されたりすることでこれ以上ないくらい痛い目に遭うことを指す．直面化は，不毛な議論に陥り，疲労感と感情的な諍いが後に残るだけで，依存症者は支援者の元を去ってしまう可能性がある．また，底をつくのをただ待っていると，手遅れになってしまう場合もあるため，近年では底つきという手法は用いられない．代わって，認知行動療法や動機づけという新しい手法が主流となりつつある．否認のある状態を，断酒するかどうか迷っている状態，断酒したいという気持ちと飲酒を続けたいという気持ちの両方があり，その間で揺れ動いている状態と捉える．揺れ動くことが当然であると認めた上で，本人の中にある断酒しようとする意志を応援して，本人の断酒への動機を育み，高めようというのが動機づけ面接法である．依存症という病気や，飲酒による問題を否認しても，現在の本人の状態（問題を抱えている状態）が，本人の理想とする状態ではないことは比較的認めやすい．そこで，本人の理想とする状態へ近づく為には，どうすればよいのかという方向で話を進めると，お互いにストレスが少なくすみ，本人の治療への意欲が高まりやすくなる．ポイントは，支援者の共感する姿勢である．本人の語る話に耳を傾け，気持ちへ寄り添い，同じ目標を目指すチームという関係性が理想である．また，支援者が「この人は変わり得る」という信念を持つことが重要だ．支援者が最初から「この人はどうせ変わらない」と思っていると，実際に結果もそうなってしまう．

治療を進めていくにあたり，具体的には「変化のステージモデル」を用い，段階的に治療を行っていく．変化のステージモデルでは，人が問題行動を変化させるときには，以下のようなステージを経て段階的に変化していくと考える．①問題に関心のないようにみえる無関心期から，②問題に興味・関心を示す関心期に移行し，③問題行動を変える準備や心構えをする準備期に移行し，④いよいよ問題行動を変化させる実行期へ移行する．⑤適応的な行動が定着し維持される維持期へ，この順序で移行する．当然うまくいかない時もあり，禁煙やダイエットが失敗するように，⑥再使用や繰り返しも想定されている．しかし，たとえ行動変容に失敗したとしても，再び行動を変えようとした時には，①無関心期に戻ることはなく，②関心期に戻るだけで，その後に続く③準備期，④実行期に移行しやすくなる．一度でも①無関心期を脱却す

JCOPY 498-04829

ると，二度と振り出しに戻ることはないのである．このモデルに当てはめると，否認は①無関心期となる．この時期に支援者に求められるのは，②関心期の段階へ進むための援助である．一度の失敗であきらめるのでなく，前述の動機づけ面接を用いながら，次のステージへ移行する援助を行い続けることが重要である．

　次に，①〜⑥の各ステージから，次のステージへ進めるための方法を紹介する．

　①無関心期では，まずは，関係性作りが目標である．会話の中で，本人が飲酒する理由，せざるを得ない理由を受け止めた上で，治療をするとどんなメリットがあるかを伝えていく．例として，家庭や職場でのストレスで飲酒するという場合，「ストレスで飲みたくなるのですね．ただ，断酒に成功すると，もしかしたら根本のストレスを減らすことが出来るかもしれませんね」などである．拒否が強い場合は，それ以上飲酒についての話はしばらく避けて，他の話題をさりげなく続けていく．無関心期を関心期に進めるときが，一番難しく，時間もかかるため，焦らず気長にかかわっていくのがよい．②関心期では，飲酒の話をした際に，本人から「お酒のせいで，ストレスが増えているかもしれない」「お酒をやめる自信がない」などの発言が出るなど，飲酒の話題に拒否がない，あるいは興味・関心がある時期には，積極的に断酒のメリット，デメリットを説明していく．この際も，決してお説教にならないように，さらりと情報提供するに徹して，断酒するかどうかは，本人の意思や判断に任せる．

　③準備期では，本人の口から，「お酒を止めてみようか」「お酒を止めたら，どうなるか」「どうやったらお酒を止められるだろうか」などの話が出るようになると，準備期である．具体的な治療目標を立てることや，治療方法を選ぶことが準備期のゴールとなる．

　過去に成功したダイエットや禁煙など，生活習慣改善の話を聞き出して，本人に成功体験を思い出してもらうのもよい．断酒できるための自信を持てることが，次のステージへ進むための鍵となる．④実行期，⑤維持期では，目標が達成できた場合，行動変容が起きた場合に，共感する，褒める，励ますことで，変化を強化していく．⑥再使用＆繰り返しでは，慢性疾患には再発は起こり得るという認識が必要である．例えば，糖尿病の治療で毎日カロリー制限をしていても，時々我慢できずについつい食べ過ぎてしまう場合もあるだろう．しかし，またカロリー制限を再開すればよい．同様に，一度飲酒をしたからと言ってあきらめる必要は全くない．またその日から断酒の取り組みを再開すればよい．あきらめずに，治療を続けることが何より大切なことである．

　動機づけ面接では，援助者の不適切な対応がいくつか挙げられている．①説得：クライエントに変化するように説得する．②専門家の役割を過度に演じる：一方的に講義をする．③責める：現状維持に否定的感情を持たせようとする．④レッテルを貼る：診断をし，それを認めさせる．⑤急ぐ：変化を性急に求める．⑥高飛車な態度を取る：私が答を知っているという態度を取る．このような態度を取っていないか時に点検が必要である．

3 CRAFT

　依存者本人が治療場面に登場しない場合，動機づけ面接法や変化のステージモデル等の認知行動療法も実施できない．多くの家族も，本人が治療につながらないために困っている．そのため，依存症治療においては家族支援も非常に重要である．近年，依存症の家族支援につい

て，新しい手法が広がってきている．Community Reinforcement And Family Training（コミュニティ強化と家族トレーニング）の頭文字から CRAFT（クラフトと読む）という家族へのトレーニングである．CRAFT の目的は 3 つあり，一つ目は，家族自身の負担の軽減である．ほとんどの家族は大きなストレスを抱えており，家族自身が少しでも健康な状態を維持することが大事である．二つ目は，本人が病院を受診することである．最後が，本人の飲酒状況が変わることである．飲酒量が減ることで問題行動が減ることも十分にあり得ることである．CRAFT では，効果的な対処方法，効果的なコミュニケーションを学ぶ．

効果的な方法として，イネーブリング（世話焼き，尻ぬぐい）をやめ，飲酒していないときに報酬を与え，望ましい行動を増やすということを学習する．家族の対応が変わることで，関係性が変化していくため，最初に暴力のアセスメントを行い，リスクが高い場合には暴力への対処を優先する．ここでは，コミュニケーションを中心に取り扱う．効果的なコミュニケーションとして，①"わたし"を主語にした言い方をする，②肯定的な言い方をする，③自分の感情に名前をつける，④部分的に責任を受け入れる，⑤簡潔に言う，⑥具体的な行動に言及する，⑦思いやりのある発言をする，⑧支援を申し出るという項目を繰り返し練習していく．①"わたし"を主語にした言い方は，「あなた」ではなく，「わたし」を主語にすることで，自分の意見や気持ちを相手に伝えやすくなる．「あなたが飲み過ぎているんじゃないかとわたしは心配です」や，「今夜はあなたが飲まずにいてくれると（わたしは）うれしいわ」という表現になる．②肯定的な言い方は，相手を前向きにさせ，相手にやる気を起こす．一方，否定的な言い方は，相手を責めたり，非難する要素が強く含まれてしまう．例えば「お酒を飲むのを止めなかったら肝硬変になるわよ！」という否定的な言い方を，「お酒をやめたら肝臓は回復するよ！」という肯定的な言い方に変えていく．③自分の感情に名前をつけるために，自分の感情に気づく必要がある．普段，私たちは，単純な感情から色々な感情が入り混じった複雑な感情まで幅広い感情を経験している．問題行動に対しては，誰でも自分の感情のまま，怒鳴ってしまうかもしれない．しかし，自分の感情をそのままぶつけてしまっても，相手は受け入れてくれない．相手を非難せず，相手を評価しないようなものであれば，相手も受け入れやすくなる．そのために，自分が今どんな気持ちでいるのかに気付くことが必要である．例えば，「こんなに遅くに帰ってきて，外で寝なさい！」と言いたいところを，自分の感情に名前を付けると，「帰りが遅くて，とても心配．どうにでもなれと，投げやりな気持ちになります」となる．④部分的に責任を受け入れるという伝え方は，アルコール依存症の問題が本人にあるとしても，「あなたを責めているわけではない」，「何とか事態をよくしたい」というメッセージを伝えるために有効と言える．⑤簡潔に言うことは，焦点をはっきりさせる効果がある．⑥具体的な行動に言及するとは，相手の行動のどこをどう改善してほしいと願っているのかを，はっきりさせ，できるだけ具体的にわかりやすく相手に伝えることである．あいまいな頼み方をすると，多くの場合，答えが出ないまま終わってしまう．例えば，「あなたはお酒飲んで寝ているだけ．わたしは食事が終わっても後片付けに時間取られて自分のこと何もできないのに」を「後片付け，手伝ってくれたら助かるな．洗ったお皿を拭くのを手伝ってくれる？」へ言い換える．⑦思いやりのある発言とは，飲酒自体は肯定できないが，飲酒せざるを得ない状況や飲酒したくなる辛い心境に理解を示すことである．⑧支援を申し出るということは，非難せず，協力的な支援を申し出ることで相手は肯定的に反応しやすくなる．例えば，「黙ってお酒飲ん

JCOPY 498-04829

でいるだけじゃ分からないわよ．何かあるんだったら言えばいいじゃない．イライラして酒ばかり飲まれてもこっちも困ってしまうわ」を「どうしたの？　何かあったなら話を聞くよ？」へ言い換える．このような項目を繰り返し練習していくことで，少しずつ家族と本人の関係性が改善していく．また，今まで家族がやってきたことが間違っていたということではない．家族が今まで一生懸命にやってきたからこそ，本人は今まで生きながらえることが出来た，よくやってこられたと家族を労っていただきたい．

4 認知行動療法以外の治療

　依存症の治療は，認知行動療法以外にも，さまざまな治療法を組み合わせて行っていく．自助グループや薬物治療も並行して行うことが勧められる．自助グループには断酒会やA・A（アルコホーリクス・アノニマス）などがある．いずれもアルコール依存症の当事者が集まり，お互いに断酒に向けて助け合っていく．自助グループは，「言いっぱなしの聞きっぱなし」というルールがあり，自らの体験談を話しても，批判はされず，ただ自分の話を受け入れてもらうことを経験する．そうすることで，今まで誰にも解ってもらえなかったという孤独が軽減される．また，断酒が成功している当事者の話の中から，自分に当てはまる話を聞き，断酒のヒントを得ていく．飲酒というコーピングスキルから，人に相談するというコーピングスキルへ変化していく．

　薬物療法としては，古くから抗酒剤が唯一の治療薬であったが，2013年からは，国内でも新しい機序の断酒補助剤が使用できるようになった．断酒補助剤には飲酒欲求を和らげる効果がある．

　認知行動療法は，主に集団で行われることが多いが，近年は集団に参加することができず，個別での関わりを要する場合も増えてきている．重複障害がある場合，認知機能低下や発達障害，知的障害が併存している場合などである．一職種だけでの関わりでは自ずと限界があるため，多職種チームで関わることが求められる．

　また，依存症の治療は，医療機関だけでは完結しない．自助グループ然り，介護施設や福祉，などなど多機関での関わりを要する．また，生活者としての視点も必要である．そのため，支援者には多機関との円滑なコミュニケーションを求められる．

むすび

　依存症は，慢性疾患と同じで時に再発（再飲酒）する．よって，急性増悪時の入院治療だけでなく，退院後の地域での継続的な関わりが重要である．再発してもあきらめずに治療を再開すれば回復するため，息の長い支援が重要である．この息の長い支援を続けるためには，支援者が実際に患者の回復に立ち会い，患者の回復を信じることがとても重要である．過去に依存症治療に失敗したことがあると，依存症に苦手意識を持ってしまうこともありうる．支援者自身が成功体験を重ねることで，依存症治療に自信を持ち，「この人は変わり得る」と信じることができるようになる．依存症治療で求められるのは，一度の失敗であきらめるのでなく，動機付けを意識しながら次のステージへ移行する援助を行い続けることである．

　断酒は治療のための手段であり，治療のゴールではない．治療のゴールは，健康を取り戻

し，家族や社会の中に居場所を作り，幸せになることである．

文献
1）Khantzian EJ. The self-medication hypothesis of addictive disorders:focus on heroin and cocaine dependence. American journal of Psychiatry. 142: 1259-64. 1985
2）小林桜児. 人を信じられない病　信頼障害としてのアディクション. 日本評論社; 2016
3）William R Miller. 動機づけ面接法基礎・実践編. 星和書店; 2007
4）変化のステージミーティング　スタッフ用マニュアル. 独立行政法人国立病院機構肥前精神医療センターアルコール薬物治療専門病棟編. 2007
5）Robetr J Meyers. CRAFT　依存症者家族のための対応ハンドブック. 金剛出版; 2013

〈佐久間寛之　福田貴博〉

JCOPY 498-04829

1 遺伝カウンセリング

ここで学ぶこと

- 遺伝カウンセリングとは，疾患の遺伝学的関与について，その医学的影響，心理学的影響および家族への影響を人々が理解し，それに適応していくことを助けるプロセスである．
- 遺伝性疾患は非遺伝性疾患と異なり，症候性の疾患である，家系内で同じ疾患が繰り返し起こることがある，生殖行動に影響することがある，罪の意識や恥の想いを抱くことがある，といった特徴がある．
- 遺伝性疾患の個人およびその家族が適切な医療行動をとるためには，適切なコミュニケーションに基づいた心理支援と，適切な情報提供が重要である．

Keyword

遺伝カウンセリング，遺伝性疾患，遺伝学的検査，成人学習理論，リスクコミュニケーション

本稿では，遺伝カウンセリングと行動医学の関係について着目した．遺伝カウンセリングにおける遺伝性疾患リスク評価，心理支援の詳細，社会的支援の詳細等は，別書を参考にされたい．

1 遺伝カウンセリングとは

遺伝カウンセリングの定義には様々なものがあるが，ここでは日本医学会「医療における遺伝学的検査[※1]・診断に関するガイドライン」[1]（2011年公開，2022年改訂）に記載されているものを示す．この定義は，2006年にNational Society of Genetic Counselorsによって示された定義[2]と同様のものである．

遺伝カウンセリングは，疾患の遺伝学的関与について，その医学的影響，心理学的影響および家族への影響を人々が理解し，それに適応していくことを助けるプロセスである．このプロセスには，
1) 疾患の発生および再発の可能性を評価するための家族歴および病歴の解釈
2) 遺伝現象，検査，マネージメント，予防，資源および研究についての教育
3) インフォームド・チョイス（十分な情報を得た上での自律的選択），およびリスクや状況への適応を促進するためのカウンセリング
などが含まれる．

定義にもある通り，遺伝カウンセリングは遺伝学的検査の説明と実施の場ではない．必要に応じて遺伝学的検査を実施するが，それは遺伝カウンセリングプロセスの一部である．また，

このプロセスは，遺伝カウンセリング来談者と遺伝カウンセリング担当者のコミュニケーションによって成立しており，コミュニケーションは遺伝カウンセリングの基礎である．良好なコミュニケーションの基本技術は，本書のⅡ各論－第4章「医療における患者対応」も参照されたい．

　日本では，遺伝カウンセリング担当者を養成するものとして，医師を対象とした「臨床遺伝専門医制度」（http://jbmg.jp/）と非医師を対象とした「認定遺伝カウンセラー制度」（http://plaza.umin.ac.jp/~GC/）があり，ともに日本人類遺伝学会と日本遺伝カウンセリング学会が共同で認定している．先述の日本医学会ガイドラインには「遺伝カウンセリングに関する基礎知識・技能については，すべての医師が習得しておくことが望ましい」こと，また，「遺伝学的検査・診断を担当する医師および医療機関は，必要に応じて専門家による遺伝カウンセリングを提供するか，または紹介する体制を整えておく必要がある」の記載がある．遺伝子解析技術の急速な進展に伴い，実臨床においては広く遺伝学的検査が実施されるようになってきている．この現状において，医師だけでなく医療従事者が遺伝性疾患の特性や遺伝カウンセリングに関する基礎的な知識を保有しておくことが望まれる．

2　遺伝性疾患の特性

　遺伝性疾患とは「全身性の遺伝情報の変化により引き起こされる疾患」のことを示し，染色体単位に起因して生じるものからDNAにおける一塩基単位の変化に起因して生じるものまで様々である．遺伝カウンセリングには，遺伝性疾患（疑い含む）の当事者や家族，自身・家族の疾患と遺伝的素因について情報を求める方，などが来談する．

　遺伝性疾患は，下記のような，非遺伝性の疾患とは異なる特徴がある．

1) 遺伝性疾患の当人が症候性の疾患をかかえることがある：遺伝性疾患では，身体を構成する細胞において遺伝子機能に変化が生じているため，全身性の多様な症状が生じることがある．1つの症状を治療すれば完治というわけにはいかず，生涯にわたり対応が必要なことがある．

2) 家系内でその遺伝性疾患が繰り返し起こることがある：遺伝情報は下の世代に引き渡すことがある．本人だけが保有する課題ではない．

3) 遺伝性疾患にまつわる情報量は多い：原因遺伝子に関する情報，それに伴う症候性疾患の情報，遺伝診療に関する情報，遺伝に関する情報，社会資源に関する情報など，多種多様な情報が提供される．

4) 生殖行動に影響することがある：遺伝形式にも依存するが，生殖細胞系列に病的バリアント[※2] を保有している方が実子を得ることを考えた場合，疾患の原因となる遺伝子を次世代に引き継ぐ可能性がある．子どもに遺伝性疾患のリスクを引き継ぐことに関して，親は様々な思いを抱くことがある．その中で，子どもをつくらないという選択，子どもをつくり一定の確率で遺伝子を子に引き継ぐことを受け入れるという選択，配偶子提供をうけるという選択，養子をむかえるという選択，出生前診断を受けるという選択，着床前診断を受けるという選択，など，遺伝性疾患は生殖に関する意思決定に影響を与えることがある．

5) 罪の意識や恥の想いを抱くことがある：遺伝性疾患は自分の意思で避けられないことがあ

JCOPY 498-04829

るということを客観的事実として理解しつつも，「子どもに遺伝したことが，申し訳なく思う」「周囲には，遺伝性の病気だということは知られたくない」という気持ちを抱くことがある．

　個人が抱える遺伝性疾患も様々であるが，同時に個人がおかれる状況（疾患の状況，社会的状況，心理的状況）も様々であるため，遺伝カウンセリングでは，それぞれの遺伝性疾患特有の状況を理解しながら来談者との対話を持つことが求められる．

3　コミュニケーションと心理支援

　遺伝カウンセリング来談者と遺伝カウンセリング担当者間の良好なコミュニケーションは必須である．遺伝性疾患にまつわる心理的側面の課題としては「遺伝性疾患に対する受け止め方の違い」「もともと保有している遺伝や科学に関する理解度の違い（遺伝リテラシー・科学リテラシーの程度）」「リスクのとらえ方の違い」などがある．一方で，遺伝性疾患が判明した個人や家族は，遺伝性疾患という状況さえなければ（すなわち，日常生活の中では）本人固有の心理的健康度は通常であることも多い（ただし，疾患特性上の精神的課題を保有していることもある）．遺伝性疾患をかかえる個人が適切な医療行動に向かうための支援は，遺伝カウンセリング担当者および医療者が遺伝性疾患をかかえる個人の悩みを傾聴し，その個人が悩みを医療者に理解してもらえると感じることから始まる．遺伝カウンセリング来談者の語りを引き出し，丁寧に傾聴することを通して，来談者の経験を深く理解し共感的態度を示すことが求められる．また，遺伝性疾患にまつわる情報提供は，来談者にとって予期しない情報であることもあり，それに対して，否認，怒り，罪の意識，恥の想い，悲嘆，絶望などの感情を示すこともある．遺伝カウンセリング担当者はこれらの感情を聴くことを積極的に受け入れる．これらを通して，来談者は理解されたと感じる．

　また，共感的なつながりや調和を維持するためには，遺伝カウンセリング担当者は来談者の感情に共感的理解を示しつつも，客観性を保持することも重要である．すなわち，来談者への「同情」に基づいたコミュニケーションや，自分自身の感情と同一視したコミュニケーションに陥り続けることは，その後のセッション継続を困難とすることを認識しておかなければならない．基本的な傾聴と共感が，「遺伝性疾患」という経験を持つ来談者との協働関係を構築するための基礎となる．

4　遺伝カウンセリングにおける情報提供

　遺伝性疾患に対する適切な医療行動は，遺伝性疾患を持つ本人や家族の健康管理において重要となるが，その行動はその人の知識や認知を介して行われる．すなわち，遺伝カウンセリング来談者への情報提供が行動に与える影響は大きい．さらには，遺伝情報に関する来談者の理解を妨げる多くの障壁を克服することが求められる．遺伝情報はその性質から，複雑であり高度に専門的な内容となることも多い．遺伝性疾患の当事者・家族は，遺伝という目に見えない抽象的な概念について，大量に複雑で新しい情報を得なければならない．わかりやすい言葉で書かれた視認性のよい情報提供資材，情報をまとめた小冊子，視聴覚資料といった，教育補助

資料の活用は有益となる.

a. 遺伝カウンセリングと成人学習理論

　遺伝カウンセリングにおける情報提供では，遺伝カウンセリング担当者は，患者や患者家族に対して遺伝性疾患に係る専門知識を渡す（教える）立場となる．遺伝カウンセリングでは成人が対象となる場面が多いが，成人を教育する方法と，子どもを教育する方法が異なることを意識しておかなければならない．成人教育においては，Malcom S Knowles[3] の成人学習理論が参考になる.

　Knowles の成人学習理論：Knowles の成人学習理論における概念としては，ペダゴジー（pedagogy）とアンドラゴジー（andragogy）が存在する．ペダゴジーは「子どもを教育する技術および科学」であり，子どもは他者から教わることで習得していく受動的学習者であるとしているのに対し，アンドラゴジーは「成人の学習を援助する技術および科学」であり，大人は年齢を重ねた中で得た知識や経験をもとに自己決定性を持ち，自ら学びたい事項を選んでいく能動的学習者であるとする．すなわち，表1に示すアンドラゴジーの前提を保有する者としている．実際の遺伝カウンセリングでは，来談者の人生経験・姿勢・ニーズを見つつ，成人学習モデルの原則に従うことが重要であり，個人の行動選択につながっていく．個人の能力，個人の経験などは連続的であるので，これらの概念を「子ども」と「成人」として2分して適応すべきものではなく，成人期以前の個人においても，個人が遺伝性疾患と添って生活していく中での適切な支援が求められる.

b. リスクコミュニケーション

　遺伝性疾患に関する情報提供においては，様々な確率が提示される．次子に同じ遺伝性疾患が生じる確率，遺伝性疾患をかかえる当人がある症状を呈する確率，などである．イベントが発生する可能性を「リスク」という用語で示す．リスクを数値としてどのように理解するか（客観的リスク評価），そしてその数値をどのように解釈するか（主観的リスク推定）は，個人によって異なる．最終的に重要となるのは，来談者がリスクをどのように認識しているかであり，来談者の主観的リスクは行動に影響を与える．遺伝カウンセリングにおいては，来談者自身のリスクに対する感覚や認識を，実際の客観的リスクと比較して探ることが重要である．例

■ 表1　アンドラゴジーとペダゴジーの前提条件の比較

	アンドラゴジー	ペダゴジー
学習者像	自己主導的 能動的	依存的 受動的
学習者の経験値	学習のための経験が豊富	学習のための経験が少ない
学習レディネス	社会的役割において課題を捉える 自身の必要とする学習ができているかどうかが重要	学ぶべき課題が与えられる 発達段階において，課題がこなせるかどうかが重要
学習への姿勢	学習の志向は成果中心 知識の適用は「即時的」	学習の志向は課題中心 知識の適用は「先送り」

（Knowles MS. The modern practice of adult education: from pedagogy to andragogy（Revised）. New York: Cambridge: The Adult Education Company; 1980[3] より作成）

JCOPY 498-04829

えば，ある疾患を経験している人にとっては，その事象が自身の周囲に生じる確率を客観的リスクよりも高く感じていることがある（例：「一度起こっているから，また起こってもおかしくない」と感じる）．

　遺伝カウンセリング担当者は，来談者に対してリスクをバランスよく，正確に伝えることは重要である．数値で示す確率は正確である一方，患者によっては理解が難しく，伝わりにくいことがある．同じ数字で示すのでも，20％という確率表現よりは 5 人に 1 人という頻度での表現の方が一般の人々にはわかりやすいことがある．また，望ましい結果の可能性と望ましくない結果の可能性をバランスよく提供すること，すなわち，同じ確率表現を逆のフレームで提示することも有用である（例：望ましい結果が 20％である場合，望ましくない結果は 80％であるという表現もできる）．加えて，リスクには不確実性（例：同じ遺伝的な素因を保有している人では，20％は発症し，80％は発症しない）が含まれ，不確実なリスクを受け止めるという心理的負荷への配慮も重要となる．

5　遺伝カウンセリングと継続的支援

　遺伝性疾患本人・家族の適切な医療行動は，遺伝性疾患を持つ本人の健康管理において重要となる．行動はその人の知識や認知を介して惹起されるが，動機づけ，個人的および社会的環境要因などの因子も行動に対して重要な役割を担っている．遺伝カウンセリングにおける心理支援および適切な情報提供により，患者の自律的行動を促進することが期待される．遺伝カウンセリング担当者に求められる基本的姿勢について，図 1 に示す．

　遺伝性疾患は「2. 遺伝性疾患の特性」にも述べた通り，短期的な課題ではない．遺伝カウンセリングにおいては家系との長期的な関わりが重要である．最新の家系情報の聴取や，遺伝に係る医療体制の変化に関する情報提供は，来談者におけるニーズの変化を適切にとらえるために重要であり，時代に応じた来談者の適切な医療行動を支えるためにも重要となる．来談者

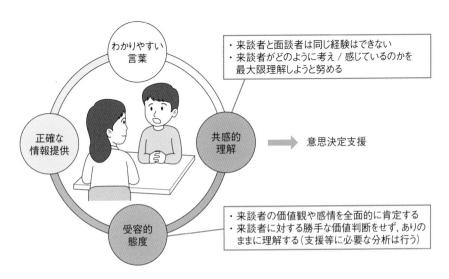

■図 1　遺伝カウンセリング担当者に求められる姿勢

や血縁者が遺伝カウンセリングを希望したときに適切に対応できる関係性，遺伝カウンセリング受診の窓口を構築しておく必要がある．

注
　※1: 遺伝学的検査
　　　単一遺伝子疾患の診断，多因子疾患のリスク評価，薬物等の効果・副作用・代謝の推定，個人識別に関わる遺伝学的検査などを目的とした，核およびミトコンドリアゲノム内の，原則的に生涯変化しない，その個体が生来的に保有する遺伝学的情報を明らかにする検査
　※2: 病的バリアント
　　　ヒトの DNA 配列は約 30 億塩基対からなり，ヒトの標準配列とされている配列との違いをバリアントという．バリアントのうち，疾患発症の原因となるものを「病的バリアント」という．

文献
1）日本医学会. 医療における遺伝学的検査・診断に関するガイドライン 2022. https://jams.med.or.jp/guideline/index.html
2）Resta R, Biesecker BB, Bennett RL, et al. A new definition of Genetic Counseling: National Society of Genetic Counselors' Task Force report. Journal of genetic counseling. 15: 77–83. 2006
3）Knowles MS. The modern practice of adult education: from pedagogy to andragogy（revised）. NewYork: Cambridge, The Adult Education Company; 1980

〈田辺記子〉

JCOPY 498-04829

m PTSD

ここで
学ぶこと

- トラウマを体験することは稀なことではないが，トラウマ体験者がすべて PTSD を発症させるわけではない．
- PTSD に対して推奨されている精神療法では，何らかの形でトラウマ記憶を扱うことが必要とされている．
- トラウマに焦点化した精神療法として，持続エクスポージャー療法（PE）や認知処理療法（CPT），認知療法（CT）などが推奨されている．
- 治療者がトラウマに焦点化した精神療法に関する適切なトレーニングを受けて，患者のアクセシビリティを高めることが求められている．

Keyword

心的外傷後ストレス障害（PTSD），トラウマに焦点化した精神療法，認知行動療法，
持続エクスポージャー療法（PE），認知処理療法（CPT），認知療法（CT），
ケースフォーミュレーション，トレーニング

1 心的外傷後ストレス障害（PTSD）とは

a. 病態

　心的外傷後ストレス障害（post-traumatic stress disorder: 以下，PTSD）は，実際にまたは危うく死ぬ，重症を負うような心的外傷的出来事（トラウマ）を体験した後に生じる精神疾患である．主な症状は，①侵入症状（例：トラウマの反復的，不随意的および侵入的で苦痛な記憶），②回避症状（例：トラウマやそれに密接に関連する苦痛な記憶・思考・感情の回避や，回避しようとする努力），③認知と気分の陰性の変化（例：自分自身や他者，世界に対する持続的で過剰に否定的な信念や予想），④覚醒度と反応性の著しい変化（例：過度の警戒心や集中困難）である．これらの PTSD 症状が 1 カ月以上持続し，日常生活に支障をきたしている場合に診断される（詳しくは，DSM-5[1] を参照）．なお，トラウマ体験後にこれらの症状が表出されたとしても，1 カ月以内であれば，PTSD の診断には該当せず，解離症状などを加味して急性ストレス障害（acute stress disorder: ASD）の診断を考慮することになる．

b. 評価

　PTSD の診断確定には，構造化面接である PTSD 臨床診断面接尺度（CAPS）を用いることが推奨されている．特に，PTSD の場合，その性質上，法的に診断書や鑑定書などを求められるケースもあるが，その場合には CAPS を用いることが望ましいとされる．
　一方，PTSD 症状の評価には，自己評価式の尺度として，出来事インパクト尺度改訂版

（IES-R）が国内外で広く使用されてきた．また，近年では，DSM-5 への改定に伴い，4つの主要な PTSD 症状を評価する尺度として，PTSD チェックリスト（PCL-5）が開発されている．これらは PTSD の重症度や時間経過に伴う症状の変化について，いずれも比較的簡便に評価することができる．

c. 疫学

　米国の主要な大規模疾病調査[2]によると，一般人口におけるトラウマの体験率は男性61％，女性51％であり，トラウマ体験のある者の多くは複数回のトラウマを体験していることが報告されている．そして，PTSD の生涯有病率は男性5％，女性10％であり[2]，DSM-5 の診断基準（表1）を用いた近年の調査でも同程度の生涯有病率となっている．このことから，トラウマを体験することは稀なことではないが，トラウマ体験者がすべて PTSD を発症させるわけではなく，その一部が PTSD を発症・維持させていると言える．

　一方，本邦では，一般人口のトラウマ体験率は60％であるのに対して，PTSD の生涯有病率は1.3％と報告されている[3]．一般的に欧米諸国と比較すると，アジア諸国における PTSD の有病率は低く，社会・文化的背景によって，経験されるトラウマの内容が異なることが影響していると考えられている（暴力犯罪や戦争など）．ただし，本邦における性暴力被害や DV 被害による PTSD の有病率は決して低い値ではなく，PTSD の発症にはトラウマの持つ性質だけではなく，それ以外の心理社会的要因（ソーシャルサポートの不足など）が関与している．そのため，何かしらのトラウマを経験した場合に，PTSD になるリスクが欧米と比較して低くなるとは一概には言えないことに留意する必要があるだろう．

2　PTSD の治療

　国際的な治療ガイドラインによると，セルトラリンなどの SSRI を用いた薬物療法が推奨されているが，トラウマ記憶を直接的に扱う「トラウマに焦点化した精神療法」の方が強く推奨されている場合が多い．例えば，NICE ガイドラインでは，薬物療法を常套的に優先するのではなく，精神療法を第一選択にすることが明記されている．そして，APA や NICE ガイドラインなどの主要な治療ガイドラインのすべてで，「第一選択肢として推奨あるいは強く推奨されている」介入技法は，認知行動療法（cognitive behavioral therapy: CBT），持続エクスポージャー療法（prolonged exposure therapy: PE），認知処理療法（cognitive processing therapy; CPT），認知療法（cognitive therapy: CT）であり，これらは CBT の背景理論を持ったトラウマに焦点化した精神療法である．

a. 認知行動療法（CBT）

　当初，PTSD は学習理論による病態説明がなされてきた．つまり，トラウマ体験時の恐怖体験が中性刺激と条件づけられることによって，恐怖反応が獲得される（レスポンデント条件付け）．そして，トラウマ関連刺激からの回避行動によって，負の強化が生じ（オペラント条件付け），回避行動が慢性化した結果，問題が維持されると考えられてきた．

　その後，先述したように，トラウマを経験した者すべてが PTSD を発症・維持させるわけ

ではないことから，その個人差を説明するために，情動処理理論[4]が提唱された．この理論によると，恐怖は1つの認知構造として記憶の中に表現されるものであり，①感覚刺激（例：視覚，音，臭いや身体感覚），②認知・行動・生理的反応（例：不安・恐怖，凍りつき，震え，感覚麻痺），③刺激と反応に関連した意味づけ（例：無力感や自己不全感）の3つの要素から構成される．通常，この恐怖構造は，ある特定の感覚刺激が喚起されることで，他の反応や意味づけも喚起されるため，脅威刺激に対する即時的な回避を促すなど，生命維持のために適応的な機能を有している．しかし，安全な刺激や反応に対して，「危険なもの」と誤って意味づけられるなど，恐怖構造が現実の脅威を反映していない場合には，不適応的に機能することになる．特に，PTSD の恐怖構造は，危険であると誤解された情報が多く存在し，そうした刺激と PTSD 症状としてみられる回避反応や生理学的な覚醒の亢進などが強く結びついている．そのため，あらゆる刺激に対して容易にトラウマ記憶が想起され，そこでトラウマ体験当時の感覚や反応，関連した意味をすべて体験することになり，著しい苦痛が生じるようになる．このことによって，「周囲は危険に満ちたもの」であるという認識が強まり，「自分には到底対処することはできない」といった否定的な認知（スキーマ）を持つようになり，PTSD の発症や維持に悪影響を及ぼすようになると考えられている．

一般的に，このような病理的な恐怖構造やスキーマは，日常生活においてトラウマ体験について他者と話したり，トラウマを想起させる場所を訪れたりすることで，トラウマ記憶が賦活し，恐怖構造に含まれている誤った情報の反証が得られるといった情動処理や，不安・恐怖反応が馴化していくことで，結果的に改善していく場合が多いと考えられている．しかし，トラウマに関連する刺激を過度に回避してしまうと，トラウマ記憶が適切な情動処理を受けることができないために，PTSD が慢性化してしまう．そのため，情動処理理論に従えば，PTSD 症状を改善するためには，①安全にもかかわらず，恐怖などの情動反応を生じさせる刺激に対して曝露（エクスポージャー）することによって，恐怖構造を活性化させ，②その中で新しい情報を得て，恐怖構造に組み込まれた誤った情報と恐怖構造の修正が進むことによって，情動処理が促されることが必要であると考えられている．このような情動処理を進める手続きとして，エクスポージャー法があり，PTSD の CBT における中核的な技法として位置づけられている．

b. 持続エクスポージャー療法（PE）

PE は，上述した情動処理理論に基づいて，フォア（E. B. Foa）が考案した精神療法である[5]．PE は，トラウマ記憶や想起刺激に対する直面化を通じて，トラウマ記憶を賦活しつつ，修正された情報を恐怖記憶に取り入れることを目指している．そのため，エクスポージャーが治療の中核的要素となっており，それを支えるための心理教育や呼吸法などから構成されている．例えば，想像エクスポージャーによって，「トラウマを想起すること自体は危険ではないこと」や，現実エクスポージャーによって，「回避対象に直面化した結果，実際には危険ではなかったこと」に気づき，修正情報が得られることで，情動処理が促進される．後述する CPT や CT のように否定的な認知を直接的に取り上げるわけではないが，エクスポージャーを通じて，これらの認知も修正されると考えられている．PE は，広範な対象者に対して，多くの質の高い効果研究から強力なエビデンスが得られている．また欧米とは背景文化が異なる

本邦においても，有効であることが確認されており[6]，2016年にPTSD治療として初めて保険診療の対象になるなど，最もスタンダードなPTSDに対する精神療法である．

c. 認知処理療法（CPT）

　CPTは，PTSDからの回復を阻害する認知（スタックポイント）が，不快な感情や問題行動が生じさせるという認知理論に基づいて，リーシック（P. A. Resick）らが考案した精神療法である[7]．例えば，トラウマを体験する前に持っていた考えと，トラウマを体験することによって持つようになった考えが矛盾したり，元々持っていた否定的な考えがトラウマ体験によって裏付けられることで，スタックポイントが作られると考える．そのためCPTは，このスタックポイントを同定し，修正することを目指している．具体的な手続きとしては，「安全，信頼，力とコントロール，価値，親密さ」といったテーマに関するスタックポイントを扱い，出来事の意味筆記やソクラテス式問答を通して認知の修正を試みる．CPTは，不安や恐怖のみならず，恥や罪悪感，怒りといった情動反応に対して広く適用することができることや，集団療法として活用できることが特徴である．PEほどの曝露時間や回数を要することなく，PEと同等にPTSDに対して効果的であることが示されている．

d. 認知療法（CT）

　CTは，複数の基礎研究から体系化されたPTSDの認知モデルに基づいて，エーラーズ（A. Ehlers）らが考案した精神療法である[8]．この認知モデルは，PTSDの発症ではなく，維持要因に着目しており，過去に生じたはずのトラウマが，現在も脅威を伴って体験され続けることによってPTSDが慢性化すると考える．具体的には，①断片化されたトラウマ記憶，②トラウマやその結果に対する否定的認知，③症状をコントロールするために行われる非機能的な認知・行動的対処，といった3つの要素がPTSDを維持させる．そのため，①再体験技法や筆記を用いて，トラウマ記憶を精緻化させたり，トラウマ記憶を想起させるトリガーを同定し，現在と過去を区別できるようにすること，②そこで得られた修正情報をトラウマの最悪な記憶（ホットスポット）にアップデートすることで，過度な否定的認知を修正すること，③心理教育や行動実験を通して，非機能的な認知・行動的対処を減らすことを目指している．このように具体的な介入技法や手続きが豊富にあることがCTの特徴である．また，CTにおいても，トラウマ記憶を扱うことにはなるが，PEのように情動処理や不安の馴化を促すためではなく，ホットスポットを同定したり，そこに新しい情報をアップデートすることが狙いであるため，PEに比べてエクスポージャーによる負担が少ないとされている．そのためか，CTのドロップアウト率は低く，PEよりも効果サイズが高いことを示した研究もある．

3　実践上の留意点と今後の課題

　上述したPEやCPT，CTといった精神療法は，それぞれCBTを行う際の認知行動的側面に焦点を当てた専門的な技法であり，共通点も多い．例えば，PEとCPT，CTに加えて，EMDRやナラティブエクスポージャーなども含んだPTSDに対する効果的な精神療法には，①心理教育，②感情のコントロールと対処スキルの獲得，③イメージ・エクスポージャーなど

JCOPY 498-04829

でトラウマ記憶を扱うこと，④認知的処理・再構築，意味づけといった治療要素が共通して含まれている[9]．このことから，何らかの形でトラウマ記憶を扱うことはPTSDの治療に欠かせない要素である．実際に，支持的精神療法や洞察を目的とした力動的な精神療法などのトラウマに焦点を当てない精神療法は推奨されていない．しかし，PTSD患者にとって，これまで回避していたトラウマ記憶にアクセスすることは，著しい苦痛を生じさせるため，容易なことではない．そのため，トラウマに焦点化した精神療法を実施するためには，安全な環境を提供し，強固な治療者—患者関係を築くことが大前提となることは言うまでもない．また，CBTの実施経験の程度を問わず，技法について適切なトレーニングやスーパービジョンを受けることが必須であり，そのような条件が整ってはじめて実施できるものであることに留意する必要がある．

　一方，トラウマ記憶を扱うことに対する治療者の懸念などから，頑健なエビデンスが示されているトラウマに焦点化した精神療法が，臨床実践場面では十分に適用されてないという「エビデンス・プラクティスギャップ」が存在することが知られている．ケースフォーミュレーションの結果として，日常的に抱えている問題ではなく，PTSDの改善に優先的に取り組むことが望ましく，トラウマに焦点化した精神療法の適用が適切であると判断されたにもかかわらず，治療者が適用を控えてしまうことは患者の不利益となる可能性もある．そのため，トラウマ体験があるからといって安易にこれらの精神療法を選択するべきではないものの，治療者にはトレーニングワークショップなどを利用することで，これらの技法を身につけ，エビデンスが実証されている精神療法に対する患者のアクセシビリティを高めることが求められている．また，PTSDに対する効果的な精神療法が複数開発されてきたのは，患者に効果的な治療を安全に提供するための継続的な試みの成果であると言える．近年では，トラウマに焦点化した精神療法を代替あるいは補完するものとして，マインドフルネスや現在中心療法などのトラウマ非焦点型の技法の効果や作用機序の検証も行われている．効果的な治療の選択肢の拡張は，治療者と患者の双方にとって望ましく，今後の展開が期待される．

文献

1）American Psychiatric Association（2013）. Diagnostic and statistical manual of mental disorders（DSM5）（5th ed）. Washington, D.C.: American Psychiatric Publishing.（日本精神神経学会, 監修, 髙橋三郎, 大野　裕, 監訳. DSM-5 精神疾患の診断・統計マニュアル. 東京: 医学書院; 2014）

2）Kessler R C, Sonnega A, Bromet E, et al. Posttraumatic stress disorder in the National Comorbity Survey. Arch Gen Psychiatry. 52: 1048-60. 1995

3）Kawakami N, Tsuchiya M, Umeda M, et al. Trauma and posttraumatic stress disorder in Japan: results from the World Mental Health Japan Survey. J Psychiatr Res. 53: 157-65. 2014

4）Foa EB, Kozak MJ. Emotional processing of fear: Exposure to corrective information. Psychol Bull. 99: 20-35. 1986

5）Foa EB, Hembree E, Rothbaum B. Workbook for Prolonged exposure therapy for PTSD: reclaiming your life from trauma. Oxford University Press, New York, 2007（小西聖子, 金　吉晴, 監訳. PTSD の持続エクスポージャー療法ワークブック―トラウマ体験からあなたの人生を取り戻すために. 東京: 星和書店; 2012）

6）Asukai N, Saito A, Tsuruta N, et al. Efficacy of exposure therapy for Japanese patients with posttraumatic stress disorder due to mixed traumatic events: A randomized controlled study. J Trauma Stress. 23: 744-50. 2010

7）Resick PA, Monson CM, Chard KM. Cognitive processing therapy for PTSD: A comprehensive manual. The Guilford Press. 2017（伊藤正哉, 堀越　勝, 監訳. トラウマへの認知処理療法―治療者のための包括手引き. 大阪: 創元社; 2019）

8） クラーク DM, エーラーズ A, 丹野義彦, 編集・監訳. 対人恐怖と PTSD への認知行動療法—ワークショップで身につける治療技法. 東京: 星和書店; 2008

9） Schnyder U, Ehlers A, Elbert T, et al. Psychotherapies for PTSD; what do they have in common? Eur J Psychotraumatol. 6: 28186. 2015

〈伊藤大輔〉

JCOPY 498-04829

a 医療面接

ここで
学ぶこと

- 医療面接は，患者と医療者とのコミュニケーションの基礎となるものであり，そのあり方は疾病予後や医療の質に影響をあたえる．
- 医療面接は，患者や疾患に関する幅広い情報の収集，医療者−患者関係の確立や患者感情への対応，患者の教育や治療への動機づけという重要な機能を担っている．
- 医療面接のプロセスは，患者中心の面接→医師中心の面接の順で進行する．
- 促進の技法には，沈黙，非言語的促進，中立的発言，反映，促し，要約がある．
- 感情の明確化の技法には，直接的な明確化と間接的な明確化がある．
- 感情への対応技法としては，NURS〔命名 Naming，理解 Understanding，尊敬（尊重）Respecting，支持 Supporting〕がある．

Keyword

コミュニケーション，医師・患者関係，患者中心の医療面接，医師中心の医療面接，開かれた質問，閉じた質問，促進の技法，感情の明確化，感情への対応

　近年，医療の中におけるコミュニケーションのあり方が注目されている．医療事故防止というリスクマネージメントという側面ばかりでなく，医療者のよいコミュニケーションのあり方は，診断，治療，アドバイス，アドヒアランスなど医療のすべての面によい影響を与えていることが報告されるようになっている．

　患者とのよい関係や医療者の高い共感力は，糖尿病などの死亡率を有意に下げ，予後を良好にするという報告[1]などもあって，患者にどのような医療を提供するのかという問題ばかりでなく，医療者が患者と"どうかかわるのか"という医療の"中身"までも問われる時代になったともいえる．医療面接は，医療者・患者間のコミュニケーションの基本となるもので，良好で質の高い医療を提供するために不可欠な技術であって，医療者に求められる必須のコンピテンシーの一つと考えられている．

1　医療面接とは

　患者（クライエント）は，通常，健康問題に関する不安と期待をもって，医療機関を訪れる．医療者は，その状態を的確にとらえ，判断し，適切な解決方法を提供していかねばならない．

　したがって，患者（クライエント）とのコミュニケーションは，医療の重要な要素であり，

その持つ意味について十分認識しておく必要がある.

医療面接（medical interview）とは，医療の立場から患者の抱える問題について，患者と語り合うことをいう．医療を遂行するための最も基本的技術である．医療面接は，次のような機能を担っている[2].
  1. 患者や疾患に関する生物学的，心理的，社会的な幅広い情報の収集
  2. 医療者-患者関係の確立と患者感情への対応
  3. 患者の教育と治療への動機づけ
いわゆる「問診」とは異なり，面接者は聞き手となって，患者主体で情報収集などが行われる．患者の満足度も高く，治療への動機づけにもつながる．
Smith RC らは，患者中心の医療面接を推奨しており，まず，患者主体の面接から始め，後半に医師主体の面接を行って，患者の物語としての部分を語ってもらう部分と事実の確認の部分に分け，両方の要素を統合する形をとっている．従来のものよりより systematic で，洗練された方法を展開している[3].

2　患者中心であることの意味

近年，医療面接において患者中心であることの重要性が強調されている．その背景には，医師中心の面接であることへの強い反省がある．医師中心であるということは，疾患を見つけるのに役立つような詳細な症状やデータのみを能率よく聴取することになりがちである．疾病に関するデータのみを多く引き出し，それぞれを関係づけることによって，自分なりの患者の疾患像（すなわち診断）を作り上げていくことで満足する．患者の個人的な関心事は，ほとんど無視され，患者に関するほとんどの個人的情報は全く遮られてしまう．

自分が重要と考えている部分（物語としての部分）を無視されたとしたら，医師の権威的な態度に腹を立ててもおかしくはない．一般的な会話の中ではあり得ない，ひどく失礼な態度である．患者に満足感を持ってもらうことは困難になる．

このようなことを防ぐために，患者の体験や感情（ナラティブな物語性の部分）に焦点を当てる患者中心の面接（関係性中心の面接）が重視されるようになった．

患者中心の面接法は，自分にとって何が重要かを表現するように促される．患者は症状に加えて，自分の個人的関心事を表現するように促される．このようにして，面接者は個人的データを引き出し，患者の心理社会的背景を知り，それらに対応することができるようになる．

3　患者中心の面接と医師中心の面接の統合

とはいえ，医療面接の中では，医学的な情報も重要である．的確に診断し，治療を行うには，科学的根拠に基づいた判断が必要である．そのためには，医師中心の面接も欠かせないものである．

実際の面接では，前半は，開かれた質問による患者主体の面接を行い，患者の感情の部分に注目をしながら，患者の関心事を中心に情報を収集する．

JCOPY 498-04829

A. 患者主体の面接プロセス
　Step 1　面接の場面設定
　　1. 患者を迎え入れる
　　2. 患者の名前を呼ぶ・確かめる
　　3. 自己紹介し，自分の立場を明らかにする
　　4. 話しを聞く用意があり，プライバシーを守ることを告げる
　　5. コミュニケーションの障壁を取り除く
　　6. 患者をくつろがせる

　Step 2　主訴（主題），問題点，課題を訊く
　　1. 診察の予定時間を示す
　　2. 面接者が今回の診察で必要な内容を示す
　　3. 患者にとって取り上げて欲しい点をリストアップする
　　　（例：どの症状か，して欲しいこと，期待，説明など）
　　4. 話を要約し，解決すべき問題点，課題を決める
　　　（もし課題が多すぎれば患者との相談で問題点を絞り込む）

　Step 3　主題の経過（現病歴）を聞き始める
　　1. 開かれた質問で始める
　　2. 焦点を絞らない開かれた技法をする（傾聴）
　　　（沈黙，中立的な発言，言葉を使わない促し）
　　3. 言語以外の情報に注意する
　　　（印象的な仕草，外見，身なり，表情，自律神経兆候など）

　Step 4　患者主体で，主題（現病歴）の詳細をさらに聞き進む
　　1. 身体症状の物語
　　　●身体症状について表現してもらう（焦点を絞った開かれた技法）
　　2. 個人的な物語
　　　●身体症状の個人的・心理社会的な背景について掘り下げる（焦点を絞った開かれた技法）
　　3. 感情の物語を聞く：感情に焦点を当てる（感情の明確化の技法）
　　4. 感情に対処する（感情への対応の技法）
　　5. 発展した物語を聞く：物語を発展させて新しい展開を作る
　　　（焦点を絞った開かれた技法，感情の明確化の技法，感情への対応の技法）

　Step 5　医師（医療者）主体のプロセスへの移行
　　1. 簡単に要約する
　　2. それが正しいかどうか確認する
　　3. 質問の中身と聞き方が切り替わるのを告げて患者に心構えをさせる

B. 医師（医療者）主体の面接プロセス
　Step 6　一般的概観（現病歴の後半と他の現在困っている問題）
　　　多くの場合，患者の全体像は，上述の Step 2〜4 の間で得られる．そのような場合には，面接者が話を要約し，Step 6 をとばして Step 7 に進む．

　Step 7　すべてのデータの年代順の記述と確認
　　　それぞれの訴え（場所，質，量，時間経過とタイミング，状況，緩解因子，随伴症状を含む）を，グループ化し，データを年代順にまとめる．
　　　診断を行う場合は，特定の疾患（most probable disease）について仮説を立て，仮説を立てた診断を支持する症状，あるいは，支持しない症状を引き出すことによって検証する．

　Step 8　健康問題
　　　倫理・社会・スピリチュアルな問題，全般的な身体の機能状態（自分で服を着ることができるなど），健康法と健康維持習慣，健康に関する意識が含まれる．薬物の乱用，性的習慣，虐待などのヘルス・ハザードも含まれる．

（次頁へつづく）

> Step 9 既往歴
> 　入院歴，内科的，外科的，精神的疾患，大きな疾患に対するスクリーニング，受けている内服薬やその他の治療，アレルギー歴，月経歴と産科歴（女性の場合）が含まれる．
>
> Step 10 社会歴 （患者プロフィール）
> 　出生歴，養育歴，家族環境，小児期の学校と経過，居住場所，社会生活と交友関係，結婚状況，仕事歴，人生の満足度，文化的，倫理的背景などが含まれる．
>
> Step 11 家族歴
> 　疾病の背景にある家族関係は重要である．家族の誰がどのように患者の役に立っているかを知っておくことが治療方法を選択するキーポイントになることも多い．血縁関係以外のメンバーも含める．
>
> Step 12 システム・レビュー
> 　面接の最後に，スクリーニングの意味で，器官系統別にすべての症状の有無を確認する．
> 　"これまでうかがった症状の他に，他の症状があるかないかを確認させてください．そうすれば，たとえ他に病気があった場合でも見逃すことがなくなりますので"などと断ってから始める．

　後半は，これら患者の関心事を要約，確認した上で，医師主体の面接プロセスに入る．いわゆる医学的な観点から，症状の性質について，より詳細で，正確な情報を取るような面接のスタイルがとられる．

　つまり，前半の開かれた質問技法で，より広い情報を集め，後半は閉ざされた質問技法により，内容を絞り込んで，より正確な情報を収集することになる．これを拡げて閉じる面接として open to closed cone（円錐）とよぶことがある．優れた面接は常にこのような形をとっているという．

4　面接は，促進の技法を駆使して展開される

　面接では，患者に自由に話してもらうプロセスがなければ，面接自体が成立しない．話を円滑に進行させるための技法として促進の技法がある．

　そこで重要なのは，開かれた質問であり，その後，**焦点を絞らない技法→焦点を絞った技法→感情の明確化の技法→感情への対応の技法**，という順序で面接を進行させることである．種々の技法を駆使しながらダイナミックに統合すべきである．

　一般に医療面接は，表1のような形で推移する．特に，面接前半の患者中心の面接プロセスをみてみると，以下のように様々な技法が使われていることがわかる．

1）"どうされました？"，"いかがですか？"というような開かれた質問から始まる．

2）言葉をさえぎらずそのまま沈黙を続ける．15～30秒間は焦点を絞らない開かれた技法だけを使う．静かにし（傾聴，沈黙），非言語的ジェスチャーや中立的発言による促進を用いる．

3）さえぎりを入れずに続け，患者が言ったことに対して言葉で正確に反応することによって積極的なスタイルに変える．つまりさらに会話を進めさせるように焦点を絞った開かれた技法を用いる．おおよそ2分間は，患者が今展開している物語を引き出すために繰り返しをちりばめ，話を促し，要約する．

4) 引き出された物語にどんな感情が伴っているかを見出すため，次に直接的な感情の明確化の技法を用いる（たとえば，"それでは，そのことでどんな気持ちになりますか"）．この技法により，恐れ（がんの），心配（仕事の）のような感情を見出すことができる．そして開かれた促し（焦点を絞った技法に戻って）により，それらをさらに少し発展させることもできる［"それ（がんの恐れ，仕事の心配）についてもう少し話してくれませんか"］．このプロセスに1～2分かかる．

5) さえぎりを入れないで直接，感情への対応技法にスイッチする．ここに1分間用いる．提示した順（NURS）でこの4つの技法を用いる．しかし，慣れたら一度に使うのは1つか2つの技法で十分となる．

6) この時点で診療を続けることもできるし，終えることもできる．他に問題がある場合には，焦点を絞った技法に戻り，何が患者の次の関心事であるのかを引き出す．そうしてまた，感情の明確化を行い，感情への対応の技法を行う．

7) これらのことは，患者が感情を表現しない状況でも実践すべきであり，そのためには間接的な感情の明確化技法を用いる．

5 促進の技法（質問の技法）

促進の技法は，質問技法と関係構築の2つのカテゴリーに分けることができる．これらは，面接中にそのときどきで適切に用いられる．質問技法は，さらに開かれた質問技法と閉ざされた質問技法に分けることができる（表1）．

a. 開かれた質問技法

開かれた質問は，症状や個人的関心事についての描写を患者自身の言葉で引き出すものである．医師や学生の考えによる情報ではなく，患者自身の考えによる情報を引き出す．繰り返し用いることで，患者自身を反映した物語を作り上げることができる．

この技法には，沈黙，非言語的促進，中立的発言，反映，促し，要約の6つがある．

（焦点を絞らない技法）

1) 沈黙：こころを集中し続け何も話さないということは，面接者は聴いていますよという合図を送っていることになる．沈黙により患者は自然に時間の空白を埋めるように促される．

2) 非言語的促進：言語ではなく，態度や身振りで，患者に話させるように仕向ける．相づちを打つ，共感の表情をする，前傾姿勢をとる，手振りを入れたりする．

3) 中立的発言と中立的態度：中立的発言により患者は話し続けるように促される．これは"ほおー"とか"なるほど"とか"それで"とか"うーん"とかいった程度の短いあたりさわりのない言葉でいう．

（焦点を絞った技法）

4) 反映，繰り返し：反映（繰り返し）は，患者が言ったそのままのことを同じ言葉，同じフレーズを使って言うものである．このことは面接者が患者の言ったことを聴いているというメッセージを送ることになり，患者は繰り返された言葉とフレーズに焦点を当てて話し続けるようになる．

5) 開かれた促し：開かれた促しは，"もっと話して"あるいは"続けて"といった一般的なものである．

6) 要約またはわかりやすい言い換え：言葉やフレーズだけを繰り返すのではなく，それまでの話を要約する．要約することで患者は要約されたことについて焦点を当て，物語のより深いところを話すことができるようになる．要約することで，患者は話を聴いてもらっていることを確認できる．

b. 閉ざされた質問

閉ざされた質問は，"はい"，"いいえ"あるいは短い言葉で答えられるものである．これは面接者の関心のなかで特別な問題に焦点を当てるために使われる．面接者がリードしなければならないような場合に用いられる．

閉ざされた質問は，情報の正確性を高める．しかし，多用されると，患者の自由な発想を妨げるので，患者に関する情報の量と質は大きく損なわれ，効率的でない．

6 関係構築の技法

感情面に言及することは，患者・医師関係をより密なものにし，効果的なコミュニケーションを形成する源となる．患者の感情を引き出し，それに言及する方法に関係構築の技法がある．患者の感情世界に焦点を絞って理解することは，医療状況のなかではほかの側面を理解することよりも優先されなければならない．

基本的感情は，怒り，喜び，悲しみ，恐れ，の4つであるが，これらの感情は，①行動化（たとえば泣く），②非言語的表現（たとえば落ち込んだ表情をする，肩をおとす），③言語表現（たとえば"混乱した"という）の3つの方法で表現される．

a. 感情の明確化の技法

感情が明らかでないときや十分に表現されていないときでも，感情を積極的に探し出すようにするとよい．

1) 直接的な明確化：面接において最も重要な質問の1つは，"それであなたはどのように感じましたか"というようなものである．直接的に問うというのは，面接者の臆測上の感情を当てはめる（"怒りを感じたのですか"）というようなことではなく，患者が特定の感情をもたなかったかどうかを同定することである．

2) 間接的な明確化：寡黙な患者を促したり，すでに表現された感情をさらに発展させたりするには次のような方法がある．

   (a) 適切な自己開示：たとえば"私もかつて同じような体験をしてとても混乱したことがあります"など．混乱，不幸，失意などの中立的な言葉を使う．

   (b) 疾患や質問のなかのその他の状況がどのように患者の生活に影響を及ぼしたかを尋ねる：たとえば，"奥さんの死はあなたの生活にどのような影響を与えましたか"

   (C) 状況がその他の人にどのように影響を及ぼしたかを尋ねる：たとえば，"奥さんの死は娘さんにどのような影響を与えましたか"

JCOPY 498-04829

(d) 何が問題を引き起こしたと思っているか，あるいは問題の機序は何だと思っているかを尋ねる: たとえば，"がんはなぜさらに悪くなったと思いますか"

b. 感情への対応の技法

感情がひとたび表出された場合，それを処理したり"対応"したりする必要が出てくる場合がある．その方法に感情への対応の技法というのがある．その内容は，命名 Naming，理解 Understanding，尊敬（尊重）Respecting，支持 Supporting であり，それぞれ頭文字をとり NURS という語呂合わせが覚えるのに役立つ．この技法は良好な患者-医師関係をつくるために極めて重要なものである．

1) 感情への命名，ラベリング（N）: この技法は，同定された感情に名前をつけることである（たとえば，"あなたにとっては悲しいことのように思われます"）．このことによって，面接者は，患者の言うことをよく聴いており，感情を適切に認識したというメッセージを患者に送ることになる．

2) 理解と正当化（U）: 面接者は，感情的な反応は理解可能であることを表明する（たとえば，"そんなことが起こったら私もそう思いますよ．もちろんあなたがそうなる理由も理解できます"）．そうして感情は正当化され，受け入れられ，妥当なものとされる．発言は偽りのないものでなければならない．

3) 尊敬（尊重），賞賛（R）: 尊敬（尊重），賞賛は，NURS の 4 つのなかで最も難しく，意識しないとできない技法である．言語的尊敬の表現は，患者にとって出来事がどんなに困難なことであったかを示したり（たとえば，"いろいろなことがあって本当に大変だったのですね"），患者の努力を賞賛したり（たとえば，"あなたががんばり続け，戦い続けていることはすばらしいと思います"）する．このことはしばしばよい点を強調し，患者がうまくこなしたことを認め，それを強化するということにつながる．

4) 支持，協力関係（S）: 面接者や周囲の人たちが，支持してくれ，"あなたとともに困難に"付き合い，できることは何でも援助することを患者に提示する．

面接者は，援助しようとするだけでなく，患者とチームを組んで助けることができる（たとえば，"私は，あなたとともにできる限りの方法で努力します．一緒に，この行き詰まりを打開しましょう"）．

おわりに

自分のことを知っていて，受け入れてもらえる相手がいるということは，非常に心強いものである．患者は，他の誰にも話せないようなことでも医師，医療者になら話してもよいと思っている．それができるような状況を提供することは医療者の義務でもある．

今回は紙面の関係で，医療面接の技法の詳細については述べることができなかった．医療面接の詳細については，文献の 2)，3) を是非参照していただきたい．医療面接がいかに治療的要素に満ちあふれているかを実感していただけるものと思う．

文献
1) Dambha-Miller H, Feldman AL, Kinmonth AL, et al. Griffin. Association between primary care practitioner em-

pathy and risk of cardiovascular events and all-cause mortality among patients with type 2 diabetes: a population-based prospective cohort study. Ann Fam Med. 17: 311-8. 2019

2）スティーブン・A・コーレ. 飯島克己, 佐々木將人, 監訳. メディカルインタビュー—三つの機能モデルによるアプローチ. 東京: メディカル・サイエンス・インターナショナル; 2003（Cole SA. The Medical Interview – The Three Function Approach. 2nd ed. Mosby, Inc; 2000）

3）ロバート・C・スミス. 山本和利, 監訳. エビデンスに基づいた患者中心の医療面接. 東京: 診断と治療社; 2002（Smith RC. Patient-Centered Interviewing An Evidence-Based Method. Baltimore: Lippincott Williamus & Wilkins; 2002）

4）ピーター・G・ノートハウス. 信友浩一, 萩原明人, 訳. ヘルス・コミュニケーション. 福岡: 九州大学出版会; 2000（Northouse PG, Northouse LL. Health Communication Strategies for Health Professionals. Stamford, Connecticut: Appleton & Lange, a Simon & Shuster company; 1992）

〈坪井康次　坊 裕美〉

JCOPY 498-04829

b 動機づけ面接

ここで
学ぶこと

- 動機づけ面接（どうきづけめんせつ motivational interviewing: MI）とは米国の William R Miller と英国の Stephan Rollnick が主になって開発したカウンセリングアプローチである。変化への動機づけをクライエントの中から引き出し、強めるために、クライエント中心でありながら治療者が方向性をもって誘導していく。最初はアルコール使用障害に対する治療として始まったが、今は行動変化を必要とするさまざまな領域に応用され、効果を示すエビデンスが蓄積されてきている。

- MI は他のカウンセリングアプローチと異なり、ランダム化比較試験（RCT: randomized controlled trial）の積み重ねからできあがっている。交流分析のように創始者の思いつきから始まったものでも、アクセプタンス・コミットメントセラピーのような学習理論の応用として始まったものでもない。動機づけの理論や人格モデルをもたない。人格・個人の成長・変化における体系的な心理療法を目指したものではない。

- 理論・体系がないことは欠点でもあるが、それ故に他の認知行動療法や薬物療法、栄養指導などともよく馴染む。他の治療と一緒に使われることのほうが一般的である。

Keyword

動機づけ面接，クライエント中心療法，行動療法

1 MI の概要

　MI は心理学者である米国の William R Miller が問題飲酒者に対する新しいアプローチを発表したことがきっかけである[1]。これを読んだ英国の Stephan Rollnick が英国内で広めた。シドニーでその 2 人が出会い、本にした[2]。この本は現在第 3 版[3]になり、エビデンスの積み重ねに従って MI の概念も変わってきている。当初は、5 つの大原則をもっていた。1）共感、2）矛盾を広げる、3）言い争いを避ける、4）抵抗を手玉に取る、5）自己効力感（セルフエフィカシー）をサポートする、である。現在は、4 つのプロセスとして概念化されている。"変化の段階"や"抵抗"といった概念も使わなくなった。一方、OARS としてまとめられるカウンセリングのスキルは最初と同じである。

　MI では、クライエント自身の内発的動機づけをカウンセラーが積極的に引き出し、関わることによって、行動変化が生じるようにする。MI はゴール志向的でありながら、クライエント中心のカウンセリング・スタイルをもち続ける。クライエントの矛盾した行動に寄り添いな

がら，隠された感情や背景を探り，矛盾を解消して前に進むように促す．非指示的療法と比べると，フォーカスとゴールが明確になっている．伝統的なロジャーリアン・カウンセリングやクライエント中心療法はその基礎を同じにしながら，方向性の点では明確な違いがある．MIでは，クライエントが自らの行動についての何らかの決定に辿りつけるよう，カウンセラーが積極的に関与する．クライエントが決断に迷い，堂々巡りを繰り返しているときに，それを放置することはない．複雑に矛盾した感情・背景を解きほぐし，解消に向かわせることがMIの中心的な目標であり，カウンセラーの意図でもある．クライエントが自分で判断し，行動を決定することの大切さをカウンセラーが強調し，決めやすいように選択肢を提示することがある．

　カウンセリングを受けるクライエントは一様ではない．彼らの変化の準備性はさまざまである．何かしたほうがよいと考えてはいるが，今まで一歩も踏み出したことがないクライエントがいれば，何度となく新しい行動を試しては全て失敗に終わることを何年も続けているクライエントもいる．クライエントが起こすべき行動は1つだけではない．1人のクライエントにさまざまな変化の段階が共存することもあるだろう．MIを行うカウンセラーはこうしたクライエントのあり方に対して，批判や評価をせず，それもクライエントのありのままとしてそのまま受け入れていくようにする．この関わりの中からクライエントが自ら変わっていくように仕向けていく．

2　MIの進め方

a. カウンセラーに必要な4つの基本的スキル OARS

　MIでは基本的なスキルを以下の4つにまとめている．

O　open question　開かれた質問

　　クライエントが先入観なく自由に自分の行動や感情を話せるように促す．問題の認識や気がかり，変化への意思，希望などがでてくるようにする．

A　affirmation　是認

　　変化の方向につながる発言をクライエントがしたら，すかさず是認し，「詳しく聞かせて」のように興味を見せる．矛盾した発言や，表面的にはネガティブな発言の中から是認できるポイントを発見し，認め，変化の方向への発言を強化する．

R　reflection　聞き返し

　　オウム返しのような単純な聞き返しから，増幅した聞き返しや両面をもった聞き返し，リフレーム，比喩などのさまざまな複雑な聞き返しを使う．単純な聞き返しの場合も戦略的に使うことで，クライエントの隠された複雑な感情が浮き彫りになることがある．

S　summary　サマライズ

　　ポイント，ポイントでカウンセリングの中で出てきた話題をまとめ，今どこにいるのか，これからどこに行こうとしているのかを，クライエントとカウンセラーの間で共有できるようにする．サマライズ自体はクライエントの発言の正確な鏡だが，言葉遣いや構文，話題の順序に対してカウンセラーは細心の注意を払う．話を聞く側のクラ

イエントが次のステップに進みやすいようにする.

b. MIのスピリット

　スキルだけが上手くても，それはMIではない．決断させることだけならば不動産や車の
トップ・セールスマンのほうが普通のカウンセラーよりも上手だろう．クライエントの福祉と
自己決定をいつも最高の関心事とするような態度が必要である．逆にクライエントのためだけ
を考え，あまりにも良心的・親身・熱心という態度も問題である．こうなるとクライエントの
自己破壊的な行動を断罪したくなってしまう.

　MIをするとき，カウンセラーは判断中立を保ち，非直面的であり，クライエントの病的な
行動・抵抗に対しても反撃しない．もしクライエントが自己破壊的な行動をしているなら，あ
えてそうしている理由にピュアな興味を持ち，その行動が起こす結果についてクライエントが
どう思っているかを引き出すようにする．問題があるとしたら，それを指摘するのはカウンセ
ラーではなく，クライエントなのである．このようにしていると，たとえ数分だけの短いカウ
ンセリングであっても，クライエントは自分の行動についての見方を変え，変化の必要性や可
能性について自ら語るようになる.

　このようなカウンセラーの態度をMIのスピリットとよび，次のようにまとめられている.

パートナーシップ　partnership

　　　　カウンセラーはクライエントに対するガイド役として振る舞う．クライエント自身
　　　　が変化の重要性を十分に気づいているが，次にどうしたらよいのかわからないと
　　　　迷っているときには手をさしのべることもある．必要な場合は情報提供・アドバイ
　　　　スもする．一方，カウンセラーにとってはベストの選択肢であっても，それはあく
　　　　までカウンセラーの判断であることをわきまえる．アドバイスに従うかどうかはク
　　　　ライエントの判断を尊重する.

受容　acceptance

　　　　人はそれぞれ固有の価値観をもっている．カウンセラーと違っていてもそれは当然
　　　　だろう．そうした違いを受け入れ，クライエントが自ら判断することをサポート
　　　　し，変化に向かうことを是認する．戦略的で丁寧な聞き返しとサマライズによっ
　　　　て，クライエントとカウンセラーと事態を正確に理解していることが相互にわかる
　　　　ようにする．これを「正確な共感」とよぶ.

引き出す　evocation

　　　　これはMIをMIらしくさせている部分である．カウンセラーが戦略的にクライエ
　　　　ントから変化に向かう発言が生じるように働きかける．断酒する気がないアルコー
　　　　ル依存症患者の場合なら，「今のまま最大限に飲み続けるのが人生の最大目標です
　　　　ね」のように増幅して聞き返すこともある．「あなたには何も話す気がない」とい
　　　　う患者には「カウンセリングで何を話しても何も変わらない，話す前から絶対にそ
　　　　うだと自分で決めているのですね」のように返したりする.

思いやり　compassion

　　　　どのようなカウンセリングでも，医療行為でも最終的に目指すものはクライエント
　　　　の福祉のはずである．カウンセラーの野心や個人的利得，医学研究の進歩など，ク

ライエントの利益とは無関係なものは他に置くようにする.

c. 4つのプロセス

MI の進め方は 4 つのプロセスとしてまとめられている.

関わる

クライエントとカウンセラーの間で絆と作業同盟が確立するプロセスである.

フォーカスする

次のプロセスは, 話題を特定のものに絞ることである. クライエントには普通は話した い話題があるだろう. カウンセラーにもあるはずだ. 変化についての話し合いや会話が 特定の方向に向かって進み続けるようにするプロセスである.

引き出す

クライエント自身から変化への動機づけを引き出すことである. これが起きるのは変化 の方向が決まり, フォーカスが当たっているときである. なぜ・どうやってそうするか についてのクライエント自身の考えや感情をカウンセラーが活用する.

計画する

動機づけが高まり, それが閾値に達すると, シーソーのバランスが変わるのと同じよう に, なぜ変わるのかよりも, いつ・どのように変わるかについて考え始め, 言葉にする ようになる. このとき, カウンセラーや専門家の情報や助言をクライエントから求める ことがある. それに対して適宜, 情報を提供し, その情報をもとにクライエントがどう するかの判断をさらに引き出していくようにする.

3 MI のエビデンス

最初の大規模なエビデンスは米国 NIAAA (国立アルコール乱用・依存症研究所) が行った Project MATCH[4] によるものである. この中では 4 セッションだけのブリーフ・セラピー として MI の応用版 (動機づけ強化療法) が用いられた. その後, さまざまな領域でランダム 化比較試験が数百以上行われている. 系統的レビューも 200 ある. 生活習慣病など行動変化 を必要とするさまざまな領域での有用性が証明されている[5].

4 MI の学習・習得

MI にはその学習, 習得に関する研究が多いことも特徴的である. 以下のことがわかってい る.

- カウンセラーの教育歴や過去のトレーニングがどのようなものであっても, MI を使うこ とには支障がない.
- MI はマニュアルに合わせて行うものではなく, クライエントに合わせて行うものである.
- 並み程度の共感・言語能力があれば, 職種や学歴, 経験を問わず, 誰でも身につけること ができる.
- 実際に行えるようになるためには合計で 2, 3 日程度の集団ワークショップ参加と 1 年程

JCOPY 498-04829

度の個人レッスン（スーパービジョン・コーチング）が必要である．デモンストレーションを録画したビデオ教材も役立つ．

● 日本語のビデオ[6,7]や本[8]もでている．

MIの発展，普及にあたって，MIには他の心理療法とは異なった経緯を辿っている．MillerとRollnickは，自分たちが創始者ではあるが，その創始者をトップに頂き，その下に弟子たちが連なるピラミッド型の構造にならないように気をつけた．MIのスピリットが意味するものの1つはクライエントとカウンセラーの間の平等主義である．権威主義をMIは嫌う．そのために，初期の段階から，自分たちと同じようにMIのトレーニングができるようなトレーナーを育成することに力を注いだ．

このための集中的な3日間ワークショップがTNT（tranining for new trainers）とよばれている．1993年に始まり，今までに世界各地で70回以上行われている．2015年5月には日本でも行われた．トレーナーたちの世界組織があり，MINT（motivational interviewing network of trainers）とよばれている．今日のMIの発展・普及はMINTのメンバーが中心になっている．現在の日本には約73人のMINTのメンバーがいる．

創始者でなくても，誰でも習得でき，教えることができ，治療アウトカムを出せる心理療法にしようという2人の考えが，今日のMIを生み出したといえる．

MINTのホームページ: http://www.motivationalinterviewing.org/

文献

1）Miller WR. Motivational interviewing with problem drinkers. Behav Psychother. US: Cambridge Univ Press; 11（2）: 147–72. 1983

2）ローゼングレン D. 原井宏明, 監訳. 動機づけ面接を身につける 一人でもできるエクササイズ集. 東京: 星和書店; 2013（Rosengren, DB. Building Motivational Interviewing Skills: A Practitioner Workbook. New York: Guilford Press 2009）

3）ミラー WR, ロルニック S. 原井宏明, 監訳. 動機づけ面接. 第3版. 上・下. 東京: 星和書店; 2019（Miller WR, Rollnick S. Motivational Interviewing. Helping People Change（Applications of Motivational Interviewing）. 3rd ed. New York: Guilford Press; 2012）

4）Project MATCH（Matching Alcoholism Treatment to Client Heterogeneity）: rationale and methods for a multisite clinical trial matching patients to alcoholism treatment. Alcohol Clin Exp Res. 17: 1130–45. 1993

5）Hettema J, Steele J, Miller WR. Motivational interviewing. Annu Rev Clin Psychol. 1: 91–111. 2005

6）原井宏明. 動機づけ面接 トレーニングビデオ日本版 導入編. OCDの会; 2004

7）原井宏明. 動機づけ面接 トレーニングビデオ日本版 応用編. OCDの会; 2009

8）原井宏明. 方法としての動機づけ面接. 東京: 岩崎学術出版; 2012

〈原井宏明〉

c　悪い知らせを伝える

- 悪い知らせは患者の将来への見通しを根底から否定的に変える知らせと定義されている.
- 悪い知らせを伝える際の医師のコミュニケーションは患者の心理的ストレスと関連する.
- 患者は,悪い知らせを伝えられる際には,医師に対して,医学的情報に加えて,心理社会的な情報を共有し,共感的に対応することを望んでいる.
- 医師は,このような悪い知らせを伝えるコミュニケーション,特に患者の感情に対応することを難しいと感じている.
- 医師が悪い知らせを伝えるコミュニケーションを学習するためのコミュニケーション技術トレーニングは有効性が示されており,推奨される.

Keyword
悪い知らせ,コミュニケーション,共感

1　患者が医師に求めるコミュニケーション

　インフォームドコンセントを前提とした医療において,患者が医師からがん告知のような悪い知らせを伝えられることは少なくない.悪い知らせは患者の将来への見通しを根底から否定的に変える知らせと定義されている[1].悪い知らせを伝える際の医師のコミュニケーションは,患者の心理的ストレスと関連し[2],医師のコミュニケーションが患者の意向に即したものであると,その後の患者の心理的ストレスが低いことが指摘されている[3].

　わが国のがん患者が悪い知らせを伝えられる際に医師に対して望むコミュニケーションは,面接調査,質問紙調査の結果から,支持的な場の設定 supportive environment,悪い知らせ

■表1　がん患者が望む悪い知らせを伝えられる際の医師のコミュニケーション

コミュニケーション	例
支持的な場の設定	礼儀正しくあいさつをする 患者の目や顔を見て話す
悪い知らせの伝え方への配慮	わかりやすく伝える 理解度を確認する
付加的情報の提供	患者の質問に十分答える 病気や治療が生活に与える影響について話し合う
共感的対応	患者が気持ちを表出したら受け止める 患者の感情に配慮し,沈黙する

JCOPY 498-04829

の伝え方への配慮 how to deriver the bad news，付加的情報の提供 additional information，共感的対応 reassurance and emotional support という4要素にまとめられ，その頭文字から SHARE と呼ばれている（**表1**）[4-5]．

2 医師のコミュニケーションに対する患者の意向に関連する要因

医師のコミュニケーションに対する患者の意向に関連する要因として，社会的背景（年齢，性別，教育経験），身体状態（病期，再発の有無），心理状態（ストレス，不安，前向きさ）が検討されており，若い患者，女性，教育経験年数の多い患者はより詳細な情報と共感的対応を望むこと，若い患者，教育経験年数の多い患者は治療の意思決定への関与を望むこと，心理的ストレス，不安，前向きさが高い患者はより多くの情報を望むことが示唆されている[6]．

また，いくつか文化により異なる意向が示唆されている．例えば，予後を話し合うことについては，欧米諸国では望む患者が多い（60～98%）一方で，アジア圏では比較的少なく（30～50%），家族の同席の上での面談を望む患者の割合は，日本では78%と多いが，欧米ではその割合は50～60%程度となっている[6]．

3 悪い知らせを伝える医師のコミュニケーションの能力

患者が配慮を求めている悪い知らせのコミュニケーションに対して，多くの医師は難しいと感じており，方略を持たず，重荷に感じている．

医師は医学的知識を十分有しているが，患者のおかれている状況や意向を推察して気持ちを推し量る共感的対応や，信頼関係を構築する技能を学習する機会が少ない．

一方で，医師は一般成人と比して他者の経験している痛みを過小評価しがちであることが脳機能から示されていることから，対人的な感受性を低く調整して，他者の苦痛を共有する感情，すなわち共感反応を抑制することを職業柄学習していると考察されている[7]．

4 悪い知らせを伝える医師のコミュニケーションの学習方法

医師へのコミュニケーション技術の教育的介入には，知識の獲得に有効な講義に加えて，認知や行動の変容を促進するロールプレイやモデリング，ポジティブフィードバック，ピアディスカッションを組み合わせたコミュニケーション技術トレーニング（CST）の有効性が系統的レビューにより報告されている[8]．無作為化比較試験のデザインで有効性を評価した研究を**表2**にまとめた．CST に参加した医療者は患者の不安を引き出し，共感的に対応するコミュニケーションが増加し，事実のみを伝えるコミュニケーションが減少することが示された．

わが国においても，がん患者が悪い知らせを伝えられる際に医師に望むコミュニケーションを医師が学習するための2日間の CST プログラムが開発され，その有効性が無作為化比較試験により示されている[9]．がん専門医30名を，プログラムを受講する介入群15名，受講しない統制群15名に無作為に割り付け，介入群に対して CST が行われた．その結果，介入群の医師は統制群の医師と比べて望ましいコミュニケーション行動（支持的な場の設定，悪い知

らせの伝え方への配慮，共感的対応）が増加すること，コミュニケーションに対する自己効力感（セルフエフィカシー）が増加することが示された（表3）．また，介入群の医師の診察を

■表2　がん医療に携わる医療従事者に対するCSTの対照群との比較

アウトカム	予想される絶対効果	参加者数（研究数）	エビデンスの確実性（GRADE）	コメント
医療者がオープンクエスチョンを使用する	SMD* 0.25 高い	796（5RCT）	とても低い	CSTが医療者がオープンクエスチョンを使う行動を増加させるかどうかは確実性が低く明らかではない
医療者が患者の不安を引き出す	SMD0.24 高い	221（3RCT）	中程度	CSTはおそらく医療者が患者の不安を引き出す行動を増加させる
医療者が適切な情報を提供する	SMD0.08 低い	489（4RCT）	中程度	CSTはおそらく医療者が適切な情報を提供する行動に変化を及ぼさない
医療者が共感的に対応する	SMD0.18 高い	844（6RCT）	中程度	CSTはおそらく医療者が共感的に対応する行動を増加させる
医療者が事実のみを伝える	SMD0.26 低い	780（5RCT）	低い	CSTは医療者が事実のみを伝える行動を減少させる可能性があるが確実性が低い
医療者の情緒的消耗感（Maslach Burnout Inventory）	SMD0.16 低い	202（3RCT）	低い	CSTは医療者の情緒的消耗感を減少させる可能性があるが確実性が低い
患者の不安	SMD0.17 高い	770（3RCT）	とても低い	CSTが患者の不安を減少させるかどうかは確実性が低く明らかではない

* SMD: standardised mean differences（標準化平均差）

（Moore PM, et al. Cochrane Database Syst Rev. 7: CD003751. 2018[8] より作成）

■表3　CSTによる医師のコミュニケーション行動，コミュニケーションに対する自己効力感の変化

	CST群（N=15） ベースライン	追跡時	対照群（N=15） ベースライン	追跡時	F[a]	p
コミュニケーション行動						
支持的な場の設定	8.7	10.9	7.9	8.1	12.0	0.002
悪い知らせの伝え方への配慮	18.5	25.9	15.7	14.7	13.2	0.001
付加的情報の提供	17.0	18.9	16.7	15.7	4.1	0.053
共感的対応	18.7	22.5	15.3	13.8	7.5	0.011
自己効力感	234	256	238	221	13.7	0.001

a: ベースラインを調整変数とし，追跡時とベースラインの差を群を要因とする分散分析で検定

■表4　CSTによる患者の不安・抑うつ，コミュニケーションに対する満足感，医師への信頼感の比較

	CST群（N=292）	対照群（N=309）	F[a]	p
Hospital Anxiety & Depression Scale				
不安	4.8	5.2	0.94	0.333
抑うつ	4.6	5.3	4.94	0.027
合計点	9.4	10.5	3.85	0.050
コミュニケーションに対する満足感	8.6	8.4	2.80	0.095
医師への信頼感	9.2	8.9	6.89	0.009

a: 群を固定効果，医師をクラスターとしてクラスターを変量効果とする一般化線形混合モデルで検定

受けた患者は統制群の医師の診察を受けた患者と比べて抑うつ得点が低いこと，医師への信頼感が高いこと（表4）が示された[9].

以上から，CST が参加者である医師にとっても，患者にとっても有益であると考えられる．米国臨床腫瘍学会（ASCO）作成の診療ガイドラインにおいても，がん医療に携わる医師に対して，CST への参加が強く推奨されている．

また，CST に参加することにより，医師の情動的共感反応が増加することが，患者の負の情動表出時の医師のコルチゾール反応，心拍数の変化から示唆されている[10]. 前述したように，医師の共感反応は健常者と比して低いことと考え合わせると，情動的共感反応の変化が共感行動，患者の心理的ストレスや信頼感にどのような影響があるかを検討することが今後の課題である．

 コミュニケーションは人間性や人格などで規定されるものと思われがちであるが，学習により変容可能であることから，医療者には適切な学習の機会が提供されることが望まれる．

文献
1）Buckman R. Breaking bad news: why is it still so difficult? Br Med J. 288: 1597-9. 1984
2）Uchitomi Y, Mikami I, Kugaya A, et al. Physician support and patient psychologic responses after surgery for nonsmall cell lung carcinoma: a prospective observational study. Cancer. 92: 1926-35. 2001
3）Wright EB, Holcombe C, Salmon P. Doctors' communication of trust, care, and respect in breast cancer: qualitative study. BMJ. 328: 864. 2004
4）Fujimori M, Oba A, Okamura M, et al. Good communication with patients receiving bad news about cancer in Japan. Psychooncology. 14: 1043-51. 2005
5）Fujimori M, Akechi T, Morita T, et al. Preferences of cancer patients regarding the disclosure of bad news. Psychooncology. 16: 573-81. 2007
6）Fujimori M, Uchitomi Y. Preferences of cancer patients regarding communication of bad news: a systematic literature review. Jpn J Clin Oncol. 39: 201-16. 2009
7）Decety J, Yang CY, Cheng Y. Physicians down-regulate theirpain empathy response: an event-related brain potential study. Neuroimage. 50: 1676-82. 2010
8）Moore PM, Rivera Mercado S, Bravo-Soto GA, et al. Communication skills training for healthcare professionals working with people who have cancer. Cochrane Database Syst Rev. 7: CD003751. 2018
9）Fujimori M, Shirai Y, Asai M, et al. Effect of communication skills training program for oncologists based on patient preferences for communicating bad news in a randomized control trial. J Clin Oncol. 32: 2166-72. 2014
10）Meunier J, Merckaert I, Libert Y, et al. The effect of communication skills training on residents' physiological arousal in a breaking bad news simulated task. Patient Educ Couns. 93: 40-7. 2013

〈藤森麻衣子〉

d 健康行動と健康教育
（ヘルスプロモーション）

ここで
学ぶこと

- 健康教育は，患者および患者予備群が自身の健康のために自ら行動や態度を変化させることを目的とする．
- 行動を変化させるためには，医療者と患者の相互の情報伝達（コミュニケーション）が重要となる．
- 患者の健康行動の変容において，患者・医療者の関係からみた意思決定の違いを理解する．
- 近年発展している行動経済学は，人間行動の不合理さを認め，衝動性や共有環境の視点から行動の成り立ち，行動変容の可能性を提示している．

Keyword
....

健康教育，行動変容，ヘルスプロモーション，情報共有，パターナリズム，意思決定の共有，セルフコントロール，衝動性，共有環境

1 健康教育の定義

　健康教育の定義は，これまでさまざまな視点からの提案があり，その多くが，"健康に対して自ら知識や技術を獲得する支援を行う"といった意味合いを含んでいる．"個人，家族，集団または地域が直面している健康問題を解決するにあたり，自ら必要な知識を獲得し，必要な意思決定ができるように，そして直面している問題に，自ら積極的に取り組む実行力を身につけることができるように援助することである"[1] という定義はその代表的な例である．一方，ヘルスプロモーションは，1986年にWHO（世界保健機関）がオタワ憲章で提唱した健康戦略で，「人々が自らの健康とその決定要因をコントロールし，改善することができるようにするプロセス」と定義されている．ヘルスプロモーションは公衆衛生概念の発展にも対応するもので，感染源防御とサーベイランスを重点とする感染症対策，予防行動を重視した慢性疾患対策に続き，新たにプロモーション（増進）の視点が加わってヘルスプロモーションが誕生したといえる．グリーンとクロイターは，実践に際して健康教育と環境の改善の組み合わせをヘルスプロモーションと定義している[2]．

2 健康教育の目的

　健康教育の目的は，患者が病気に対して自ら管理する能力を持ち，その結果として，病気の治癒，またはいわゆる「病気とうまく付き合う」状態となることといえる．
　この目的を達成するためには，医療者は患者に対して，治療の提供だけではなく，予防の必

要性，自己管理の方法を提供し，患者が自ら健康に向けた行動をとるように支援する必要がある．

3 健康教育の対象

健康教育の対象となる患者は多岐にわたり，すべての患者が対象となるといっても過言ではない．患者予備群と患者では，多少視点が異なる場合がある．

患者予備群には，予防の視点が重要であることはいうまでもない．例えば，高齢者は筋力やバランスの低下によって転倒し，骨折の危険性が増す．認知症も社会との関わりが少ないことや，加齢によって危険性が増す．これらを予防するような健康教育が必要となる．

患者を対象とした健康教育は，病気や障害を悪化させない，または改善するための健康教育が必要となる．要支援・要介護者への健康教育も同様である．

4 健康教育の代表的な教育モデル

a. エンパワーメント・モデル

エンパワーメント・モデルとは，患者が自身の能力を知ることでその能力が引き出されるように促す教育モデルである．元来，一方向的に患者に医療の知識を伝え，「これがよい」という意識付けを強いるディスエンパワーメント・モデルが行われてきたが，近年では，患者自らが問題点に気づき，解決に向けた行動を起こすように支援することが重視されている．

b. セルフマネジメント・モデル

患者との対話のなかから，その患者が望む生活の質（quality of life）の向上のために，自己管理を行うのに必要な知識，技術などを把握し，伝達する教育モデルである．それぞれの患者に合った自己管理方法に到達できるように，医療者は関わる必要がある．

5 健康教育におけるヘルスコミュニケーション

a. 健康教育における医療情報の伝達方法

医療現場において，患者に提供する医療情報としては，病気の説明や治療法，検査法，危険因子などが挙げられる．これらを説明する場合に，ただ知識を羅列することで，患者が理解できるわけではない．

情報とは，"ある体系が一定量の不確実性を持っているとき，この不確実性の量を減らす役割をするもの"と定義される[3]．患者に提供する医療情報は，患者が意思決定を行う上で，その不確実性を減らす情報は何か，どのような伝達方法が望ましいかを考慮する必要がある．

今日の患者は，医療現場から得た情報以上に，インターネットを含むメディアから得た情報に影響を受けることも少なくない．それらの情報の医学的な信頼性は保証されていない場合も散見されるが，適切な情報の取捨選択は，患者にとって容易なことではなく，医療者による適切な支援が重要となる．

医療者にとっても，患者にどのような情報を提供すべきか，その情報の信頼はどうかといった，適切な情報の批判的解釈や意思決定は大きな課題となっている．このような背景で，患者と医療者の適切な情報共有の基点として期待されているのが，各学会が整備を進めている診療ガイドラインである．診療ガイドラインは根拠に基づく医療（EBM）の方法に準拠して作成することが求められており，そこで推奨される事項は，一般論として医療者はもちろん，患者にとっても有用な情報となる．現在，国内で作成された診療ガイドラインの多くは，医療者による利用のみが想定されているが，診療ガイドラインの定義では「医療者と患者・家族の意思決定の支援」が本来の目的であり，今後，患者・家族の意思決定にも役立つように診療ガイドラインが整備されていくことが望まれる．

b. 健康教育における医療者−患者関係

健康教育における医療者−患者間のコミュニケーションはその効果を高めるうえで大きな鍵を握っている．医療現場における意思決定の視点から，医療者患者関係は大きく次の4つの場合がある．

第1は医療者が最良と考える治療法を，患者の意思はほとんど反映せずに提供する場合，第2は医療者の介在は最小限で，患者自ら意思決定を単独で行う場合，第3は医療者から提供された情報に基づき，患者が医療者の示す選択肢を納得して選ぶ場合，第4は患者と医療者が協働的に意思決定を行う（患者が意思決定を「自律的に医療者に任せる」ことも含む）場合である．

第1はいわゆる父権主義（paternalism）であり，患者の権利意識が強くなった現代では敬遠されるイメージもあるが，臨床倫理でいう"善行"が前提であり一概に否定はできない．健康・疾病・医療に関する専門知識と経験を持つ医療者が，患者・家族に一定の情報を提供し，何らかの方向を指し示すことを過剰に避けることは，専門職の社会的責任からも望ましいことではない．

第2は消費者主義（consumerism）の影響を受けており，患者の価値観を尊重する健全な方向性を示すとともに，それのみに依拠することの危うさも内包する．

第3は患者が情報を得た意思決定（informed decision-making）である．例えば50歳の一般男性は「便潜血検査を2日受ける」よう指示されても，自覚症状がなければ，自発的にその必要性を感じはせず，「受けない」と自律的に判断することもあり得る．「大腸がんは40歳以上で増加すること，便潜血検査は世界的に認められた大腸がんの有効な検診法であること」という専門的な情報が提供されれば，納得して検査を受診することも増えるであろう．

第4は患者と医療者が意思決定およびそれに至る過程を共有するもので，共有意思決定（shared decision-making）とよばれる．第3の場合が情報を提供する医療者が示す選択肢を患者が納得して選択するのに対し，第4の共有意思決定は，必ずしも医療者の提供した選択肢が選ばれるとは限らない，という点で大きく異なる．共有意思決定は以下に示す複数のステップで成り立つ[4]．患者と医療者が対等な状況をつくるステップ，医療者が医療情報を提供し，また患者の情報を受容するステップ，患者が医療情報を理解しさらに吟味するステップ，医療者と患者が自分の考えや希望をお互いに話し，双方が納得できる意思決定を行うステップである．健康教育においては，特に提供した医療情報を患者が理解しているか，その医療情報

を吟味できているか，医療者が繰り返し確認するプロセスが欠かせない．その上で，医療者は患者の価値観・希望に耳を傾け，それを尊重しつつ，専門家として十分な情報を提供し，相互作用的なプロセスを共有して（相手を一方的に自分の方に引き寄せるのではなく，ともに変化しながら），患者と医療者の双方が納得できる意思決定に達することを目指す．共有意思決定は近年，海外で急速に関心が高まっており，国内でも研究の発展と議論の深まりが期待される．

6 セルフコントロールと衝動性

　自分の行動を縛り，強い意志を持って継続し，健康維持や回復のために不適切な行動を改善することをセルフコントロール，または自制とよぶ[5]．近年，人間の行動を説明する学術領域として行動経済学が発展しており，行動医学にも影響を及ぼしつつある．

　行動経済学では，個人が示す行動・思考の一定の傾向は選好（preference）とよび，その指標の1つとして「衝動性（せっかち度）」が注目されている．これは合理的に考えれば自制できる範囲と想定できる状況で，自制できないことを意味する．例えば定期預金の利率が1年で0.1％なら「今の10,000円」は「1年後に10,010円」となる．ある銀行が1年で利率0.2％と設定したら，他の銀行ではなく，この銀行に預金をすることが合理的である．しかし，ある個人が「1年後なら10,020円では魅力がなく，10,100円くらいにならないと，今の10,000円を定期預金に入れる気持ちにならない（＝今の10,000円のままがよい）」と判断する場合，将来の合理的な利益を待てない，すなわち「衝動性が高い」という「非合理的な選好」を持つとされる．「衝動性が高い」ことは，将来よりも現在を重視する傾向が強いということであり，「現在バイアス」ともよばれる．その結果，将来の命に関わる疾病リスクを下げるために，現在の生活習慣を適正化するという行動が取りにくくなっていると考える．しかし，例えば，将来の糖尿病や高血圧，その先にある脳卒中・虚血性心疾患などの危険をきちんと認識すれば，目前の高カロリーのケーキはやめておく必要がある．その際，間食をやめる決心が揺らがないように，一回り小さいサイズのワンピースを予め買って部屋につるして毎日眺めて，ダイエットが成功した際に人から称賛される自分を想像するという対処行動がある．このように「非合理な選好」による行動を修正するために，意識的に自分を拘束することをコミットメントとよぶ．衝動性の視点からの行動変容の可能性については，喫煙や飲酒，ギャンブル依存，肥満などの領域で検討が進んでいる[6]．

7 共有環境

　生活習慣病の成立には，家族，同僚，友人，近隣住人などとの共有環境（shared environment）とその中での個人間の繋がり（connected）からの影響が少なくない[7,8]．

　肥満対策を例にとれば，本人の運動や食生活改善に向けたコミットメントに加え，身近な「自分によく似た人たち（someone like me）」の協力や支援（peer support）が役立つ．さらに，安全で手軽に使える運動施設や居住環境の整備，機会の提供など，社会的な規範や資源を活用する多面的なコミットメントが個人のセルフコントロールの成功に必要となる[9]．これ

は既述したヘルスプロモーションの概念とも通底する．

　行動経済学は現実の行動の不合理さを認め，感情や状況を利用することで，合理的にだけ考えるよりも人々の行動変容の可能性を広げられるかもしれない，という視点を示すもので，行動医学の発展にも裨益することが期待される．

文献

1 ）厚生労働省資料. 医療制度改革関連資料. http://www.mhlw.go.jp/bunya/shakaihosho/iryouseido01/pdf/info03k-05.pdf（アクセス日: 2015 年 3 月 25 日）

2 ）ローレンス・グリーン, マーシャル・クロイター（神馬征峰, 訳）. 実践ヘルスプロモーション―PRECEDE-PROCEED モデルによる企画と評価. 東京: 医学書院; 2005

3 ）Shannon CE, Weaver W. The mathematical theory of communication. Urbana: University of Illinois Press; 1949

4 ）Whitney SN, McGuire AL, McCullough LB. A typology of shared decision making, informed consent, and simple consent. Ann Intern Med.140: 54-9. 2004

5 ）Kan K. Cigarette smoking and self-control. J Health Econ.26: 61-81. 2007

6 ）Frank RH. Passions within Reason–The strategic role of the emotions. New York: W.W.Norton & Company; 1988

7 ）Yakusheve O, Kapinos K, Weiss M. Peer effects and the freshman 15: Evidence from a natural experiment. Econ Hum Biol. 9: 119–23. 2011

8 ）Christakis NA, Fowler JH. The spread of obesity in large social network over 32 years. N Engl J Med. 357: 370–9. 2007

9 ）Pratt M, Macera CA, Sallis JF, et al. Economic interventions to promote physical activity: application of the SLOTH model. Am J Prev Med. 27（3 Suppl）: 136–45. 2004

〈中山健夫　藤本修平　髙田明美〉

e 服薬アドヒアランス

ここで
学ぶこと

- 「アドヒアランス」および「コンコーダンス」という語句の持つ意味，この概念の大切さについて学ぶ.
- 精神障害を持つ人のアドヒアランスの状況，そして阻害因子について学ぶ.
- アドヒアランス測定方法にはどのようなものがあるか，それぞれの特徴と問題点について知る.
- アドヒアランス向上に向けたあらゆる取り組みを知る.
- 共同意思決定（shared decision making: SDM）が従来の方針決定とどう異なるか，その特徴を理解し実践できるようにする.

1 アドヒアランス，そしてコンコーダンスとは

　服薬アドヒアランスとは，治療者が処方した薬物を，当事者がどれだけ処方通りに服用しているか，その程度を表す言葉として用いられる．元々は「コンプライアンス」という言葉が用いられて来たが，「コンプライアンス」が「法令遵守」という意味で使用されるように，「一方的に服薬を遵守させる」「飲まなければならない」というニュアンスを含むのではと懸念されるようになり，主に米国で使用に抵抗感が生まれるようになった．このコンプライアンスに代わって，散見されるようになった言葉が「アドヒアランス」である．「当事者が主体的に服用する」という意味合いを持つ「アドヒアランス」は，ラテン語の 'adhaerere'（しがみつく，近くにいる，または一定に保つことを意味する）に由来している．1980 年代後半，HIV 治療に携わる医療従事者における HIV の二次感染予防推奨対策をどれほど固守しているかを表す際に用いられるようになり，1990 年代半ばからは当事者が治療者の抗 HIV 薬の服用の勧めをどれほど支持するかを表す際にこの表現が使用されるようになった．やがて当事者中心の治療選択であるインフォームド・コンセントの浸透も相まって，この「アドヒアランス」という言葉が各分野で使用されるようになり，メンタルヘルス領域でも使われるようになった[1].

　そしてついに 2003 年，世界保健機構（WHO）は慢性的に経過する疾患の受療度を「アドヒアランス」と表現することを推奨し，この語句が主流となったのである．そこでは例として，高血圧，糖尿病，HIV などに混じって，精神神経疾患からうつ病とてんかんがあげられた[2].

　また別の概念として，「コンコーダンス（concordance）」というものがある．これは，1990 年代より散見されるようになったが，1997 年に英国王立薬剤師会（Royal Pharmaceutical Society of Great Britain: RPSGB）により発表された報告書（"From Compliance to Concordance: achieving shared goals in medicine taking）において，服薬における当事者と治療者との新しい関係を示す医療モデルとして提案された．「コンコーダンス」は「一致・同意・和合」という和訳が示すように，当事者と治療者双方が「ともに」「協調す

る」という点がポイントである．「コンコーダンス」においては，当事者と治療者がパートナーシップを築き，当事者の経験や信念を重視し，当事者と治療者が同等に薬剤や精神療法等に関する意思決定を行う．このアプローチによって相互に尊重・理解し合うという理想的な治療同盟が可能になると考えられている．コンコーダンスは，アドヒアランスのようにまだ広くは認知されていないが，筆者は，このコンコーダンスの姿勢こそ，アドヒアランス向上につながる鍵ではないかと考えている[3]．

2 アドヒアランスの現状

服薬率が処方量の80％を超えると，アドヒアランスは「良好」と見なされる．アドヒアランスが良好である疾患は，図1のようにHIV，関節炎，胃腸疾患など自覚症状がある疾患や，生命に影響を及ぼすような疾患があげられる．一方，糖尿病や腎不全など慢性的に経過し，あまり自覚症状がない疾患では80％以下であり，つまり不良となりがちである[4]．

精神疾患は慢性的に経過することが多い．そのため，服薬アドヒアランスが不良となりやすく，当事者が自主的に治療に取り組むことが寛解への鍵を握る．「当事者が納得して服用する」というこの服薬アドヒアランスに配慮することが望ましい．しかしながら，世界保健機関（WHO）によると，精神障害のある人の30～50％は，処方された薬を服用していない[2] とされる．

a. 統合失調症

統合失調症において，薬剤が処方されるべき日数に対して実際に投与された日数の割合をみるMedication Posession Ratio（MPR 処方日数 / 通院日数）という指標をみた研究では，

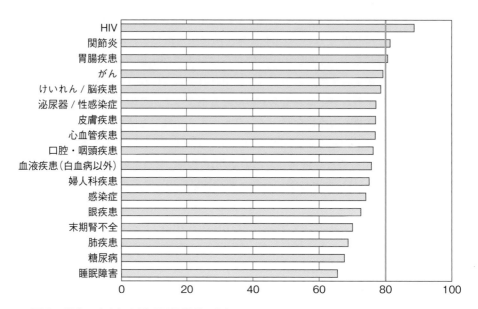

■ 図1　種々の疾患における平均服薬アドヒアランス
(DiMatteo MR. Med Care. 42; 200-9. 2004[4] より作成)

JCOPY 498-04829

良好なアドヒアランスとされる 80 ~ 110％で再入院率が最も下がり，50％以下になると入院率が 2.4 倍になることが示された[5]．別の研究では，アドヒアランス不良者は 3 カ月後には約 3 割が再燃したという結果が報告されている[6]．アドヒアランス不良は，入院や再燃といった病状の転帰に影響するだけでなく，当事者の生活の質を低下させ，社会性にも影響を及ぼす．そして最終的には医療費の負担を増加させる． ある報告では，統合失調症におけるアドヒアランス不良による医療費の損失は，年間 14 億 8000 万ドルを超えると推定されている[7]．

b．うつ病

うつ病治療ではまず「寛解」を目指し，その後「寛解」の状態を半年以上続けて「回復」に至らしめることが求められる．Kato ら[8] の寛解後 1 年における再発率をみたメタ解析では，抗うつ薬群はプラセボ投与群と比較して再発を 20％下げることが示されている．こうしたエビデンスがありながらも，当事者はアドヒアランス不良のために薬物療法を施行しても効果を示さず，仮に寛解したとしてもその後安定した状態を維持しないことが多い[9, 10] とされる．

わが国におけるうつ病の当事者における治療開始後 6 カ月後の治療継続率は，1 カ月後に72％で，6 カ月後には 44％となり，半数以上の当事者が脱落していた[11]．つまり，寛解に至る前に治療につながらなくなっている可能性が高いのである．

Sawada ら[12] は（2012）うつ病の当事者の 31.9％が主治医に相談することなく自らの治療を中止したと報告した．抗うつ薬を中断した理由としては，副作用の経験や効果不足以上に，症状が改善したから，依存性への懸念，などの方が多くみられた．また，図 2 のように，うつ病における服薬アドヒアランスには，多くの要因が関係しているとされているが，当事者の抗うつ薬に関する不十分な知識や情報も，アドヒアランス不良の要因の 1 つである[3]．これらのことから，抗うつ薬のアドヒアランスを良好に保つには，そもそもの副作用の少なさも重要ではあるが，寛解後も服薬を継続することの重要性や依存性の心配を払拭するなど，服薬に関する説明が何よりも大切とわかる．

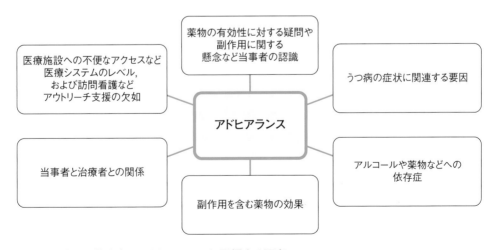

■ 図 2 抗うつ薬治療のアドヒアランスに影響する要素
（渡邊衡一郎. 臨床精神薬理. 21; 1189-97. 2018[3] より作成）

c. 双極性障害

　双極性障害でもアドヒアランスは不良となりがちであり，ノルウェーの研究では，41.6%がアドヒアランス不良であったと指摘している[14]．双極性障害の当事者は，統合失調症の当事者よりも薬の副作用に敏感に反応するとされる．筆者ら[15] が 457 名の双極性障害当事者に対して行ったアンケートでも，治療について困ったことはないと回答した者はわずか 5.4%しかおらず，飲み続けなくてはならない，症状のコントロールが難しい，症状の変化が予測できないなどで悩んでいる者が 60%以上もいた．双極性障害の治療は，長期に服薬しなければならないことも相まって，アドヒアランスは不良になりがちである．良好なアドヒアランスには，当事者に治療の必要性に関する強い認識があること（オッズ比 1.7），治療に対する懸念が少ないこと（オッズ比 0.5）が影響を与えると報告されている[16]．

d. アドヒアランスの測定方法が抱える課題

　アドヒアランスの測定方法には，図 3 のように自己申告や介護者，医師の報告，カルテチェックなど，いろいろとある．Khalifeh ら[17] は，37 篇の研究の系統的レビューでうつ病のアドヒアランスは 10%から 85%の範囲であると報告した．この結果の開きには，多種な測定方法や状況などさまざまな要因が影響していると考える．2007 年以降の比較的最近の研究においても，測定方法は主に自己申告やカルテチェックである．近年では，血中濃度測定の他，MEMS キャップに代表するような，薬のボトルに電子チップをつけ，ボトルを開けた日

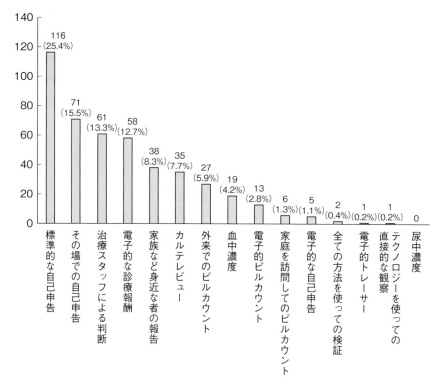

■ 図 3　2007 年から 2017 年までの 300 件の論文で使用されたアドヒアランスの測定方法
(Velligan D, et al. Schizophr Bull. 39: 999-1007. 2013[23] より作成)

JCOPY 498-04829

時を記録する電子アドヒアランスモニタリング（electronic adherence monitoring：EAM）なといった客観的測定法が増加してきている[18]．2020年にYaegashiら[19]が，統合失調症当事者を対象にEAMを用いたアドヒアランス研究の解析を行ったところ，経口抗精神病薬の服薬率は70%台という結果になった．これは通常考えられている結果より高い．EAMという手法は，当事者のアドヒアランスを正常に表すが，それとともに常に当事者に測定されていることを意識させる．この比較的高い結果は，その当事者の心理への影響によるものかもしれない．

このように，主観的な測定方法も客観的な測定方法も一長一短であり，当事者が測定されていると意識しない「自然な」アドヒアランスを，精緻に測定する方法というのは未だ十分に整備されていないのが現状である．このことが，アドヒアランス評価の最大のlimitationとなっている．現在は，複数の評価法から総合的に判定することが主流となっている．

3 アドヒアランス向上に向けて

では，アドヒアランス向上のためにはどうすればよいのだろうか．精神科疾患に限らず，全ての疾患における服薬アドヒアランスを向上するためには，表1のようにアドヒアランス不良を明らかにすること，処方やアドヒアランスの意義について強調すること，簡単でわかりやすい指示・処方にすること，があげられている．加えて，処方通り服用できるか当事者の気持ちを明らかにし，必要ならばアドヒアランスを高めるサポート体制を組むことも望ましい．投与回数が少ないほどアドヒアランスが良好であることも示されている．持効性注射剤，貼付剤を含めた投与経路の工夫や半減期の長い薬剤なども良好なアドヒアランスにつながるとされている[20]．さらに，筆者は，表2のように当事者が薬に対して感じる「飲み心地」にも配慮することが望ましいと考えている[21]．どのような薬，どのような処方であれば続けられるのか，当事者とともに模索することが必要であろう．

アドヒアランス向上に特化した対応をあげ，概説する．

■ 表1　服薬アドヒアランスを向上するための方略

◆アドヒアランス不良を明らかにする
　－アドヒアランス不良のサインをチェック
　　・予約に来ない
　　・薬の反応欠如
　　・薬を取りに行かない
　－対決的にならずアドヒアランスの障壁について訊ねる
◆処方やアドヒアランスの意義について強調
◆処方通り服用できるか当事者の気持ちを明らかにし，必要ならばアドヒアランスを高めるサポート体制を組む
◆簡単でわかりやすい指示とし，可能な限り処方を簡単にする
◆当事者の訴えに耳を傾け，当事者の希望に合わせて処方をカスタマイズする
◆必要ならば家族，友人，地域の協力を得る
◆アドヒアランスが良好でないならば他の許容可能な薬剤を考慮
　－半減期の長い薬剤
　－デポ剤
　－貼布剤

（Osterberg L, et al. N Engl J Med. 353: 487-97. 2005[20] より作成）

◆剤形
　・薬剤の大きさ・形状・色・味
◆効果
　・効果発現の速さ・効果の強さ
◆薬剤プロフィール
　・不快な体験（眠気，鎮静，ディスフォリア，身体的副作用など）
　・快の体験
　・値段

<u>ここまでは当事者の好み</u>

◆心理的要素
　・服薬に対する当事者の納得
　・当事者–治療者関係
　・病識

（渡邊衡一郎, 他. 精神科治療学. 25; 335-45. 2010[21] より作成）

a.　心理教育（サイコ・エデュケーション）

　心理教育は，病気や治療に関する正しい情報を当事者に提供することで，誤解を防ぎ，自己管理能力を向上させることを目的としている．その中で，薬物療法を継続することの重要性と，再発の可能性について強調して説明する．一対一で行われることもあれば，グループで行われることもある．これは当事者の知識，信念，態度を対象としており，英国国民保健サービス（NHS）のアドヒアランス向上に関する勧告にも含まれている[22]．

b.　リマインダー

　服薬を思い出させ，容易にするために，電話やショートメッセージを通じて提供される外部からの知らせを指す．そのメリットは，実現可能で，迅速で簡便なことである．当事者が服薬を思い出すための知らせに焦点を当てた介入は，記憶障害のある統合失調症当事者にとって特に効果的である[23]．

c.　データフィードバック

　当事者が服薬状況を申告し，加えて測定された当事者の服薬関連データを当事者に視覚的に示すことで，当事者の自己認識と自己責任を高めることを目的としている．自分の状況に関する客観的な事実を提示されることで，当事者が自分の状況を認識し，自己責任感を高め，より積極的なアプローチにつなげることを助ける．データフィードバックによるさまざまな精神疾患における服薬アドヒアランス向上への介入の有効性が報告されている[24]．

d.　認知行動療法

　当事者の服薬に関する態度や信念が課題となる服薬アドヒアランスに焦点を当てた認知行動療法（CBT）が実施される．前述の心理教育プログラムにしばしば組み込まれる．この介入によって双極性障害において 30 カ月後には服薬アドヒアランスが改善したという報告がある[25]．

e. 動機づけ面接

処方された薬を飲むことのメリットとデメリットが曖昧なためにアドヒアランスが困難な当事者や，自己の疾患を完全に受け入れられていない双極性障害の当事者に対して，動機づけ面接が有用とされる[26]．CBT とこの動機づけ面接を組み合わせた心理的アプローチとして，統合失調症に対するアドヒアランス療法が開発されている[27]．

f. 家族へのアプローチ

家族中心療法は，統合失調症当事者の再発における感情表出の役割に関する研究から発展したものである．この療法は家族間のコミュニケーション能力，問題解決行動，支援行動を高めることを目的とし，服薬アドヒアランスを家族単位で望ましい共通の目標とすることにつながる．家族に焦点を当てた心理教育と危機管理についてのセッションを 9 カ月間受けた双極性障害の当事者は，2 年後の平均服薬アドヒアランススコアが高かったと報告されている[28]．

4 Shared decision making（SDM 共同意思決定）の提案

アドヒアランス向上のための方法について，いかに当事者の気持に寄り添うことが重要か述べてきたが，治療選択や治療方針決定に際して，治療者から当事者に対して種々の情報をしっかり提供し，その上で当事者の率直な感想を決定に反映させることもその後のアドヒアランスに影響する．その手段の一つとして，当事者に寄り添い，ともに方法を決定する shared decision making（SDM 共同意思決定）がある．

SDM とは，当事者と医師の双方が医学的な意思決定プロセスに貢献するプロセスのことを指す．同等の治療選択肢がいくつかある，あるいは最良の選択肢がどれかはっきりしない場合に用いられる．糖尿病や乳がんの治療で始まり，最良の治療法が 1 つに限定されにくいメンタルヘルス領域でも実施されるようになっている．まず治療者が当事者に複数の治療選択肢について利点・欠点を含め十分な情報提供を行い（治療しないという選択肢も含まれることもある），その情報をもって当事者は検討を重ね，その上で治療者と当事者がともに審議し，治療方針の決定を行っていく双方向の意思決定法である．SDM では，説明しつつも治療者も自らの意見を積極的に述べることができるため，当事者に「治療者が自分の治療に対してより親身に関わってくれている」という印象を与えやすい[29]．この SDM は，先述の「コンコーダンス」につながるアプローチともいえる．慢性的に経過する疾患や，同程度に効果的な治療選択肢が複数存在する疾患の場合には，当事者の価値観によって治療方針も大きく変わりうることから，SDM の導入が望ましいとされている[30]．

うつ病では，薬物療法と認知行動療法にランダマイズする試験において，実際には採用されないものの，当事者にどちらの治療を希望するか聞いている．そこでいずれかの治療について強い希望を持ち，採用された治療が希望に合致した当事者の治療完遂率は，希望と外れたものよりも 20%高いことを示している[31]．

米国の初発統合失調症の当事者を対象とした大規模な Recovery After an Initial Schizophrenia Episode（RAISE）Study でも，薬物は SDM の方法を用いて選び，他にもストレングスやレジリエンス，動機づけなどを強化するアプローチや認知行動療法などを加えた NA

VIGATE 方式によって，通常のアプローチ群よりも QOL，精神症状における改善にとどまらず，就労・就学率がより上昇し[32]，さらにアドヒアランスも改善することが示されている[33]．

　うつ病における SDM では，SDM を行わない場合に比べて，行うと満足しやすい，うつ病に関する知識が増す，治療に積極的に関わるようになるなどの効果がみられる．なお，SDM 実施での診察にかかる時間は通常診療と変わらない[34]．Aoki ら[35] らも気分障害の当事者に関して 3～7 日間考えさせて希望を述べさせる方法によって，当事者が決定に関して自信がつき，対話が活発になったと認識したことを指摘している．

　うつ病においては，SDM の施行によってアドヒアランスにまで効果を発揮したというエビデンスはまだ十分ではないが，こうした SDM はいずれも 1 回セッションを持っただけの効果である．何度か SDM の機会を持つことで，より明らかな効果を発揮し，アドヒアランスの改善につながることが期待される．このように，今後当事者が治療に積極的に参画するアプローチは，さらに広がっていくものと考えられる．

おわりに

　アドヒアランス，コンコーダンスの概念と現状，そしてアドヒアランス向上についてのアプローチについて概説した．さまざまなアプローチが検討されていて，それぞれ試してみる価値は十分にあると考える．

　米国の当事者情報と教育に関する評議会において「Communicate before you medicate」（処方する前に交流を）」という提案がなされた．一見当たり前のように感じるが，実はこの当たり前の姿勢こそ，コンコーダンスの姿勢であり，アドヒアランス改善における礎となっていくのだと考える．改めて治療者がアドヒアランスに関心を寄せて，当事者とのコミュニケーションを円滑にしていくことが望まれる．

文献
1) 渡邊衡一郎. 治療方針の決定方法がレジリエンスに与える影響―当事者との双方向性の治療方針決定法 Shared Decision Making（SDM）のススメ―. 八木剛平, 渡邊衡一郎, 編. レジリアンス―症候学・脳科学・治療学. 東京: 金原出版, p.27-289. 2014
2) WHO. Adherence to long-term therapies: evidence for action. http://apps.who.int/iris/bitstream/handle/10665/42682/9241545992.pdf;jsessionid=2EDF99783452B35D81E738814CBFFE10?sequence=1
3) 渡邊衡一郎. 統合失調症治療におけるアドヒアランス改善のための方策―急性期治療における Share Decision Making（SDM）実践の可能性. 臨床精神薬理. 21: 1189-97. 2018
4) DiMatteo MR. Variations in patients' adherence to medical recommendations: a quantitative review of 50 years of research. Med Care,.42: 200-9. 2004
5) Valenstein M, Copeland LA, Blow FC, et al. Pharmacy data identify poorly adherent patients with schizophrenia at increased risk for admission. Med Care. 40: 630-9. 2002
6) Subotnik KL, Nuechterlein KH, Ventura J, et al. Risperidone nonadherence and return of positive symptoms in the early course of schizophrenia. Am J Psychiatry. 168: 286-92. 2011
7) Velligan DI, Kamil SH. Enhancing patient adherence: introducing smart pill devices. Ther Deliv. 5: 611-3, 2014
8) Kato M, Hori H, Inoue T, et al. Discontinuation of antidepressants after remission with antidepressant medication in major depressive disorder. a systematic review and meta-analysis. Mol Psychiatry. 26: 118-33. 2020
9) Alekhya P, Sriharsha M, Priya Darsini T, et al. Treatment and disease related factors affecting non-adherence among patients on long term therapy of antidepressants. J Depress Anxiety. 4: 2015
10) Sirey JA, Banerjee S, Marino P, et al. Adherence to depression treatment in primary care: A randomized clinical tri-

al. JAMA Psychiatry. 74; 1129–35. 2017

11） Sawada N, Uchida H, Suzuki T, et al. Persistence and compliance to antidepressant treatment in patients with depression: a chart review. BMC Psychiatry. 9: 38. 2009

12） Sawada N, Uchida H, Watanabe K, et al. How successful are physicians in eliciting the truth from their patients? a large–scale internet survey from patients' perspectives. J Clin Psychiatry. 73: 311–7. 2012

13） van Servellen G, Heise BA, Ellis R. Factors associated with antidepressant medication adherence and adherence–enhancement programmes, a systematic literature review. Ment Health Fam Med. 8: 255–71. 2011

14） Jonsdottir H, Opjordsmoen S, Birkenaes AB, et al. Predictors of medication adherence in patients with schizophrenia and bipolar disorder. Acta Psychiatrica Scand. 127: 23–33. 2012

15） Watanabe K, Harada E, Inoue T, et al. Perceptions and impact of bipolar disorder in Japan: results of an Internet survey. Neuropsychiatr Dis Treat. 12: 2981–7. 2016

16） Clatworthy J, Bowskill R, Parham R, et al. Understanding medication non–adherence in bipolar disorders using a Necessity–Concerns Framework. J Affective Disorders. 116: 51–5. 2009

17） Khalifeh AH, Hamdan–Mansour AM. Prevalence, barriers, and interventions related to medication adherence among patients with major depressive disorder: a scoping review. J Psychosoc Nurs Ment Health Serv. 59: 39–51. 2021

18） Velligan, DI, Maples NJ, Pokorny JJ, et al. Assessment of adherence to oral antipsychotic medications:what has changed over the past decade? Schizophr Res. 215: 17–24. 2020

19） Yaegashi H, Kirino S, Remington G, et al. Adherence to oral antipsychotics measured by electronic adherence monitoring in schizophrenia: a systematic review and meta–analysis. CNS Drugs. 34: 579–98. 2020

20） Osterberg L, Blaschke T. Adherence to Medication. N Engl J Med. 353: 487–97. 2005.

21） 渡邊衡一郎, 竹内啓善, 菊地俊暁. 飲み心地を重視した統合失調症治療のすすめ. 精神科治療学. 25: 335–45. 2010

22） Horne R, Weinman J, Barber N, et al. Concordance, adherence and compliance in medicine taking: report for the National Co-ordinating Centre for NHS Service Delivery and Organisation R & D（NCCSDO）. NCCSDO, London. 2005

23） Velligan D, Mintz J, Maples N, et al. A randomized trial comparing in person and electronic interventions for improving adherence to oral medications in schizophrenia. Schizophr Bull. 39: 999–1007. 2013

24） Steinkamp JM, Goldblatt N, Borodovsky JT, et al. Technological interventions for medication adherence in adult mental health and substance use disorders: a systematic review. JMIR Ment Health. 6: e12493. 2019

25） Zaretsky A, Lancee W, Miller C, Harris A, et al. Is cognitive–behavioral therapy more effective than psychoeducation in bipolar disorder? Can J Psychiatry. 53: 441–8. 2008

26） Laakso LJ. Motivational interviewing: addressing ambivalence to improve medication adherence in patients with bipolar disorder. Issues Ment Health Nurs. 33: 8–14. 2012

27） Barkhof E, Meijer CJ, de Sonneville LM, et al. Interventions to improve adherence to antipsychotic medication in patients with schizophrenia––a review of the past decade. Eur Psychiatry. 27: 9–18. 2012

28） Miklowitz DJ, George EL, Richards JA, et al. A randomized study of family–focused psychoeducation and pharmacotherapy in the outpatient management of bipolar disorder. Arch Gen Psychiatry. 60: 904–12. 2003

29） 渡邊衡一郎. 精神科領域における shared decision making のこれまでとこれから. 精神科. 36: 411–8. 2020

30） Hamann J, Heres S. Adapting SDM for Individuals with Severe Mental Illness. Psychiatr Serv. 65: 1483–6. 2014

31） Dunlop BW, LoParo D, Kinkead B, et al. Benefits of sequentially adding cognitive–behavioral therapy or antidepressant Medication for adults with nonremitting depression. Am J Psychiatry. 176: 275–86. 2019

32） Kane JM, Robinson DG, Schooler NR, et al. Comprehensive versus usual community care for first–episode psychosis: 2–year outcomes from the NIMH RAISE early treatment program. Am J Psychiatry. 173: 362–72. 2015

33） Robinson DG, Schooler NR, Corell CU, et al. Psychopharmacological treatment in the RAISE–ETP study: outcomes of a manual and computer decision support system based intervention. Am J Psychiatry. 175: 169–79. 2018

34） Legare F, Adekpedjou R, Stacey D, et al. Interventions for increasing the use of shared decision making by healthcare professionals（Review）. https://www.cochranelibrary.com/cdsr/doi/10.1002/14651858.CD006732.pub4/epdf/full, 2018

35） Aoki Y, Takaesu Y, Inoue M, et al. Seven–day shared decision making for outpatients with first episode of mood disorders among university students: A randomized controlled trial. Psychiatry Res. 281: 112531. 2019

〈渡邊衡一郎〉

f デジタルヘルス

ここで
学ぶこと

- デジタルヘルスについて，デジタル技術による計測と記録，デジタル技術による支援と介入という 2 つの観点から理解を深める.
- デジタル計測・記録技術を用いることで実現可能なことと，制約について理解する.
- デジタル支援・介入技術の動向と，今後の可能性について理解する.

Keyword
....
行動計測，機械学習，デジタル介入，個人最適化

1 行動医学におけるデジタルヘルスとは

スマートフォンは，通話に加えて，メールやブラウジング，写真撮影などができ，さらにアプリを追加することでさまざまな機能を追加できるということから，瞬く間に，ほとんどの人が所有する機器となった．この機器には，加速度センサやジャイロセンサといった動きを計測するセンサが搭載されており，これらを活用した行動計測に関する研究も盛んに行われている．最近では，時計や指輪型の小型活動量計などウェアラブル機器も広がり，動きに加えて，脈波や体温などの生体情報の計測も広がっている．加えて，人工知能技術（artificial intelligence: 以降，AI）が急速に発展し，計測したデータから，心身の状態を推定する研究や，

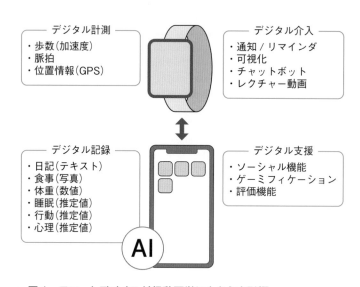

■図1 スマートデバイスが行動医学にもたらす影響

推定した結果に基づいた介入に関する研究も進んでいる.

　行動医学分野におけるデジタルヘルスの活用は，本書各論の1章におけるストレス評価，2章におけるマインドフルネス，3章における禁煙や肥満に対する行動変容，4章における健康教育など，さまざまな領域において進められており，今後も適用領域は広がっていくと考えられる.

　図1は，以降で述べる内容を俯瞰したものである.ウェアラブル機器は，主にデジタル計測とデジタル介入に利用され，スマートフォンはデジタル記録やデジタル支援に利用される.その中では，種々のAI技術が活用されており，単なるセンサ値の記録だけではなく，センサ値から推定される睡眠状態，行動や心理なども記録されていく.更にクラウドを通じて，他者と繋がったり，ゲーム性が付加されていたりする.

2　デジタル計測・記録技術

　これまでの身体活動計測との大きな違いは，就寝中も含め24時間の行動評価を行うことが可能になる点，さらに数カ月，数年にわたる長期的な行動評価にも利用できる点（実際，筆者のiPhoneには2014年10月から歩数データが記録されている），種々のセンサにより，身体活動の内容や状態も記録できる点，さらに，アプリを通じてメモや写真を追加することも可能である点である.

a.　代表的なセンサと活用可能性

　まず，スマートフォンやウェアラブル機器に搭載されている代表的なセンサが，行動医学分野においてどのように活用可能かについてまとめる（表1参照）.

　行動を細かく分けると，人が，どこで，何を，どのような状態で行っているかということになる.

　スマートフォンに搭載されたGPSセンサは，普段は地図アプリ用に利用されているが，行動医学分野においては，主に「どこで」に相当する情報として，行動日記をつけるために活用したり，出張や外回りなど業務上の身体活動を客観的に計測するために利用する事が可能である.さらに主観的な記録をつけることができるアプリと組み合わせることで，長期的かつ継続的な行動記録を実現することができる.

　加速度センサやジャイロセンサは動きを測るセンサであり，小型で低消費電力であることが

■ 表1　代表的なセンサと活用可能性

センサ	行動医学分野における活用可能性
GPS センサ	マクロな運動・身体活動の把握，行動日記
加速度・ジャイロセンサ	ミクロな運動・身体活動の把握，歩数，行動識別
脈拍センサ	内面状態推定，睡眠状態推定，運動負荷計測
BLE（Bluetooth Low Energy）	コミュニケーション計測（接触確認アプリ等）
アプリ（カメラ）	質問紙，行動日記，日記療法，セルフマネジメント
チャットボット	対話を通じた状態の推定

特徴である．古くから学術向けに利用されてきた専用センサ（ActiGraph など）が，いわば，スマートフォンやウェアラブル機器に内蔵された状況である．これにより，「何を」に相当する情報として，歩数，歩幅，運動の種類，階段昇降，転倒など種々のミクロな身体活動を記録することが可能となっている．研究として，住宅内において，食事や料理，掃除などより細かい行動を識別する研究[1] も盛んに行われている．

脈波センサは，光電式容積脈波計（PPG）と呼ばれるもので，光の吸収量の変化から脈波を計測する．低消費電力化と低価格化が進み，現在では，5,000 円程度の安価なウェアラブル機器であっても 1 週間以上常時計測できる．前述の加速度センサと，脈拍センサを組み合わせることで，運動強度を推定したり，睡眠状態を推定することも可能になりつつある．

b. 行動の推定

前節では，活用可能性について述べたが，これらのセンサで直接的に計測可能な情報は，位置（緯度・経度）や加速度（G），脈拍（ppm）といった数値であり，食事などの身体的活動や，ストレスなどの内面状態を直接的に測定できるわけではない．そのため，これらの情報は，センサから得られる値をもとにした推定値となる．推定には，人工知能技術の一種である機械学習が用いられることが多く，収集されたデータを学習することで，センサ値に対する傾向を推定している．例えば，最近のスマートウォッチでは，運動状態を自動的に推定し，ウォーキングやランニングについては自動記録されるようになっている．また，睡眠ステージ情報を推定する機器も増加している．睡眠ステージ情報は，本来，脳波，眼球運動，心電など種々の生体活動を計測する終夜睡眠ポリグラフ検査（PSG 検査）を実施する必要があるが，加速度センサと脈拍センサだけでも推定可能になりつつあると言える．さらに，ワーク・エンゲイジメントなど質問紙で計測される尺度を推定[2] する研究もあり，「どのような状態」という部分についてもデジタルな計測が広がっている．

3 デジタル支援・介入技術

行動医学において，さまざまな支援方法，介入技法が考案されているが，基本的には医師や医療従事者が患者に対して実施するものである．デジタル技術が広がることで，病院外での支援や経常的な介入，条件に応じた介入，個人に最適化された介入，友人やアバターを介した支援など，これまでの支援・介入技法を発展させられる可能性がある．

a. デジタル技術による発展的な介入技法の可能性

前節で述べたデジタル計測・記録技術の進展により，これまでとは異なる介入技法が広がる可能性がある（表 2 参照）．単純な例としては，センサによって身体活動がわかるため，人が介入する場合であっても，日々の歩数や睡眠時間など客観的な数値を確認した上で支援や介入を行うといったことが考えられる．

一方，デジタルならではの介入としては，ジャストインタイムな介入が広がると考えられる．例えば，Apple Watch には，長時間の座位姿勢を検知すると起立を促したり，緊張状態を検出すると瞑想を促したりする，アクティビティリマインダーという機能が備わっている．

デジタル技術	行動医学分野における活用可能性
各種センサ	身体活動と連動した介入
GPS センサ	位置と連動した介入（出社時にアラートを出す等）
プッシュ通知	能動的・経常的な介入
ソーシャル機能	他者からの支援
チャットボット	AI による自動対話支援，状態推定に基づく対話介入

　これらが発展していくと，GPS センサから得られる位置なども組み合わせ，場所や時間，状態に応じて異なる介入を行うといったことも可能になる．

　また，こうしたデジタル介入の特徴は，能動的かつ経常的な点である．例えば，行動変容を支援するようなシステムを開発すれば，定期的にシステム側から情報を通知（プッシュ通知と呼ばれる機能）することで，行動選択のトリガーとすることも可能である．また，その中にソーシャル機能を組み込めば，他者からの応援や連帯感が持続的な介入効果へと繋がる可能性がある．

b. デジタル支援・介入の効果

　人による介入では，認知療法（II-2-b-2 を参照）において，治療者と患者が信頼関係をもとに協同的経験主義で進めていくと述べられているように，介入者との関係性やスキルによって，介入効果は変化する．デジタル化が進んだ場合，患者がシステムやアプリを信頼できるのか，あるいは，信頼しなくても介入効果が得られるのかはといった点は未だ研究段階である．ネガティブに捉えると，アプリを通じた介入の効果は限定的で，やはり効果的な介入には，スキルの高い治療者による対話を伴う介入が必要であると結論付けられる可能性もある．しかし，ポジティブに捉えれば，デジタル化されたスキルの高い治療者相当の AI に，いつでもどこでも支援を依頼可能になると言える．また，センサやテキストの情報から，患者の状況を推定して，状況に応じて異なる対処を行うことも可能となる．各回の介入効果は低くとも，デジタルによって経常的な介入が行われることや，ソーシャル機能により友人などの支援が得られることなどから，長期的な視点では高い介入効果を示す可能性もある．

4　行動変容支援を事例としたデジタルヘルスの理解

　ここでは，3 章で述べられている様々な行動変容の応用の中でも，「ダイエット」や「身体活動の増加」などについて，ステージモデルと照らし合わせて解説する．ステージモデル（II-2-f を参照）は，行動変容の過程を，前熟期，熟考，準備，実行，維持という 5 つの段階に分けたものである．

a. 前熟期〜熟考期におけるデジタルヘルスの可能性

　まだ関心を持っていない，あるいは，問題であることから目を背けている人は，行動変容を支援するアプリを導入するとは考え難い．しかしながら，デフォルトで導入されているアプリ

や直接的に関係のないアプリを通じて関心が高まる可能性はある．例えば，iPhone には歩数計が内蔵されており，特に追加のアプリを入れなくとも運動量を目にすることになる．ニュースアプリでは，個人最適化が進んでおり，読者の興味を推定し，表示する情報を切り替えている．そのため，ダイエットに関する記事をクリックすると，ダイエットに興味があると推定され，以降，ダイエットに関する情報量が増えていく．さらに，ソーシャルネットアプリなどを利用していると，他人がダイエットに励んでいる姿や健康を害した情報などが無意識に飛び込んでくる．こうした情報のシャワーが関心を喚起する可能性がある．

b. 準備期におけるデジタルヘルス

ネット上には，さまざまな動画コンテンツが広がっており，自宅にいながらさまざまな情報を入手することができる．また，行動変容の過程をアップしている Blog や経験談などもある．正しい情報を取捨選択する必要があるものの，これらのデジタルコンテンツを通じて，自身が目標とする推奨行動を実践するイメージは格段につかみやすくなっている．

c. 実行期〜維持期におけるデジタルヘルス

アプリやウェアラブルデバイスをもちいることで，運動の記録，可視化を手軽に行うことができる．目標に対する達成度が可視化されることで，意識の高揚や自己再評価にもつながる．また，行動のトリガーをセンサを用いて機械的に行うことで，代替行動を忘れるといったことも減ると考えられる．さらに，ソーシャル機能により，他者の援助が得られることも代替行動を維持するモチベーションとなる[3]．また，近年増えているチャットボットによる支援サービスは，維持期における相談相手として定着していくと考えられる．

5 医療機器プログラムとしてのデジタルヘルス

2014 年 11 月に薬事法が改正され，アプリケーションなどのソフトウェアが「医療機器プログラム」という形で，医療機器と同様に扱われるようになった．行動変容を促すアプリケーションの実用化は世界中で進んでおり，日本においても，CureApp（キュア・アップ）社が開発したニコチン依存症患者に対して行動変容を促す医療機器プログラムが，2020 年に承認されている．こうしたアプリケーションは，Digital Therapeutics（DTx）や SaMD（Software as a Medical Device）と呼ばれ，他にも，不眠治療，糖尿病管理指導，認知行動療法，ADHD 治療などさまざまな領域で開発が進んでいる．しかしながら，6 で述べる予防や健康増進レベルを対象としたアプリに対してどの程度臨床試験を求めるのか，プログラムのアップデートをどのように取り扱うかなど，センサの精度をどう評価するか（安価なウェアラブル機器の光学式脈拍計に医療用の心電計レベルの精度を求めるのか？），他のアプリやウェアラブル機器との組み合わせをどう評価するかなどの課題が残されている．

6 健康増進やセルフケアとしてのデジタルヘルス

最後に普及しているアプリケーションやサービスの状況について紹介する．ここでは，医療

機器プログラムではない，健康増進やセルフケアを対象としたものに限定する．アプリケーションは，主に記録を支援するものが多く，体重，体脂肪，水分摂取量，食事内容，運動量，睡眠など多岐にわたる情報を一元的に記録できるようになっている．継続性を高めるために，簡単に入力できるようにしてあったり，ウェアラブル機器やデジタル体重計などと連携して自動的に記録するものもある．さらに，アプリケーション内部のキャラが成長するようなゲーム性を持たせたり，ポイントなど金銭的インセンティブを付加したり，友人と繋がるソーシャル機能を持たせるなど，継続のためのさまざまな工夫が施されている．介入という観点では，グラフによる可視化を基本として，運動のメニューを提示する機能や，瞑想や深呼吸を促す機能などが広がっている．

　サービスとしては，社員のワーク・エンゲイジメントやストレスをアンケートを通じて定期的に計測してくれる企業向けのサービスや，テキストメッセージで悩みを送ると AI が相談に乗ってくれるチャットボットサービスが増えてきている．

文献
1 ）上田健揮, 玉井森彦, 荒川　豊, 他. ユーザ位置情報と家電消費電力に基づいた宅内生活行動認識システム. 情報処理学会論文誌. 57: 416-25. 2016
2 ）Harashima H, Arakawa Y, Ishida S, et al.（2021, November）. Estimating work engagement with wrist-worn heart rate sensors. In 2021 Thirteenth International Conference on Mobile Computing and Ubiquitous Network（ICMU）IEEE; p. 1-6. 2021
3 ）Luhanga ET, Hippocrate AAE, Suwa H, et al. Identifying and evaluating user requirements for smartphone group fitness applications. IEEE Access. 6: 3256-69. 2018

〈荒川　豊〉

g QOL

ここで
学ぶこと

- 健康関連 QOL は,患者の視点に基づく評価指標を重視するアウトカム研究の拡がりとともに世界中で注目されるようになった.
- 健康関連 QOL を測定するためには,信頼性・妥当性の検証がなされた尺度を使用する.健康関連 QOL 尺度は,包括的尺度と疾患特異的尺度に大別されるが,それぞれの特性を熟知した上で用いる.
- 包括的尺度は,一般住民を含め,疾患の種類を問わず様々な人の健康関連 QOL の測定を目的とした尺度であり,他疾患との比較など,様々な集団間での比較が可能である.
- 臨床現場において患者の QOL を測定・評価することは,行動療法のみならず診療行為全般に対するアウトカム評価としても有用である.

Keyword

健康関連 QOL,患者立脚型アウトカム,SF-36,包括的尺度,疾患特異的尺度

1 QOL とは何か?

a. 健康関連 QOL

　QOL（Quality of Life）とは,身体面・精神面の健康状態から,幸福感や満足度,さらには居住環境や経済状態など広範な領域をも含む,幅広くかつあいまいな概念である.これらの要素のうち,健康状態や診療行為の評価を行う目的で QOL を用いる場合,直接的に疾患の影響や医療の効果を反映するとは考えにくいものも少なからず含まれている.そこで尺度を構成する要素を健康状態に直接関連する項目に限定したものとして,健康関連 QOL（Health-related Quality of Life）が定義され,国際的にもコンセンサスが形成されている[1].

　健康関連 QOL は,1980 年代からのアメリカにおける,患者の視点に基づく評価指標を重視するアウトカム研究の拡がりとともに注目されるようになった.そもそもアウトカムとは,患者に対して提供された医療がもたらす最終的な結果を指す.従来,臨床疫学研究においては,客観性・普遍性・重大性などの観点から罹患率や死亡率,画像所見,検査値に代表される客観的なアウトカム指標が用いられてきた.しかしながら,急速に進む高齢化と医学の進歩により慢性疾患の割合が増加し,患者の QOL の向上が治療の目的となってきたこと,また,医療の受け手である患者の QOL に対する意識が高まったことなどにより,アウトカム指標として健康関連 QOL が広く用いられるようになった[1].さらには,治療の結果,画像所見や検査値では十分な改善が得られていても,健康関連 QOL の改善が不十分なものにとどまるといったケースが少なからず存在することも明らかとなり,健康関連 QOL など患者の主観に基づく

アウトカム指標を重視する流れは普遍的なものになりつつあるといえる.

b. 包括的尺度と疾患特異的尺度

健康関連 QOL を測定するためには，通常，信頼性・妥当性の検証がなされた尺度が用いられる．なお，これらの健康関連 QOL 尺度は，包括的尺度と疾患特異的尺度に大別される．

包括的尺度とは一般住民を含め，疾患の種類を問わず様々な人の健康関連 QOL の測定を目的とした尺度であり，他の慢性疾患を有する患者集団同士での比較など，様々な集団間での比較が可能である．一般的に，包括的尺度を構成する主な要素は，主観的な健康度やそれに関連する日常生活機能の制限などである．代表的な包括的尺度としては，SF-36・SF-12 などの一連の SF ツールや Sickness Impact Profile（SIP）がある[2]．

一方，疾患特異的尺度は，対象疾患に特有の問題による健康度や日常生活機能への影響を測定・評価するように作られている．包括的尺度に比べ反応性（経時的な変化に対する感度）が高い利点がある．例えば，皮膚疾患に対するものであれば Dermatology Life Quality Index（DLQI）など，様々な疾患特異的尺度が開発されている．

2 QOL 尺度の具体例— SF-36 を中心に

a. SF-36 の概要

SF-36（MOS-Short Form 36）は，36 項目の設問によって構成される包括的尺度である[3]．そもそも，SF-36 は，アメリカにおける慢性疾患患者を対象としたアウトカム研究である Medical Outcome Study（MOS）に用いることを目的として開発された尺度であり，1988 年に暫定版が，その後 1990 年にスタンダード版の使用が開始された．日本においては，1995 年から使用が開始され現在に至る[4,5]．

b. SF-36 の特長

SF-36 の特長として，以下のことが挙げられる．
1) 対象を限定しない包括的 QOL 尺度である．
2) 世界 140 カ国以上で活用されている健康関連 QOL 尺度のデファクトスタンダードである．
3) 日本においても，信頼性・妥当性は科学的に検証されている．
4) 日本人の国民標準値が得られており，特定患者集団のみを対象とした断面的な研究においても比較分析が可能である．
5) 幅広い結果の解釈を可能にする研究データが豊富に蓄積されている．

これらの特長により，世界・日本ともに最も広く用いられている包括的尺度として現在に至っている．

SF-36 の質問項目は，8 つの健康概念を測定するための質問 35 項目と，1 年間での健康の変化を測定するための質問 1 項目の，計 36 項目から構成されている．8 つの健康概念とは，①身体機能，②日常役割機能（身体），③日常役割機能（精神），④全体的健康感，⑤社会生活機能，⑥体の痛み，⑦活力，⑧心の健康，であり，それぞれ対応する 8 つの下位尺度項目の

■ 表1　SF-36・SF-12・SF-8 の下位尺度

下位尺度名	項目数		
	SF-36	SF-8	SF-12
身体機能　Physical Functioning（PF）	10	1	2
日常役割機能（身体）　Role Physical（RP）	4	1	2
体の痛み　Bodily Pain（BP）	2	1	1
全体的健康感　General Health（GH）	5	1	1
活力　Vitality（VT）	4	1	1
社会生活機能　Social Functioning（SF）	2	1	1
日常役割機能（精神）　Role Emotional（RE）	3	1	2
心の健康　Mental Health（MH）	5	1	2

（福原俊一, 他. SF-36v2 日本語版マニュアル. 京都: 特定非営利活動法人健康医療評価研究機構; 2004[3]),
福原俊一, 他. SF-8 日本語版マニュアル. 京都: 特定非営利活動法人健康医療評価研究機構; 2004[8]）

得点として表わすことができる（表1参照）．また，SF-36 では，特定の下位尺度項目のみに絞って測定を行うことも認められている．なお，SF-36 が想定する振り返り期間は，スタンダード版では過去1カ月間であるが，振り返り期間が過去1週間と短く設定されたアキュート版も存在する．スタンダード版とアキュート版のどちらを用いるかは，測定の目的に応じて決定する必要がある．

　SF-36 が様々な目的の研究に広く活用されている理由としては，包括的尺度であり一般住民集団や様々な疾患を有する患者集団との比較が容易であることもさることながら，国民標準値のデータが利用可能であることによる部分も大きいと思われる．国民標準値とは，日本の国民を代表するサンプルから得られた測定結果に基づく，性・年齢で層別化された国民全体の平均値を指す．国民標準値と各々実施された測定の結果とを比較することで，比較群がなくとも，得られた得点が一般住民集団と比較してどの程度の違いがあるのかに関する解釈が可能である．なお，国民標準値は時間の経過とともに変遷すると考えられるため，1997 年以降現在に至るまで複数回の全国調査を行っている．加えて，SF-36 においては，測定の結果得られた QOL の差が，どの程度臨床的に意味のある差といえるのかに関する知見も蓄積されており，妥当な結果の解釈を行うことが容易であることもその特長であるといえる[6]．

c.　SF-36 のサマリースコアについて

　米国オリジナル版の SF-36 では，得られた8つの下位尺度得点をさらに2つのコンポーネントに要約することが可能であり，その要約された得点を2コンポーネント・サマリースコアとよぶ．一方，日本においては，SF-36 の因子構造が欧米と異なることがわかっており，日本で2コンポーネント・サマリースコアを用いることには問題があった．そこで，「身体的側面」「精神的側面」に加え，「役割／社会的側面」を加えた3コンポーネントに基づくスコアリング法が開発され広く使用されている[7]．具体的には，3コンポーネント・サマリースコアでは，SF-36 の8つの下位尺度得点にそれぞれ重み付けがなされた値を用いて，「身体的健康をあらわすコンポーネント・サマリースコア（Physical component summary: PCS）」，「精神的健康をあらわすコンポーネント・サマリースコア（Mental component summary:

MCS）」，「役割／社会的健康をあらわすコンポーネント・サマリースコア（Role-social component summary: RCS）」のそれぞれに対して，国民の平均的な値を50点，標準偏差を10点とした要約指標を求めることができる．

d. SF-8・SF-12 について

SF-36の各領域における使用が拡大する中，多忙な臨床現場や大規模な臨床疫学研究で使用するには，その項目数の多さは回答者への負担が大きいのではないかという意見が少なからず寄せられるようになった．そこで，項目応答理論を活用して，多数の項目プールの中からSF-36の8つの下位尺度と同じ概念を測定する代表的な質問をそれぞれ1問ずつ，計8問を抽出したものがSF-8である[8]．

一方，SF-12はSF-36の項目の一部をそのまま用いて構成された，いわばSF-36の短縮版である[5]．現在のSF-12バージョン2においては，SF-36と同様に8つの下位尺度を算出することができる．同時に，3コンポーネント・サマリースコアの算出も可能である．

3　行動医学における QOL の評価の役割

患者の状態の評価のためには，第1に身体所見や画像所見，検査値などの客観的なアウトカム指標を用いて実施されることが常であるが，画像所見では全く異常がないにもかかわらず，症状を訴える患者が少なからず存在することもまた事実である．そのような患者においては，メンタルヘルスの低下や，日常生活の支障に関する訴えをあわせ持つことも珍しくない．現在の尺度は測定精度の面での限界はあるものの，臨床現場においても患者のQOLを測定・評価することは，行動療法のみならず診療行為全般に対するアウトカム評価の一環としても有用である．

なお，行動療法を患者に実施する際においても，ベースラインにおいてQOLを測定することで，患者の健康状態を多面的に把握することが可能となり，ひいては個人単位でのきめ細かな診療の実践の一助となりうる．

なお，QOLの測定の際には，包括的な尺度を用いることで他の慢性疾患患者や一般住民集団と比較が可能となる．もちろん，患者の有する疾患に応じて疾患特異的尺度を使用することも可能である．疾患特異的尺度を使用するメリットとしては，患者のQOLの状態や変化に対するきめ細やかな評価を行うことが可能である点が挙げられるが，他疾患患者や一般住民集団との比較ができないというデメリットを勘案する必要がある．

このように，QOL評価に際しても複数の尺度の使用が可能であるため，測定結果の利活用の方法に応じて慎重に尺度の選択を行うことが望ましい．なお，QOLの測定それ自体が患者に少なからぬ負担を与えるものであり，使用する尺度の吟味はその負担を最小限にする意味でも重要である．

4　おわりに—健康関連 QOL はどのように用いられるべきか?

以上，健康関連QOLに関して，包括的QOL尺度を中心に述べた．もちろん，健康関連

■ 表2　QOL はどのように活用できるか？

1.　治療（予防）の効果の検証研究におけるアウトカムとして
2.　疾患や症状が患者や社会に与える burden を定量化する研究
3.　将来のアウトカム（生命予後，医療資源消費など）を予測する因子として
4.　治療のアドヒアランス，治療抵抗性などを説明する要因として
5.　診療現場，患者個人レベルでの活用；モニタリング，患者-医師関係の改善，など

（大橋靖雄, 他. 糖尿病診療マスター. 6: 636-48. 2008[9]）

QOL は測定そのものが目的では決してなく，これをいかに臨床研究に活用し，診療に還元するか，医療政策に還元するかにつきる．表2に QOL の活用目的についてまとめた[9]．なお，健康関連 QOL に関する現在の課題を1つ挙げるとすれば，臨床の現場における個人レベルでの活用である．先にも述べた通り，現在の尺度は，精度の問題上，個人レベルで用いることには限界があるが，項目反応理論などを活用した精度の高い QOL 測定法の開発・研究が進められつつある[10]．もっとも，特定の疾患のスクリーニングツールとして活用されている事例は既に複数存在しており，その意味では測定結果の個人レベルでの活用は現在でも可能であるといえる．例えば，山崎らは，SF-36 の「心の健康（Mental Health: MH）」に関する下位尺度項目の得点がうつ病のスクリーニングツールとして使用できる可能性が示しており，その知見に基づき同定された「うつ症状」の定義を用いた臨床研究も複数報告されている[11, 12]．

文献
1）山本洋介, 山崎　新, 福原俊一. 患者立脚型アウトカム. Medical Forum. 11: 34-5. 2007
2）池上直己, 福原俊一, 下妻晃二郎, 他編. 臨床のための QOL 評価ハンドブック. 東京: 医学書院; 東京: 2001
3）福原俊一, 鈴鴨よしみ. SF-36v2 日本語版マニュアル. 京都: 特定非営利活動法人健康医療評価研究機構; 2004
4）Fukuhara S, Bito S, Green J, et al. Translation, adaptation, and validation of the SF-36 Health Survey for use in Japan. J Clin Epidemiol. 51: 1037-44. 1998
5）Fukuhara S, Ware JE Jr, Kosinski M, et al. Psychometric and clinical tests of validity of the Japanese SF-36 Health Survey. J Clin Epidemiol. 51: 1045-53. 1998
6）Suzukamo Y, Fukuhara S, Green J, et al. Validation testing of a three-component model of Short Form-36 scores. J Clin Epidemiol. 64: 301-8. 2011
7）Fukuhara S, Akizawa T, Morita S, et al. Understanding measurements of vitality in patients with chronic kidney disease: connecting a quality-of-life scale to daily activities. PLoS One. 7: e40455. 2012
8）福原俊一, 鈴鴨よしみ. SF-8 日本語版マニュアル. 京都: 特定非営利活動法人健康医療評価研究機構; 2004
9）大橋靖雄, 福原俊一, 林野泰明, 他. QOL の科学性と臨床的有用性. 糖尿病診療マスター. 6: 636-48. 2008
10）山本洋介. 整形外科関連疾患での慢性の痛み　II. 客観的評価方法　2. 包括的 QOL 尺度. ペインクリニック. 34: S105-13. 2013
11）Yamazaki S, Fukuhara S, Green J. Usefulness of five-item and three-item Mental Health Inventories to screen for depressive symptoms in the general population of Japan. Health Qual Life Outcomes. 3: 48. 2005
12）Yamamoto Y, Hayashino Y, Yamazaki S, et al. Depressive symptoms predict the future risk of severe pruritus in haemodialysis patients: Japan Dialysis Outcomes and Practice Patterns Study. Br J Dermatol. 161: 384-9. 2009

〈山本洋介　福原俊一〉

JCOPY 498-04829

索 引

こうどう い がく
行動医学テキスト　　　　　　　ⓒ

発　　　行	2015 年 10 月 25 日　　1 版 1 刷
	2019 年 1 月 20 日　　1 版 2 刷
	2021 年 3 月 20 日　　1 版 3 刷
	2022 年 3 月 30 日　　1 版 4 刷
	2023 年 3 月 20 日　　2 版 1 刷

にほんこうどう い がっかい
編　　　集　　日本行動医学会

編 集 委 員　　井　上　　　茂
　　　　　　　堤　　明　純
　　　　　　　島　津　明　人
　　　　　　　中　尾　睦　宏
　　　　　　　吉　内　一　浩
　　　　　　　大　塚　泰　正

発 行 者　　株式会社　中外医学社
　　　　　　　代表取締役　青　木　　　滋

　　　　　　　〒162-0805　東京都新宿区矢来町 62
　　　　　　　電　　話　　(03)3268-2701(代)
　　　　　　　振替口座　　00190-1-98814 番

印刷・製本/三和印刷 (株)　　　　　＜MM・YS＞
ISBN978-4-498-04829-4　　　　Printed in Japan